U0289528

中文翻译版

Atlas of Pelvic Anatomy and Gynecologic Surgery

盆腔解剖与妇产科手术图谱

原书第 **5** 版

下卷：其他相关妇科手术，内镜检查与内镜手术，变性手术

主编　〔美〕迈克尔·S. 巴吉士（Michael S. Baggish）

　　　〔美〕米基·M. 卡拉姆（Mickey M. Karram）

主译　魏丽惠

科学出版社

北京

图字：01-2022-4670 号

内 容 简 介

　　《盆腔解剖与妇产科手术图谱》是美国著名的妇产科专家 Michael S. Baggish、Mickey M. Karram 的著作，历经多次再版重修，并被译成多种文字，本书为第 5 版（中文版）。书中将盆腔解剖学与妇产科手术学结合，妇科手术学与相关的外科手术学结合，从局部解剖到手术步骤，以图片显示，辅以文字注释及讲解，由浅入深，内容广泛。全书分上、中、下三卷，内容几乎涵盖了妇产科所有的手术及所涉及的各个相关领域，是一部难得的、与妇产科手术相关的综合性国际精品专著。

　　第 5 版的章节内容遵循上一版的逻辑解剖关系，层层深入和递进，便于阅读。高质量的插图是这套独特书籍的核心支柱，彩色图逐步取代了黑白格式，并随着每一个后续版本的增加而增加，从而改变了当代插图的标准，在第 5 版达到其最高数量。本卷为下卷，分为第四篇、第五篇及第六篇。第四篇阐述其他相关妇科手术，包括下尿路手术操作、肠道手术、美容手术和乳腺手术；第五篇阐述内镜检查与内镜手术，包括宫腔镜、腹腔镜和膀胱尿道镜检查；第六篇阐述变性手术。下卷新增第 101 章阴道成形术、会阴重建术及在阴道和外阴能量设备的应用和第 102 章性别重置与临床再造手术（阴道成形术）。

　　本书适合妇产科临床医师、普通外科医师、泌尿外科医师及乳腺外科医师、医学生等参考阅读。

图书在版编目（CIP）数据

　　盆腔解剖与妇产科手术图谱：原书第5版. 下卷 /（美）迈克尔·S. 巴吉士（Michael S. Baggish），（美）米基·M. 卡拉姆（Mickey M. Karram）主编；魏丽惠主译. —北京：科学出版社，2023.3

　　书名原文：Atlas of Pelvic Anatomy and Gynecologic Surgery

　　ISBN 978-7-03-073748-9

　　Ⅰ. ①盆… Ⅱ. ①迈… ②米… ③魏… Ⅲ. ①女性—骨盆—人体解剖学—图谱②妇科外科手术—图谱③产科外科手术—图谱 Ⅳ. ①R323.5-64②R713-64③R719-64

　　中国版本图书馆 CIP 数据核字 (2022) 第 212814 号

责任编辑：王海燕 / 责任校对：张　娟
责任印制：赵　博 / 封面设计：吴朝洪

Elsevier(Singapore) Pte Ltd.
3 Killiney Road, #08-01 Winsland House I, Singapore 239519
Tel: (65) 6349-0200; Fax: (65) 6733-1817

ATLAS OF PELVIC ANATOMY AND GYNECOLOGIC SURGERY, FIFTH EDITION
Copyright © 2021 by Elsevier, Inc. All rights reserved.
Previous editions copyrighted 2016, 2011, 2006, and 2001.
Geoffrey W. Cundiff retains copyright for figures/images in Chapter 120.
ISBN: 978-0-323-65400-5

This translation of ATLAS OF PELVIC ANATOMY AND GYNECOLOGIC SURGERY, FIFTH EDITION by Michael S. Baggish and Mickey M. Karram was undertaken by China Science Publishing & Media Ltd. (Science Press) and is published by arrangement with Elsevier (Singapore) Pte Ltd.
ATLAS OF PELVIC ANATOMY AND GYNECOLOGIC SURGERY, FIFTH EDITION by Michael S. Baggish and Mickey M. Karram 由科学出版社进行翻译，并根据科学出版社与爱思唯尔（新加坡）私人有限公司的协议约定出版。
《盆腔解剖与妇产科手术图谱》下卷（中文翻译版，原书第 5 版）（魏丽惠　主译）
ISBN: 978-7-03-073748-9

Copyright © 2022 by Elsevier (Singapore) Pte Ltd. and China Science Publishing & Media Ltd. (Science Press). All rights reserved. No part of this publication may be reproduced or transmitted in any form or by any means, electronic or mechanical, including photocopying, recording, or any information storage and retrieval system, without permission in writing from Elsevier (Singapore) Pte Ltd and China Science Publishing & Media Ltd. (Science Press).

声 明

　　本译本由科学出版社完成。相关从业及研究人员必须凭借其自身经验和知识对文中描述的信息数据、方法策略、搭配组合、实验操作进行评估和使用。由于医学科学发展迅速，临床诊断和给药剂量尤其需要经过独立验证。在法律允许的最大范围内，爱思唯尔、译文的原文作者、原文编辑及原文内容提供者均不对译文或因产品责任、疏忽或其他操作造成的人身及 / 或财产伤害及 / 或损失承担责任，亦不对由于使用文中提到的方法、产品、说明或思想而导致的人身及 / 或财产伤害及 / 或损失承担责任。

Printed in China by China Science Publishing & Media Ltd. (Science Press) under special arrangement with Elsevier (Singapore) Pte Ltd. This edition is authorized for sale in the People's Republic of China only, excluding Hong Kong SAR, Macau SAR and Taiwan. Unauthorized export of this edition is a violation of the contract.

科 学 出 版 社 出版
北京东黄城根北街 16 号
邮政编码：100717
http://www.sciencep.com

北京汇瑞嘉合文化发展有限公司印刷
科学出版社发行　各地新华书店经销

*

2023 年 3 月第一版　　　开本：889×1194　1/16
2023 年 3 月第一次印刷　印张：23 1/2
字数：356 000

定价：288.00 元
（如有印装质量问题，我社负责调换）

译者名单

主　译　魏丽惠

副主译　王　杉　王建六　王晓峰　刘继红

译　者　（以姓氏笔画为序）

　　　　王　杉　王志启　王建六　王晓峰　毕　晔

　　　　许克新　孙广宇　李静然　杨　波　张　琪

　　　　周　蓉　姜可伟　彭　媛　程　琳　穆　蘭

　　　　魏丽惠

秘　书　李明珠

主编简介

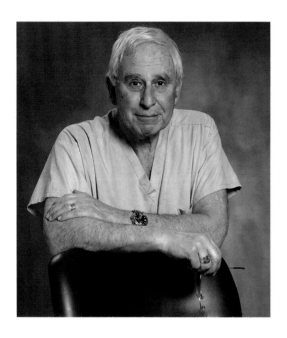

Michael S. Baggish, 医学博士

加利福尼亚大学妇产科教授

加利福尼亚，旧金山

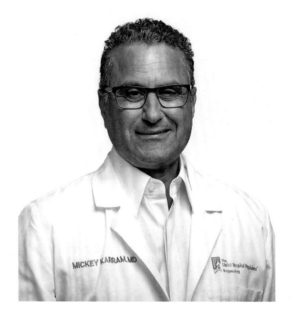

Mickey M. Karram, 医学博士

基督医院泌尿妇科主任

辛辛那提大学妇产科临床教授

辛辛那提，俄亥俄州

（李明珠　译　魏丽惠　校）

编者名单

Brian J. Albers, MD, FACS
Margaret Mary Community Hospital
Batesville, Indiana

Michael S. Baggish, MD, FACOG
Professor of Obstetrics and Gynecology
University of California, San Francisco
San Francisco, California

Alfred E. Bent, MD
Professor and Head
Division of Gynecology
IWK Health Center
Dalhousie University
Halifax, Nova Scotia, Canada

Lesley L. Breech, MD
Associate Professor
Division of Pediatric and Adolescent Gynecology
University of Cincinnati Department of Obstetrics and
    Gynecology
Division Director
Pediatric and Adolescent Gynecology
Cincinnati Children's Hospital Medical Center
Cincinnati, Ohio

Karen S. Columbus, MD
Cincinnati Breast Surgeons, Inc.
Cincinnati, Ohio

Geoffrey W. Cundiff, MD, FACOG, FACS, FRCSC
Head, Department of Obstetrics and Gynecology
University of British Columbia
Vancouver, British Columbia, Canada

Bradley R. Davis, MD, FACS, FASCRS
Associate Professor of Clinical Surgery
Director
Division of Education
Director
Residency Program in General Surgery
University of Cincinnati
Cincinnati, Ohio

Roger Dmochowski, MD, FACS
Professor of Urology
Director, Pelvic Medicine and Reconstruction Fellowship
Executive Physician for Safety
Vanderbilt University Medical Center
Nashville, Tennessee

Ashley M. Eskew, MD, MSCI
Assistant Professor
Obstetrics and Gynecology
Reproductive Endocrinology and Infertility
Atrium Health
Charlotte, North Carolina

Tommaso Falcone, MD, FRCSC, FACOG
Professor and Chair Obstetrics
Cleveland Clinic
Cleveland, Ohio

Cecile A. Ferrando, MD, MPH
Assistant Professor of Surgery
Obstetrics, Gynecology, and Women's Health Institute
Cleveland Clinic
Cleveland, Ohio

John B. Gebhart, MD, MS
Professor
Departments of Obstetrics/Gynecology and Surgery
Fellowship Director—Female Pelvic Medicine and
    Reconstructive Surgery
Mayo Clinic
Rochester, Minnesota

Audra J. Hill, MD
Fellow in Female Pelvic Medicine and Reconstructive
    Surgery
Cleveland Clinic
Cleveland, Ohio

Bradley S. Hurst, MD
Director of Reproductive Endocrinology and Infertility
Obstetrics and Gynecology
Atrium Health Carolinas HealthCare System
Charlotte, North Carolina

Mickey M. Karram, MD
Director of Urogynecology
The Christ Hospital
Clinical Professor of Obstetrics and Gynecology
University of Cincinnati
Cincinnati, Ohio

David J. Lamon, MD, FACS
Naples Surgical Associates
Naples, Florida

Michael Maggio, MD, FACS
Good Samaritan Hospital
Cincinnati, Ohio
Dearborn County Hospital
Lawrenceburg, Indiana

Javier F. Magrina, MD
Professor of Obstetrics and Gynecology
Barbara Woodward Lipps Professor
Mayo Clinic Arizona
Phoenix, Arizona

Ayman Mahdy, MD, PhD
Associate Professor of Urology
Director of Voiding Dysfunction and Female Urology
University of Cincinnati College of Medicine
Cincinnati, Ohio

Chad M. Michener, MD
Assistant Professor of Surgery
Cleveland Clinic
Obstetrics, Gynecology and Women's Health
Institute
Cleveland, Ohio

Robert Neff, MD
Division of Gynecologic Oncology
TriHealth
Cincinnati, Ohio

James Pavelka, MD
Director, Division of Gynecologic
Oncology
TriHealth
Cincinnati, Ohio

W. Stuart Reynolds, MD
Instructor in Urology
Vanderbilt University Medical Center
Nashville, Tennessee

Helmut F. Schellhas, MD
Senior Gynecologic Oncologist
Good Samaritan Hospital
Adjunct Professor
Department of Obstetrics and Gynecology
University of Cincinnati Medical Center
Cincinnati, Ohio

Kevin Schuler, MD
Division of Gynecologic Oncology
TriHealth
Cincinnati, Ohio

Enrique Soto, MD, MSc
Associate Professor
Florida International University
Miami, Florida

Donna L. Stahl, MD
Breast Surgeon
Private Practice
Cincinnati, Ohio

Emanuel C. Trabuco, MD, MS
Assistant Professor of Obstetrics and Gynecology
Department of Obstetrics and Gynecology
Mayo Clinic
Rochester, Minnesota

Mark D. Walters, MD
Professor and Vice Chair, Gynecology
Obstetrics, Gynecology, and Women's Health Institute
Cleveland Clinic
Cleveland, Ohio

James L. Whiteside, MD, MA, FACOG, FACS
Associate Professor
Obstetrics and Gynecology
Residency Program Director
Department of Obstetrics and Gynecology
Division of Female Pelvic Medicine and Reconstructive
   Surgery
University of Cincinnati College of Medicine
Cincinnati, Ohio

第 5 版译者序

《盆腔解剖与妇产科手术图谱》第 5 版问世了，我们高兴地祝贺它、迎接它！

正如原著者描述的心情一样，把这本书的撰写和出版，比喻为一个孩子的孕育和诞生。我们有同样的感觉，期盼与振奋心有灵犀。

读了第 5 版，生发出更多的感触和感慨！

解剖学之理解：作为医生，尤其是外科医师，解剖是基础，解剖是行车路线。对于解剖的学习，不仅仅是记住骨骼、肌肉、血管、神经等，而是从解剖的机制深入理解，对解剖的功能和相关问题的领会为引导。这也是我个人学习解剖的一个体会，有时你死记硬背（诚然，解剖是需要强化记忆的），却怎么也记不住；但是领会了、理解了，你就记住了。因此，当我们读这部解剖书时会深切地感觉到笔者的良苦用心。亦即，学习解剖也有一个思想方法和思维训练的过程，就是从理解 - 记忆 - 应用，再反转为应用 - 记忆 - 理解。也是从形象思维到逻辑思维，再从逻辑思维到形象思维的转化过程。

解剖学之发展：解剖学作为一个学科并不是固定不变的"结构"，而是不断变化和发展的，乃是由于对解剖认识的加深和学科的发展。解剖学从系统解剖学、局部解剖学，到比较解剖学、发生解剖学、临床解剖学、断层解剖学，再到数字化和虚拟人的形成。它与临床紧密结合，又有了静止解剖学、动力解剖学和功能解剖学，更深入的解剖当属组织解剖学，甚至是病理解剖学。

从展示、阐述和表达的方式上也多种多样，从二维、三维到可动，从计算机、电视到电影，而作为纸质版的书籍，该书的特点是发展了妇产科相关解剖学，而且与临床紧密结合。从器官到组织，从软组织到骨骼，又特别注意到膜解剖、间隙解剖，这些对于妇产科医师的临床应用是非常有意义的。对盆底结构和功能的解剖，该书展示了其特点，正如我们研究盆底学的两个基本特点：一是"吊床假说"；二是从解剖恢复到功能恢复，在临床上应包括解剖恢复、症状解除与功能恢复。完成"3R"，即修补（repair）、替代（replacement）、重建（reconstruction）。

解剖书之翘楚：近些年国内外出版了一些妇产科学的手术书籍，都各有特色。该书位列前茅，其特点是基础解剖与临床应用紧密结合，以临床为主；妇产科全面手术与盆腔解剖相结合，以盆腔解剖为重点。因此，该书很有学术性、实用性和聚焦性。

在该书中，著者把各种手术方式，如开腹手术、阴道手术与内镜手术都详细阐述，并突出各种手术方式的特点；对于盆底手术，包括韧带、间隙的解剖都十分到位，而且有其特点，令人耳目一新。在手术过程中，尤其强调实践的价值。

我认为一名外科医师身边应有几部解剖书，随时随地可得，不时不辍阅读。把手术、看书与实践、思考结合起来，把解剖从书本的图谱中、从手术的操作中提取并凝练成自己头脑中的解剖，那才是真正刻画在我们心中的深刻解剖学。这时，我们动起手来得心应手。当然，在外科实施过程中，患者第一，生命至上；关爱融于心，负责集于身。"心近佛，术似仙"。注重决策，擅于技巧。而无论对于决策或技巧，解剖都是基础和重要的组成部分。

以上就是我初读这本书的一些感想，权作为序。

特别感谢原著者和以魏丽惠教授为首的翻译团队的辛勤劳动！

中国工程院院士

中国医学科学院北京协和医学院

北京协和医院妇产科名誉主任、教授

中华医学会妇产科学分会主任委员

《中华妇产科杂志》总编辑

中国医师协会妇产科医师分会会长

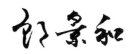

谨以此书献给我的妻子 Leslie Baggish；我的孩子们 Mindy Baggish、Cindy Baggish、Julia Baggish 和 Stuart Baggish；我的儿媳 Pamela Baggish；我的孙子 Owen Baggish 和 Reagan Baggish；为了纪念我已故的儿子 Jeffrey Baggish；为了纪念我的姐妹 Rita Baggish Mayers 和 Francis Baggish Katzman，她们都死于冠状病毒感染。

Michael S. Baggish, 医学博士

这本图谱献给我的妻子 Mona；我的孩子们 Tamara、Lena 和 Summer；也纪念我的父母 Mike 和 Mary Karram。我非常感谢他们所有的爱、支持和指导。

Mickey M. Karram, 医学博士

第 5 版译者前言

《盆腔解剖与妇产科手术图谱》第 5 版在第 4 版的基础上再编，该版遵循上一版的逻辑解剖关系，层层深入，本书继续将盆腔解剖学和妇产科手术学结合，妇科手术学及相关的外科手术学结合，从局部解剖到手术步骤，以图谱、文字注释并加以讲解，由浅入深，内容广泛。书中内容几乎涵盖了妇产科所有手术及所涉及的各个相关领域，包括妇科手术的经腹和经阴道路径，以及在宫腔镜、腹腔镜、机器人和膀胱镜下进行的手术路径；妇科手术、产科手术、肿瘤手术、开腹手术及腔镜手术，以及与盆腔部位相关的肠管手术、膀胱手术及乳腺手术，而变性手术更是被列为独立章节。

在本版中编者做了部分更新。在第四部分增加了"腹腔镜检查基础"。在第七部分耻骨后间隙手术中将"耻骨后压力性尿失禁的膀胱、尿道悬吊术，耻骨后阴道旁修补术和耻骨后膀胱尿道松解术"合并为"耻骨后尿道固定术治疗压力性尿失禁及耻骨后阴道旁修复术"。在第九部分保留了"自体组织修补在阴道穹窿脱垂的应用"，还增加了"经腹腔镜及机器人"做该手术的图解。在第十部分子宫颈手术中，将"子宫颈活检、子宫颈管搔刮术、妊娠期的子宫颈活检"统称为"子宫颈阴道镜检查"。在第十四部分"直肠阴道瘘修补术"中增加了"原发性及复发性直肠阴道瘘修补术"不同治疗方法。第十五部分改为"美容和变性手术"，在会阴重建阴道成形术后，将"阴道壁和外阴皮肤能量设备的使用"也列入该章；本部分还增加了"性别重置与临床再造手术（阴道成形术）"，使得本书内容更系统、更清晰、更完整。该版几乎涵盖了女性盆腔，包括下生殖道、直肠、膀胱及盆底的解剖、手术等全部内容。

本书中高质量精美的解剖图谱，清晰的手术操作步骤图是本书另一大特色。在本版中，插图数量达到最高峰。并对近 200 幅原有插图进一步进行了彩色化处理，加强了黑白图谱彩色化，使其更加逼真。可以说是有史以来最完整的盆腔解剖学和妇产科手术图谱。

全书的结构与第 4 版相同，共分上、中、下三卷，共分为六篇，二十部分，121 章。上卷包括第一篇和第二篇，第一篇阐述盆腔解剖与妇科手术主要内容，包括盆腔解剖、妇科手术基础；第二篇阐述腹部手术，包括前腹壁、子宫、妊娠期腹部手术、附件、耻骨后间隙、后腹膜腔和骶前间隙、肠疝及穹窿脱垂的经腹手术。中卷为第三篇，阐述子宫颈、阴道、外阴及会阴部手术，包括子宫颈手术、阴道手术、外阴及会阴部手术。下卷包括第四篇、第五篇及第六篇，第四篇阐述其他相关妇科手术，包括下尿路手术操作、肠道手术、美容和变性手术、乳腺手术；第五篇阐述内镜检查与内镜手术，包括宫腔镜、腹腔镜和膀胱尿道镜检查；第六篇阐述变性手术。

本书前后经过 5 版，不断更新，是一部难得的、与妇产科手术相关的综合性精品专著，对于妇产科临床医师、医学生均为一部有价值的参考书，对其他相关专业，如普通外科、泌尿外科、乳腺外科的临床医师也有参考价值。在翻译第 5 版的过程中，也能感受到编者在第 4 版的基础上精益求精的工匠精神，特别是对图谱进行的彩色化处理，目的就是为了继续保持本书的卓越品质。本书已被译成多种不同的语言文字在国外出版，在引进第 3 版和第 4 版译成中文版后，这次再将最新的第 5 版译成中文版引进国内，对我国临床医师而言会有很高的参考价值。

　　在翻译过程中，我们组织了以妇产科医师为主的多学科医师联合，共同完成。在此对所有参加翻译的译者，以及未列入译者名单的、在第 5 版校对中辛勤付出的贾元元、王青、宋佼洋、洪凡凌、郑诗雯、曹婷婷、孙小惠、王靖元表示感谢。特别感谢在翻译工作中做了大量工作的李明珠秘书。由于时间仓促，难免有不妥之处，敬请读者谅解。

　　最后感谢郎景和院士在为第 3 版和第 4 版中文版作序后，继续为本版作序。

中国医师协会妇产科医师分会副会长

中国优生科学协会阴道镜和宫颈病理学分会（CSCCP）主任委员

北京大学妇产科学系名誉主任

第 5 版原著前言

20 年前《盆腔解剖与妇产科手术图谱》第 1 版问世。这部书是按约 5 年为一周期修订。随着第 5 版的出版，笔者遵循以往的惯例，对全书的几个章节进行了有重点的、及时的修改。此外，还增加了新的章节，以加强本书的整体性。我们继续将枯燥的文字描述与精美的彩色图片相结合。同样，我们继续采用混合的艺术手法，对真实照片进行精细数字化处理。这本图谱的笔者重视本书存在的意义：①解剖关系是所有外科手术的基础。②外科手术需要依赖精确的局部解剖关系知识。③与彩色插图和实际照片相比，冗长的外科手术文字描述往往是枯燥乏味的。④大多数妇科医师在医学院毕业后不会再有机会进行尸体解剖。要记住，解剖练习必须结合临床实际应用。⑤成功的教科书被大量的住院医师、研究员、护士、从业人员和教员使用，作为参考书，并作为即将进行的外科手术术前的工具书。

第 5 版的章节内容遵循上一版的逻辑解剖关系，层层深入并递进，便于阅读。妇科手术分为经腹部和经阴道路径，以及在宫腔镜、腹腔镜、机器人和膀胱镜下进行的手术路径。无论手术路径如何，子宫切除术都有着相似的模式和手术技巧。腹腔镜手术也是开腹手术的模拟化操作。在与上述内容相关的关键基础上，高质量的插图是这套书籍独特的核心支柱。我们在第 1 版中展示了主干图，这使以非竞争性教科书为特色的相当简单的线条图黯然失色。正如在第 1 版中展示的 20 年前，我们艺术家的半色调插图，使得市面上一些相似教材里面的简单线条图黯然失色。在其后的每一版中，彩色图逐步取代了黑白格式，从而改变了当代插图的标准。每版都有尸体解剖、手术操作的展示，并随着每一个后续版本的增加而增加，在第 5 版达到其最高数量。

本书的笔者实际上是真正的作者，而不是由编辑完成，后者为主导是其他大多数大型教科书的特点。第 5 版的大部分章节都是笔者亲自撰写，通过精心挑选，只有掌握较好知识和技术的外科医师才会被邀请参与，因为他们的想法决定了本书的整体质量。

这部书第 4 版一经出版在全球引起了广泛关注。我们对第 5 版的期待是增加国内和国际读者的兴趣。一个经常被问到的与成本有关的问题——为什么这部教科书比其他一些教科书要贵得多。本书最大的成本集中在书籍制作和艺术费用上，前者包括编辑、校样制作、封面设计和内页布局。最关键的决定因素是选择高质量的印刷纸张。通过使用高质量的光面纸，使我们的照片和彩色插图非常清晰。后一部分艺术费用，用于支付医学艺术家的费用，因为解剖图的创作、构思和绘制是无价的。总而言之，制作是一个复杂和昂贵的过程。

最后，制作一本 1500 页的书，就像是生命孕育的过程。经过长时间的酝酿，这本书的手稿终于得以完成。每个贡献者都按时完成了他们各自负责的章节，而本书每个独特模板的搭建将揭示未来此书的意义。这本书最终出版时，两位笔者的创作精神展露无遗。看，我们的宝贝诞生了。

Michael S. Baggish，医学博士

Mickey M. Karram，医学博士

（李明珠　刘　昱　魏丽惠　译）

第 4 版译者序

　　魏丽惠教授主译的第 4 版《盆腔解剖与妇产科手术图谱》得以顺利出版。

　　这是一部以妇产科手术为主的综合性精准解剖及手术图谱的国际经典著作，目前已被译成各种语言文字在多国出版。由美国教授 Michael S. Baggish（加利福尼亚大学妇产科教授）所著。全书将盆腔解剖学与妇产科手术学结合，详尽诠释了各种解剖学，包括系统解剖、局部解剖、比较解剖和临床解剖等，以及数字医学引入的三维、可动和虚拟成像。从盆腔局部解剖到手术步骤，由浅入深，内容几乎涵盖了妇科与产科所有的手术，同时还包括与盆腔相关的各个领域的手术，如盆腔部位相关的肠管手术、膀胱手术、美容手术及乳腺手术等。而有些手术是在一般妇产科手术学中所或缺的，乃为独到之处，或呈互补作用。乃为有史以来最完整的骨盆解剖学和妇科手术的图集。

　　第 4 版是在第 3 版的基础上进行补充、修改、编撰而成，共对 15 章的内容进行了修改，同时新增加了 4 章，可见编著者之用心良苦！如第一部分新增加了独创的 Max Brödel 盆腔解剖，Max Brödel 是世界著名的医学艺术家，最早于 1898 年就为美国霍普金斯医院妇产科主任 Howard Kelly 的《妇科手术学》绘制了翔实、精细的医学插图，闻名遐迩；第九部分的肠疝及穹隆脱垂的经腹手术；第十一部分的使用生物和合成网片加强阴道脱垂修补术，尿失禁和盆腔器官脱垂手术后合成网片并发症的规避和处理；第十八部分的机器人妇科手术等操作技巧，都颇具特色。第 4 版还增加了 100 多幅新插图，对近 200 幅原有插图进行彩色化，使其更加逼真。第 4 版（中文翻译版）依然分为上、中、下三卷，共分为六篇，123 章。

　　这是一部难得的既蕴含学术理论价值又具有临床实用意义的妇产科医师必读、必藏之书。对于妇产科临床医师、医学生都是极有价值的身边读物。对其他相关专业，如普通外科、泌尿外科、乳腺外科的临床医师也有参考价值。我们有理由相信，这部著作会极大地促进国内临床的诊断、治疗及手术技术的发展。

　　我很荣幸能为这部国际经典之作的第 4 版再次写序，并对魏丽惠教授及她的团队为此书所付出的努力和辛劳致以敬意。

中国工程院院士

中国医学科学院北京协和医学院

北京协和医院妇产科主任、教授

中华医学会妇产科学分会主任委员

《中华妇产科杂志》总编辑

中国医师协会妇产科医师分会会长

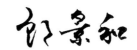

第 4 版译者前言

　　《盆腔解剖与妇产科手术图谱》第 4 版在第 3 版的基础上再编，共对 15 章的内容进行了修改，同时新增加了 4 章。本版增加了 100 多幅新插图，对近 200 幅原有插图进行了彩色化处理，继续由资深艺术家 Joe Chovan 对文中大量照片和细节图进行高质量的修饰和完善，加强了黑白图谱彩色化，使其更加逼真，预计在下一版将达到 100% 的彩图。正如原著前言所说，是有史以来最完整的盆腔解剖学和妇产科手术图谱。

　　本书继续将盆腔解剖学和妇产科手术学结合，妇科手术学及相关的外科手术学结合，从局部解剖到手术步骤，以图谱、文字注释并加以讲解，由浅入深，内容广泛。书中内容几乎涵盖了妇产科所有手术及所涉及的各个相关领域，如妇科手术、产科手术、肿瘤手术、开腹手术及腔镜手术，以及与盆腔部位相关的肠管手术、膀胱手术及乳腺手术，而变性手术更是被列为独立章节。

　　全书的结构与上一版相同，共分上、中、下三卷。上卷包括第一篇和第二篇，第一篇阐述盆腔解剖与妇科手术的主要内容，包括盆腔解剖（增加了 Max Brödel 盆腔解剖）、妇科手术基本操作；第二篇阐述腹部手术，包括前腹壁、子宫、妊娠期腹部手术、附件、耻骨后间隙、后腹膜腔和骶前间隙、肠疝及穹隆脱垂的经腹手术。中卷包括第三篇，阐述子宫颈、阴道、外阴及会阴部手术，此部分新增了 3 章，第 57 章（使用生物和合成网片加强阴道脱垂修补术）、第 59 章（尿失禁和盆腔器官脱垂手术后合成网片并发症的规避和处理），以及第 66 章（外阴疾病）。下卷包括第四篇、第五篇及第六篇，第四篇阐述其他相关妇科手术，包括下尿路手术操作、肠道手术、美容手术和乳腺手术；第五篇阐述内镜检查与内镜手术，包括宫腔镜、腹腔镜和膀胱尿道镜检查；第六篇阐述变性手术。此部分新增了第 120 章（机器人妇科手术），重点介绍机器人手术操作技巧。

　　本书是一部难得的、与妇产科手术相关的综合性精品专著，对于妇产科临床医师、医学生均为一部有价值的参考书，对其他相关专业，如普通外科、泌尿外科、乳腺外科的临床医师也有参考价值。在翻译第 4 版的过程中，也能感受到编者在第 3 版基础上的精益求精的工匠精神，目的就是为了继续保持本书的卓越品质。本书已被译成多种不同语言文字在国外出版，这次再将最新版译成中文版引进国内，尽管有些内容与我国医疗常规略有差别，但译者仍然相信，对我国临床医师而言会有很高的参考价值。

　　在翻译过程中，我们组织了以妇产科医师为主的多学科医师联合，共同完成。在此对所有参加翻译的译者，以及未列入译者名单的黄熙祺、俞畅、李星辰、左立莹、冯琦慧、曹婷婷、洪凡凌、张琪、王青、王靖元表示感谢。特别感谢在翻译工作中做了大量工作的李明珠秘书。由于时间仓促，难免有不妥之处，敬请读者谅解。

　　最后感谢郎景和院士继续为本版作序。

中国医师协会妇产科医师分会副会长

中国女医师协会副会长

中国优生科学协会阴道镜和宫颈病理学分会（CSCCP）主任委员

北京大学妇产科学系名誉主任

第 4 版原著前言

《盆腔解剖与妇产科手术图谱》第 4 版继续保持并拓展了两位笔者的原始思维模式。如同第 3 版，"一幅好图胜过千言万语"。当照片和插图可以更好地反映解剖学和手术技巧时，临床工作繁忙的妇产科实习医师、住院医师、研究员及学生阅读时就不需要费力阅读冗长的描述。视觉图像不仅产生的印象更迅速，而且更有可能永久地保留在大脑的前额叶和边缘部分的记忆中心。

本书新增加一些重要章节，如第一部分第 3 章新增加了独创的"Max Brödel 盆腔解剖"结构，Max Brödel 是世界著名医学艺术家，最早于 1898 年为 Howard Kelly 的《妇科手术学》做了详细精美的医学插图，闻名遐迩。Howard Kelly 为约翰·霍普金斯大学的 4 位创始人之一，其他 3 位分别为 Welch（病理学）、Osler（内科学）和 Halstead（外科学）。Joe Chovan 在 Brödel 原先黑白图谱的基础上，创作了彩色图谱，使得 Kelly 的百年原创作品其中的两卷精美再现。

其他修改的部分包括第 5 章、第 6 章、第 9 章、第 10 章、第 13 章、第 14 章、第 19 章、第 20 章、第 29 章、第 42 章、第 54 章、第 55 章、第 56 章、第 58 章和第 60 章。本书自第 1 版再版以来，一直进行黑白图谱逐步彩色化，预计下一版将达到 100% 彩图。第 12 章（经腹全子宫切除术）有大的改动，并且加入了经腹和经腹腔镜的"一步一步式"比较。

在第 32 章及第 37 章采用新颖的插图技术，即一幅真实的照片通过艺术家电脑图像合成为单一的、高分辨率的图片。

本版还新增加了 4 章：第 57 章（使用生物和合成网片加强阴道脱垂修补术）提供了准确、详尽的关于补片在盆底重建中的正确的应用方法；第 59 章（尿失禁和盆腔器官脱垂手术后合成网片并发症的规避和处理）聚焦于 FDA 发布的最新警告及目前商业用补片的现状，此部分大量图片显示各种并发症的发生及处理方式；第 66 章（外阴疾病）显示大量常见及不常见的外阴疾病案例，通过大量图片使读者对诊断及合适的治疗方案有较清晰的认识；第 120 章新增加机器人妇科手术，介绍机器人手术操作技巧。

在疾病的处理中也新增加一些照片，如外阴肥大的治疗，应用循序渐进的外科处理方式进行解析。对部分章节腹腔镜手术进行修正，包括单孔腹腔镜手术技术。第 121 章（腹腔镜手术相关的常见并发症）通过照片和插图显示腹腔镜手术过程中可能出现的严重损伤。

《盆腔解剖与妇产科手术图谱》第 4 版是有史以来最完善的盆腔解剖学和妇产科手术图谱，书中包括大量高质量的照片和细节图。本版增加了 100 多幅新插图，并对近 200 幅原有插图进行彩色化处理。总的目标是继续保持全书的卓越品质。

Michael S. Baggish

Mickey M. Karram

（李明珠　译　魏丽惠　校）

致　谢

首先，笔者感谢我们的美术家 Joe Chovan，感谢他对第 5 版《盆腔解剖与妇产科手术图谱》所做的重要贡献。事实上，Joe Chovan 为我们之前的 4 个版本已做了出色的插图。他创作的美术作品建立了一种自 Frank Netter 和 Max Brödel 时代以来从未见过的技能标准。

Baggish 和 Karram 感谢 Elsevier 的 Laura Schmidt 和 Claire Kramer，感谢她们为开发和生产第 5 版所做的宝贵而不懈的工作。

我们感谢由 Elsevier 的高级内容策划师 Nancy Anastasi Duffy 监督完成了"图谱"。最后，笔者感谢 Sarah Barth，她代表 Elsevier 发起了这个项目。

（刘　昱　译　魏丽惠　校）

目　录

上卷：妇产科应用解剖与基本术式

中卷：子宫颈、阴道、外阴及会阴部手术

第三篇
子宫颈、阴道、外阴及会阴部手术

下卷：其他相关妇科手术，内镜检查与内镜手术，变性手术

第六篇

变性手术

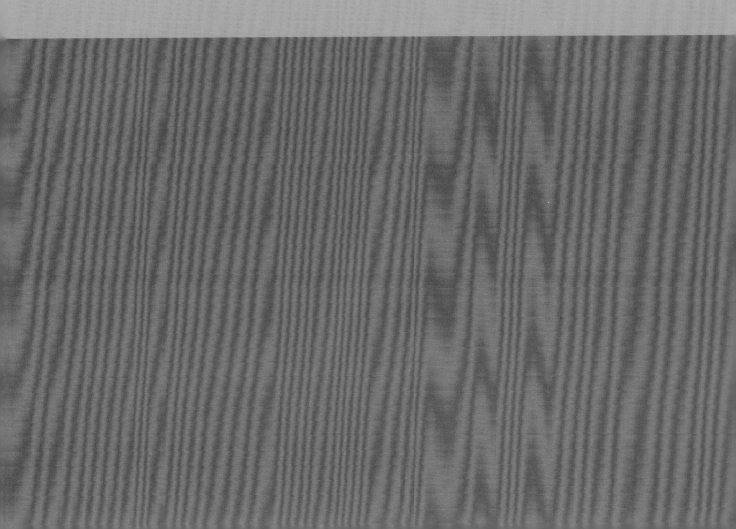

第四篇

其他相关妇科手术

第十三部分

下尿路手术操作

第79章

尿道解剖

Michael S. Baggish, Mickey M. Karram

女性尿道长约4cm，平均直径约为6mm。当它从耻骨后间隙穿过时，其管腔略微弯曲，穿过会阴膜，终于前庭内阴道外口上方的尿道口。在其整个长度中，后尿道部分嵌入到阴道前壁中。

女性尿道上皮向外与外阴上皮相连续，向内与膀胱黏膜上皮相连续。其主要由复层鳞状上皮细胞构成，在近膀胱处移行为尿路上皮细胞。上皮层由一层疏松的纤维弹性结缔组织支撑，该层组织被称为固有层。固有层内包含有许多胶原纤维束和纤维细胞，也就是包绕在尿道周围的大量纵行和环行弹性纤维。另一个特征性表现是该层内有很多薄壁的小静脉，这种富含血管的结构被认为与尿道阻力相关。距离尿道膀胱连接部6~9mm（远端）的横断面切片可以清楚地显示尿道平滑肌，50%以上的尿道外侧壁和前壁组织由海绵状血管构成（图79-1A~D）。

尿道平滑肌主要由斜行和纵行的肌纤维，以及少量外层的环形肌纤维构成。这部分平滑肌与膀胱底部的逼尿肌一起构成所谓的固有尿道括约肌。在排尿期间，纵向的尿道平滑肌能够起到缩小或扩大尿道腔的作用；在静息状态下，环形肌肉能够起到增加尿道阻力的作用。

以往的尿生殖横纹括约肌被分为3部分肌肉：尿道括约肌（包绕尿道近端2/3部分的横纹肌）、尿道膜部括约肌和尿道阴道括约肌，它们由两条跨越在尿道远端1/3部分腹侧面的条带状横纹肌构成。笔者最近对多具女性尸体解剖发现，无论是在大体标本上寻找，还是在显微镜下观察，尿道周围区域都没有发现独立的或明确的横纹肌组织。笔者认为，以往认为的尿道周围区域的横纹肌组织可能是肛提肌的延续（图79-2A~G）。笔者在12具尸体解剖中发现，肛提肌延伸并覆盖在尿道前壁的表面，因此笔者不认为存在以往所描述的单独、明确的尿生殖横纹括约肌。图79-3~图79-6是大体和显微切片所观察到的覆盖于尿道的肛提肌。在进行尿道全长切片的组织研究时，笔者发现尿道的大部分血供来源于前庭球部，血管结构呈伞样分布于尿道前壁和两侧壁（图79-1B和图79-7）。

尿道的支持结构在控尿机制中发挥重要作用，以往的观点认为它是由耻骨尿道韧带向内的牵拉作用、尿生殖膈和盆膈的肌肉组织构成。过去许多学者认为所谓的耻骨尿道韧带是位于耻骨下面和尿道之间的韧带。而近些年来，研究认为尿道并不是由韧带样结构将其向腹侧悬吊。近端尿道和膀胱底由阴道前壁呈吊带样支撑，两侧的肌肉固定于盆壁的盆筋膜腱弓（白线）。以往所描述的耻骨尿道韧带实际上由会阴膜和大部分的盆筋膜腱弓尾部组成，使远端尿道固定在耻骨下方（图79-8）。

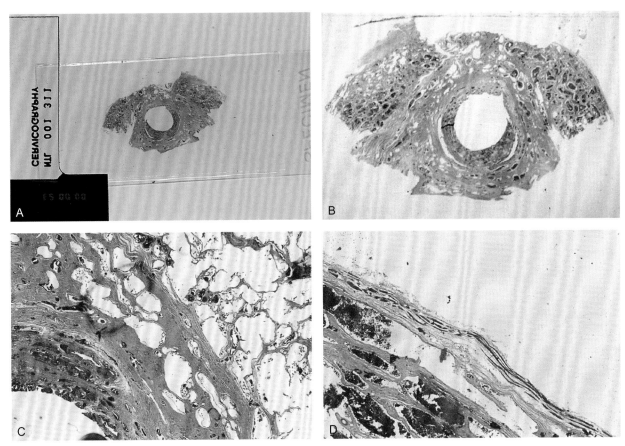

图 79-1　A. 该切片清楚地显示出海绵状血管组织构成 11 点至 1 点之间的尿道前壁（距离尿道膀胱交界处 6~9 mm）（H&E）。B. 距离尿道膀胱交界处约 9 mm 的切片显示出尿道平滑肌及海绵状血管组织（粉色），形成尿道的前壁及前外侧壁。C. 高倍视野下的尿道前外侧壁。海绵状球状组织紧邻尿道。D. 该薄层骨骼肌很可能来源于球海绵体肌，覆盖在尿道的海绵状（球状）组织上

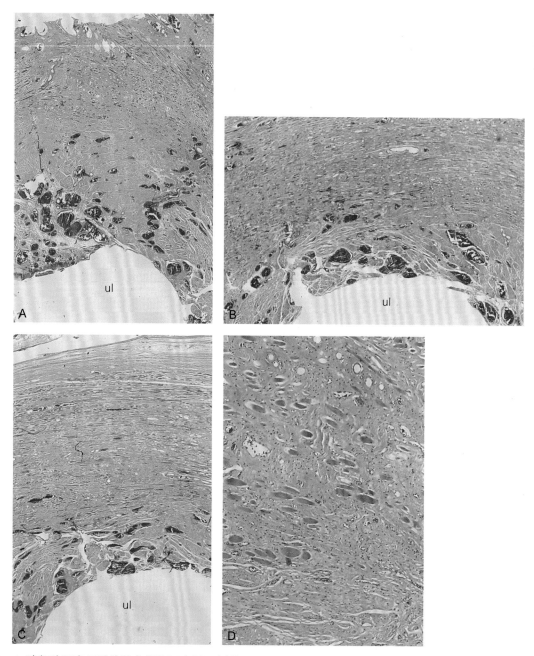

图79-2　A.该切片距离尿道膀胱交界处下方(远端)约15mm。尿道腔(ul)前方,富含黏膜下血管,是增厚的尿道前壁。深粉色组织(外侧1/2部)是来源于肛提肌的骨骼肌。B.该切片距离尿道膀胱交界处远端平面6mm或18mm。尿道前壁为深粉色组织,其上方约3/4的组织由骨骼肌构成。C.距离尿道膀胱交界处远端平面6mm的另一张切片显示尿道前壁主要由一层层骨骼肌构成。D.在图B和图C中看到的深粉色骨骼肌在高倍视野下的图像

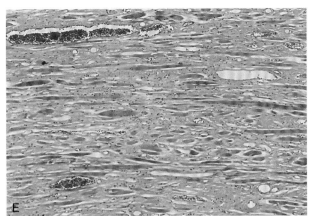

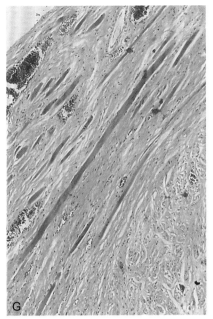

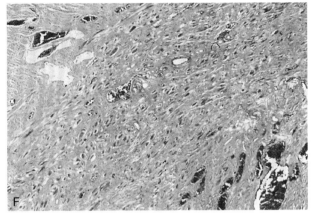

图 79-2 续　E. 尿道前壁骨骼肌的高倍视野图像（与图 D 不同位置的切片）；F. 尿道前外侧壁也能看到大量的骨骼肌（11 点的位置）；G. 在距离尿道膀胱交界处远端约 20 mm 的位置，尿道外侧壁外层染色成深粉色的骨骼肌，该层肌肉来源于肛提肌

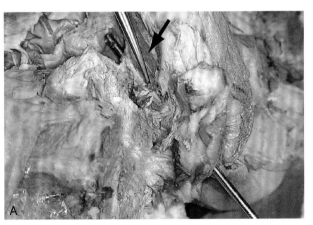

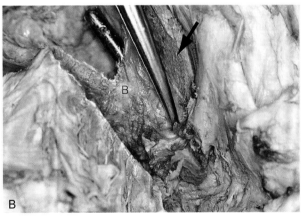

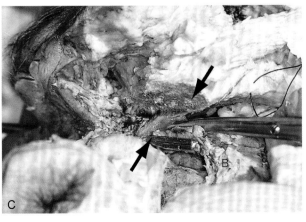

图 79-3　A. 在打开的膀胱中可以看到金属套管，箭头所指的位置耻骨已被锯断并移走。可以看到大量起自耻骨支下方肛提肌的骨骼肌进入尿道膀胱交界处（剪刀尖部）。B. 膀胱被打开，可以看到套管自膀胱腔（B）内伸出。箭头所指为耻骨锯断的位置。剪刀指向尿道膀胱交界处的骨骼肌。C. 下方箭头所指为从耻骨下方向下延续的肛提肌，该处的肛提肌是白线下方肛提肌的延续，其从前面和外侧进入尿道膀胱交界处

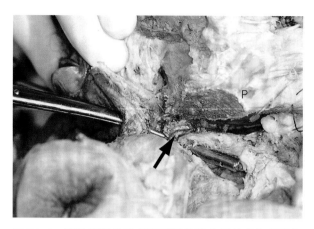

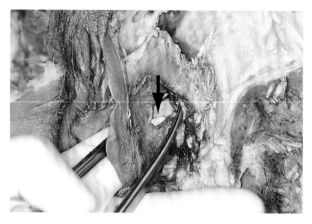

图 79-4　箭头所指为耻骨下尿道膀胱交界处的肛提肌纤维。剪刀在阴蒂脚下分离，并指向肌肉组织。金属套管出现在打开的膀胱底。P. 耻骨切缘

图 79-5　术者左手示指自阴道口进入阴道内，手指上方的金属套管自尿道外口插入，剪刀尖部指向左侧的前庭球。箭头所指处为尿道薄薄的外侧壁。可以通过阴道外侧壁的破口看到戴有白色手套的指尖

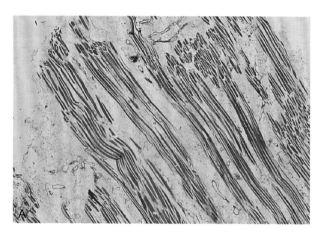

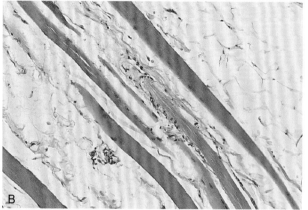

图 79-6　A. 自耻骨支下方向下走行的肌束标本，进入到尿道膀胱交界处的前尿道外侧壁，可以清楚地看到该肌束为骨骼肌；B. 高倍视野下骨骼肌的横纹结构

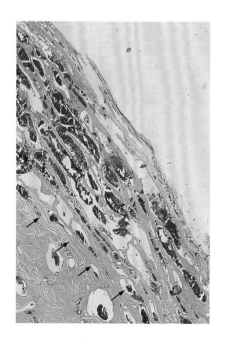

图 79-7　该高倍视野图像所显示的是尿道黏膜上方前外侧海绵状球状组织与血管分布的关系。箭头所指处为海绵状组织和尿道平滑肌之间的界线

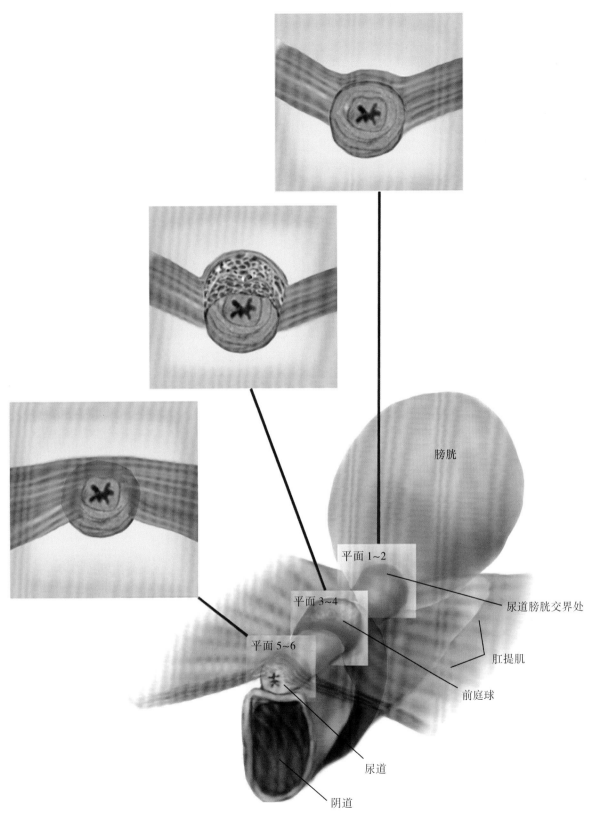

膀胱

平面 1~2

尿道膀胱交界处

肛提肌

平面 3~4

前庭球

平面 5~6

尿道

阴道

图 79-8　根据尿道全长的组织切片结果进行图像重建，显示海绵状血管组织和骨骼肌的关系。骨骼肌起自两侧盆壁的肛提肌，自耻骨支下方向下走行。海绵状血管组织主要来自前庭球，也有一部分来自阴蒂体和阴蒂脚（在与阴蒂体融合的部位）

（许克新　译　王晓峰　校）

第80章

尿道脱垂修补术

John B. Gebhart

水肿的尿道黏膜脱垂达到一定程度需要进行手术切除（图80-1和图80-2）。需要和尿道黏膜脱垂进行鉴别的疾病是尿道肉阜。前者在外观上呈环状，较少见，需要手术治疗；而后者较为常见，多位于尿道外口后壁，通常只需要局部雌激素治疗即可。

手术开始时首先要确定尿道管腔的位置（图80-3），经尿道置入尿管是一种不错的方法，但这种方法容易对尿道周围的操作造成一定的困难。在12点的位置开始做切口，缝一根支持线以便于组织的收拢和牵拉。用剪刀或针状电极逆时针方向修剪多余的尿道黏膜（图80-4）。在切除过程中，当尿道黏膜被游离后，缝入固定线（通常为3-0铬制羊肠线或4-0薇乔线）（图80-5）。这部分尿道黏膜一般都水肿得比较严重，而且容易破碎。在切除脱垂黏膜后，如果支持线没能够固定好黏膜的位置，容易造成尿道黏膜向上的过度牵拉，使黏膜复位变得更加困难。术后如果水肿较为严重，应留置尿管1天。

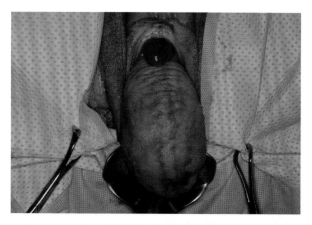

图80-1　伴有尿道黏膜脱垂的完全性子宫阴道脱垂

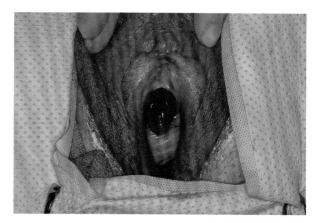

图80-2　子宫阴道脱垂复位后的尿道黏膜脱垂

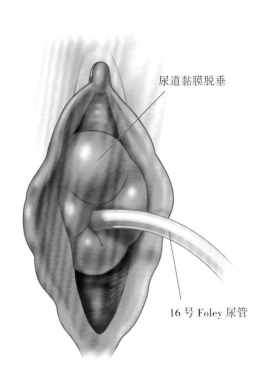

尿道黏膜脱垂

16 号 Foley 尿管

图 80-3　环形的尿道黏膜脱垂（置入尿管后）

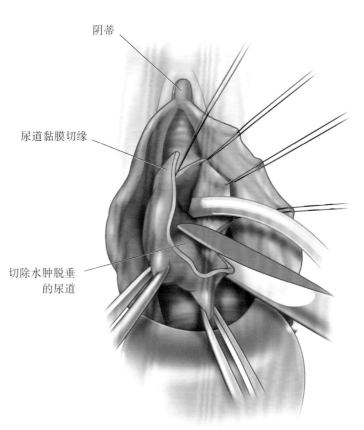

阴蒂

尿道黏膜切缘

切除水肿脱垂
的尿道

图 80-4　在修剪尿道脱垂黏膜的过程中，缝入固定线

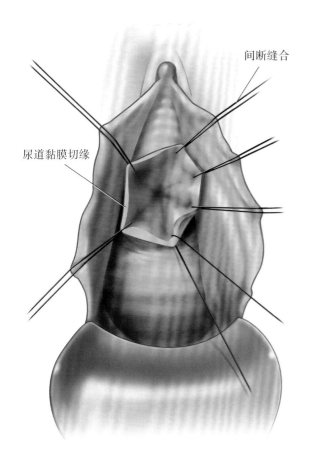

间断缝合

尿道黏膜切缘

图 80-5　尿道脱垂的黏膜已被完全切除，准备用支持线
固定黏膜位置

（许克新　译　王晓峰　校）

第81章

尿道阴道瘘修补术

Mickey M. Karram

大部分的尿道阴道瘘都会导致尿失禁，需要手术修补（图81-1）。罕见情况下，远端的尿道阴道瘘可能无症状且不需要手术修补。非放射治疗后的原发性瘘口通常可以通过分层无张力缝合来修补（图81-2～图81-4）。如果瘘口周围组织缺乏血供，有过放射治疗病史或为复发的瘘口，最好把一个唇状的脂肪垫置于尿道和阴道前壁之间（见第83章；图81-5）。如果瘘口位于尿道近端或膀胱颈附近，并且控尿机制受到破坏，则需要在修补瘘口的同时进行抗尿失禁手术，最常用的还是尿道下悬吊术。

修补手术开始时需要尿道先置入 Foley 尿管，然后在阴道前壁注射稀释的止血溶液，从而有利于在合适的层面进行组织分离并减少出血。常用的切口位于阴道前壁中线位置，或者做一个倒"U"形切口，向尿道缺损处的两侧扩大（图81-2）。阴道壁的切缘用 Allis 钳夹住，在阴道壁下的组织中进行锐性分离（图81-2C）。分离过程中应向两侧充分地游离，直至耻骨下支并向后延伸，使尿道的活动度尽可能增加，从而为无张力修补提供好的条件。也可能需要自阴道前壁进入到耻骨后间隙，从而更大限度地增加尿道活动度（图81-5）。第1层缝合，用细的可吸收缝线间断缝合尿道壁，注意该层缝合的主要是尿道黏膜外层（图81-2和图81-3）。第2层缝合的层次为耻骨宫颈筋膜，该层缝合可以使第1层缝线发生内翻（图81-2E和图81-3）。使用3-0延迟可吸收缝线间断缝合阴道壁切口（第3层缝合）（图81-2F）。Foley 尿管或耻骨上膀胱造口管应留置7～10天。

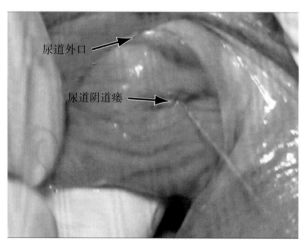

尿道外口

尿道阴道瘘

图81-1　尿道阴道瘘。注意：瘘口位于尿道中部，可以看到自瘘口发生的尿失禁

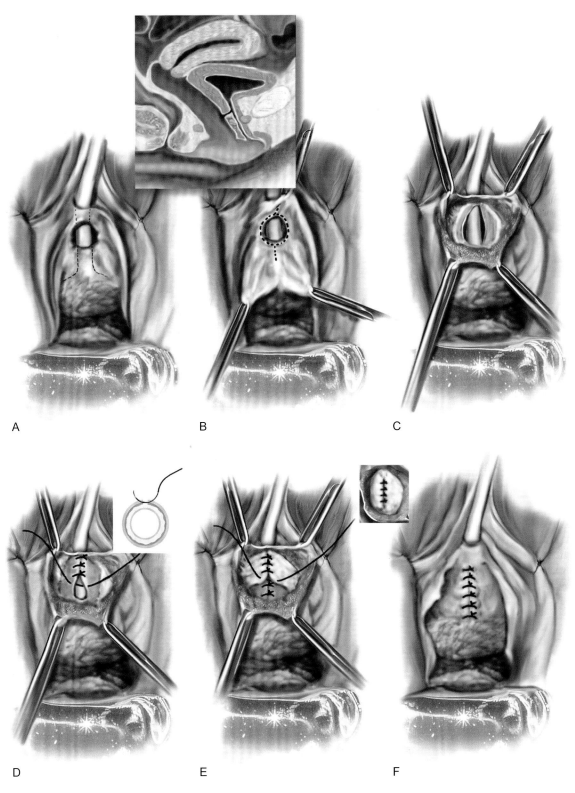

图 81-2　尿道阴道瘘的修补。A. 尿道阴道瘘；B. 在阴道前壁做切口，向两侧扩大尿道缺损；C. 在耻骨宫颈韧带层锐性分离阴道壁；D. 用细的延迟可吸收缝线间断缝合尿道黏膜外层；E. 第 2 层缝合的层次为耻骨宫颈筋膜，该层缝合可以使第 1 层缝线发生内翻；F. 使用 2-0 延迟可吸收缝线间断缝合关闭阴道切口

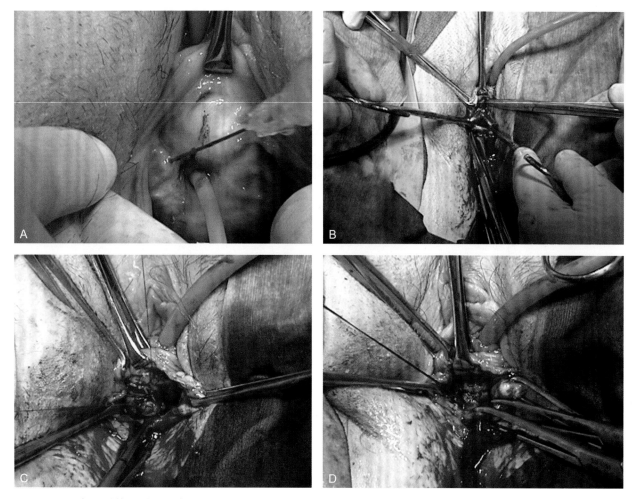

图 81-3　近段尿道的尿道阴道瘘。A. 将一根儿童 Foley 尿管放入尿道阴道瘘中，在阴道前壁注射稀释的止血溶液进行水扩张；B. 将阴道前壁与尿道后壁分离开，瘘口的边缘用 Allis 钳夹住；C. 第 1 层用 4-0 延迟可吸收缝线间断缝合，将尿道黏膜对合；D. 第 2 层用 3-0 延迟可吸收缝线间断缝合，将尿道壁的肌层部分对合并覆盖于第 1 层表面

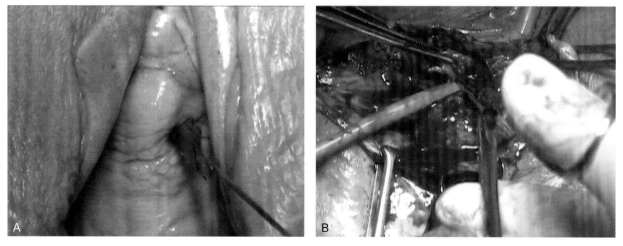

图 81-4　复发性尿道阴道瘘的修补。A. 将一根探针置入到瘘管中；B. 向瘘管中放入一根 Foley 尿管，以便于手术分离。注意把瘘管中的瘢痕组织锐性切除

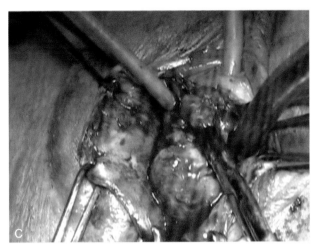

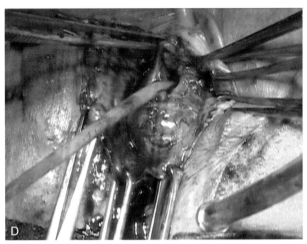

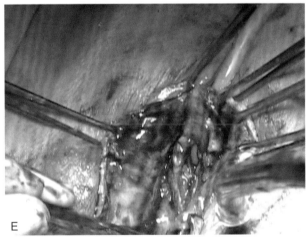

图 81-4 续　C. 将要被切除的无血管组织；D. 切除所有的无血管组织及瘢痕组织后所看到的瘘管；E. 看到瘘管的新鲜切缘后，按照前面叙述的方法进行两层缝合

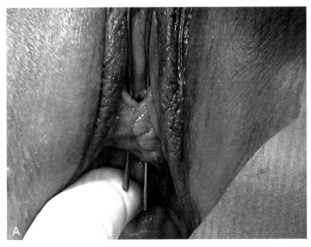

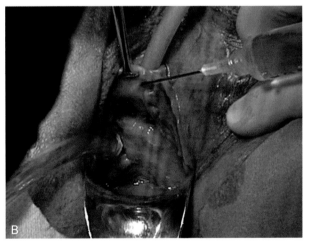

图 81-5　一名 27 岁的女性出现复发性并多发性尿道阴道瘘。A. 将两根探针置入到两个瘘管中。B. 在阴道前壁注射稀释的止血溶液进行水扩张

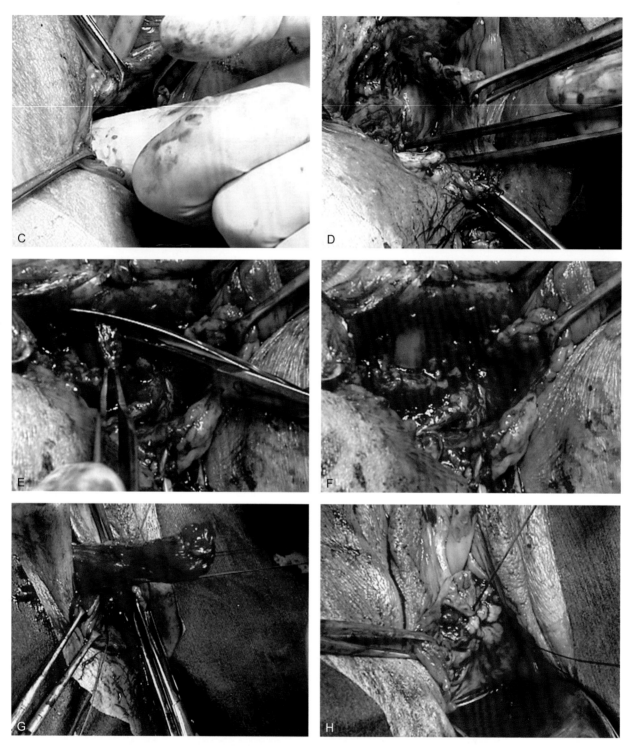

图 81-5 续   C. 在阴道前壁做一个倒 "U" 形切口，向两侧分离至耻骨下支。由于这是一个复发的病例，需要将尿道完全游离，因此需要在尿道两侧分离至耻骨后间隙。D. 进入到左侧的耻骨后间隙，注意可以看到耻骨后的脂肪。E. 切除两个瘘管之间的瘢痕组织。F. 瘢痕组织已被切除，可以看到尿道缺损处有血供的新鲜切缘。G. 按照前面叙述的方法分两层关闭尿道瘘口。由于这是一个复发病例，需要将一个 Martius 脂肪垫转位，植入到修补好的尿道和阴道前壁之间。H. 将游离好的阴道前壁用 3-0 延迟可吸收缝线缝合关闭，从而完成修补

（许克新　译　王晓峰　校）

第82章

尿道下憩室修补术

Mickey M. Karram, Ayman Mahdy

  尿道下憩室一般位于阴道的前外侧壁，其内有液体，与尿道腔相通。尿道下憩室的患者大多没有明显的症状，一部分患者会存在反复的慢性膀胱炎、疼痛、烧灼感、尿频、性交困难、排尿困难、排尿后滴沥、尿失禁、肉眼血尿或阴道前壁膨出等症状。当患者出现症状时需要接受手术治疗。

  特殊的 Trattner 双囊尿管（图 82-1A 和 B）有助于诊断尿道下憩室，以及在手术时确定憩室的位置。这种尿管有近端和远端两个球囊，近端球囊可以在膀胱颈处充盈以固定尿管，远端球囊则在尿道外口处充盈以关闭尿道外口（图 82-1B），造影剂可以通过两个球囊间的空隙进入尿道腔。使用这种尿管，可以使尿道成为一个封闭的管腔，在合适的压力下注入造影剂后，可以使憩室在放射线下显影，即使是很小的窦道也能被发现。这种方法被称为正压尿道造影（图 82-2）。近年来，影像学检查广泛用于憩室的诊断及确定憩室的大小和范围。影像学检查还可以确定憩室中是否存在其他的病变，例如结石或肿瘤。目前，盆腔 MRI 是诊断尿道下憩室的金标准（图 82-3~图 82-5）。

  尿道下憩室修补术的手术难度取决于憩室的大小和数量（图 82-6），憩室开口与膀胱颈和三角区的关系，以及炎症的程度。当进行阴道前壁按压时，经常可以在尿道外口（图 82-7）或尿道内（图 82-8）看到脓液或分泌物。位于近端尿道或膀胱三角区的较大、多灶或鞍形憩室则需要更大范围地分离，直至膀胱三角区下方（图 82-6）。在这些情况下，需要在术前置入输尿管支架，有利于术中输尿管管口的辨认，降低分离过程中损伤输尿管的概率。一些医师认为尿道下憩室修补术很可能会显著影响患者的控尿机制，因此在做该手术的同时，常规行尿道下吊带术。在这种情况下，还需要在修补的憩室和尿道下吊带之间做一个唇状脂肪垫转位（第83章）。

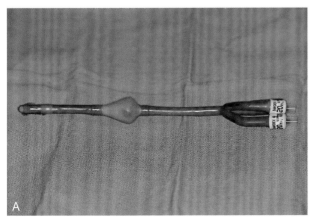
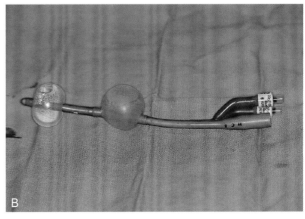

图 82-1　Trattner 双囊尿管。A. 未充盈的近端和远端球囊；B. 近端和远端两个球囊充盈后，使尿道成为一个封闭的管腔，在合适的压力下注入造影剂后，可以使憩室在放射线下显影，即使是很小的窦道也能被发现

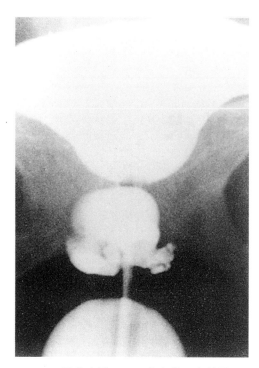

图 82-2 正压尿道造影显示一个大的、多灶性尿道下憩室（引自：Walters MD, Karram MM: In Urogynecology and Reconstructive Pelvic Surgery, 2nd ed. St. Louis, CV Mosby, 1999, with permission.）

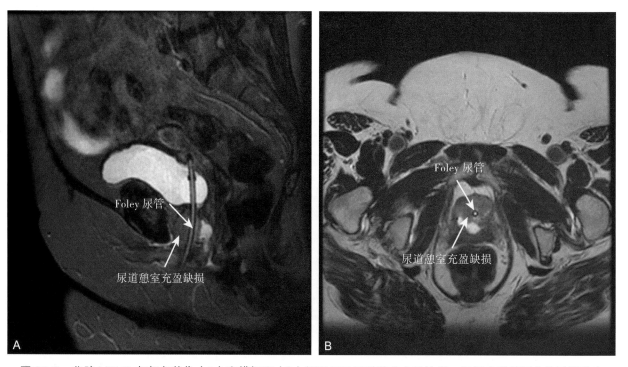

图 82-3 盆腔 MRI T_2 加权矢状位（A）和横切面（B）视图显示尿道憩室充盈缺损。组织病理学证实为尿道腺癌

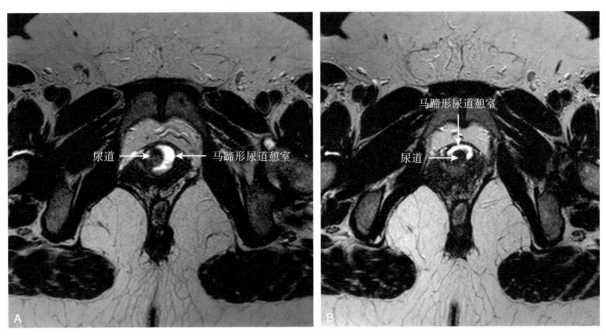

图 82-4 A 和 B. 复发性马蹄形尿道憩室（UD）的 MRI T$_2$ 加权图像

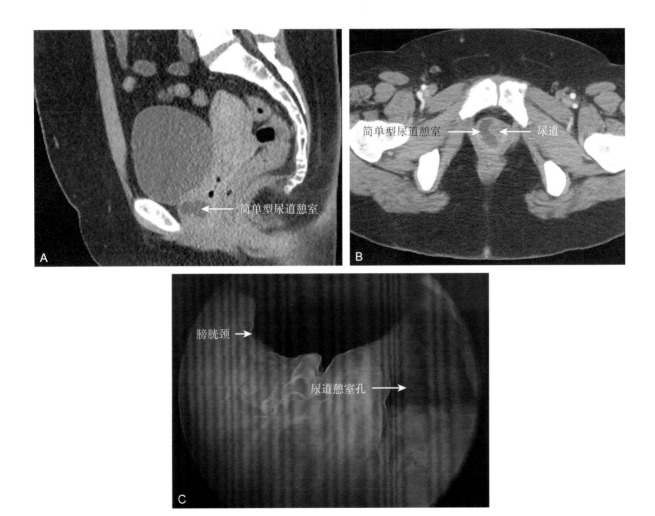

图 82-5 A 和 B. 尿道憩室在 CT 平扫的影像学表现。源于一例复发性尿路感染患者进行泌尿系结石随访时的 CT 检查。C. 膀胱镜显示尿道憩室远端开口在膀胱颈 5 点的方向

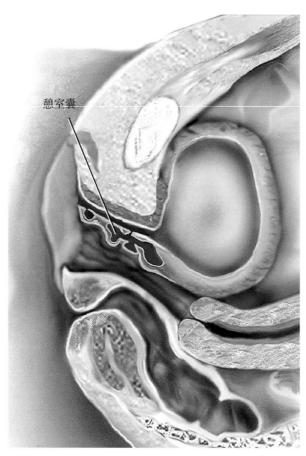

憩室囊

图 82-6 复杂的尿道下憩室。相对于近端复杂多灶性憩室而言，对于远端的小憩室，如果有症状，可以采用 Spence 手术治疗

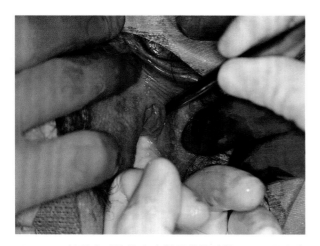

图 82-7 给憩室感染的患者做阴道前壁按压，可见有分泌物自尿道外口流出

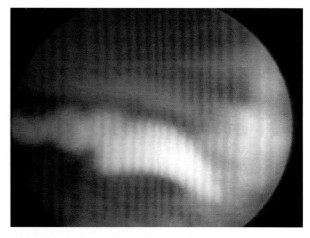

图 82-8 尿道镜下的憩室开口。请注意，在进行阴道前壁按压时，可见有分泌物自憩室开口排出

有多种手术方法可被用来治疗尿道下憩室。最常用的两种方法是尿道憩室切除术和憩室部分切除术。两种技术都需要使用"叠瓦式（vest-over-pants）"方法来关闭尿道周围筋膜，从而交叉缝合，降低尿道阴道瘘发生的概率（图82-8~图82-10）。

下面逐步介绍尿道下憩室修补术的方法。

1. 手术通常采用的是区域麻醉或全身麻醉，并在进手术室前给予预防性使用抗生素。手术前需要进行尿道膀胱镜检查以明确憩室在尿道开口的位置并确认没有其他异常问题的存在。置入双气囊尿管、充盈近端和远端球囊。经尿管注入无菌乳或亚甲蓝，以充盈尿道和憩室。笔者习惯于手术时将尿管保留在尿道中，直到分离进入到憩室囊中。因为尿管球囊能够反复充盈，可以帮助我们确定憩室的位置，并有利于将憩室与阴道分离。在阴道前壁进行注水扩张可便于在正确层面进行分离。

2. 在阴道前壁的憩室表面做一个倒"U"形切口，将阴道壁与尿道及尿道周围筋膜组织进行锐性分离。

3. 小心地在憩室囊腔的表面做纵行切口，将憩室表面及周围的筋膜组织完全分离，人为地将尿道周围的筋膜分成两层，为后续的"叠瓦式"缝合做准备。

4. 继续在囊腔周围分离，直到显露憩室的囊颈部。如果能够分离出完整的憩室囊，则可以将憩室从尿道切除。如果分离后不能使憩室囊活动，则可以将囊腔纵行切开，探查憩室内的情况，注意囊壁组织状况，是否存在其他开口，是否为多囊，以及是否有异物在囊腔中（图82-8和图82-9）。如果憩室与尿道粘连固定，可以采用憩室部分切除术，从而便于憩室在尿道开口的关闭（图82-9）。如果可以在憩室颈部完整地切除憩室囊，则可以行完全的尿道憩室切除术，然后在Foley尿管表面采用细的延迟可吸收缝线间断缝合关闭憩室在尿道的开口（图82-10）。

5. 采用"叠瓦式"方式将尿道表面两侧的两层筋膜缝合关闭，该方法能够避免将缝线覆盖在尿道修补处（图82-9和图82-10）。

6. 将阴道壁切口的两层上皮重新对拢后，用2-0可吸收缝线间断缝合关闭切口。笔者一般在术后常规填塞压迫阴道24小时，持续尿管引流7~10天。图82-11图解了完整的手术步骤。图82-12和图82-13列举了两个憩室中有结石的病例。

从以上介绍中我们可以看出，憩室的部分切除术与憩室切除术是两种近乎一致的手术方法，唯一的差别是部分切除术没有在囊颈部或是在憩室和尿道的交界处切除憩室。在憩室部分切除后，憩室底部和颈部的切缘用细线间断缝合，然后再缝合一层以关闭尿道缺损。然后用"叠瓦式"方式，将尿道周围层筋膜缝合（图82-11）。

Spence手术可用于治疗尿道远端尿道下憩室（远离最大尿道关闭压区域）。该手术将剪刀的一侧刀刃置于尿道，另一侧刀刃置于阴道，然后将憩室的基底和阴道上皮剪开，包括尿道远端的后壁和憩室。裁剪掉多余的憩室囊壁和阴道上皮后，用可吸收线将剩下的憩室囊切缘和附近的阴道上皮缝合。

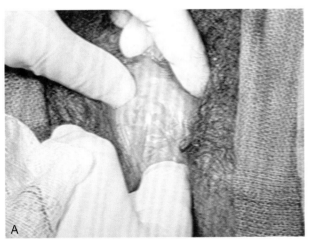
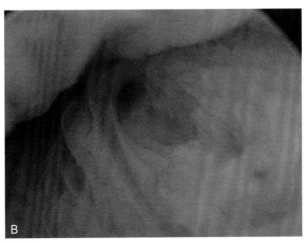

图82-9 尿道憩室有一个通向尿道的小开口，采用憩室部分切除术治疗。A. 请注意，按压阴道前壁时，可见有分泌物自尿道外口流出。B. 注意，通过尿道镜检查，可以看到尿道憩室在尿道中段的开口很小

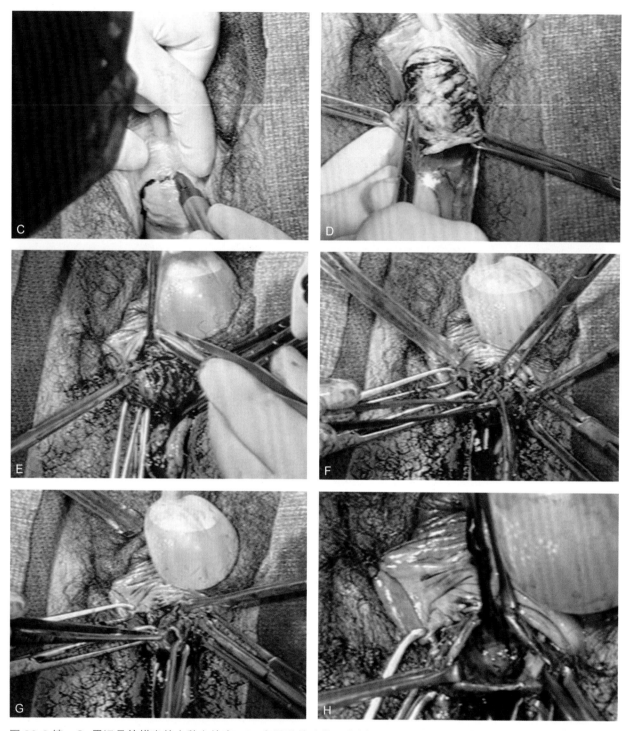

图 82-9 续　C. 用记号笔描出的大憩室轮廓。D. 在阴道前壁做一个倒"U"形切口，将阴道壁与尿道周围筋膜组织锐性分离。E. 将尿道周围的筋膜组织分层，以便于尿道缺损的修补缝合。F. 憩室囊与尿道周围筋膜组织被分离并被锐性打开。G. 打开的憩室囊。H. 注意憩室囊的完整范围及憩室在尿道的小开口。利用正压尿道造影显示染料自憩室开口流出。由于憩室在尿道壁的开口很小，因此在切除憩室囊后，行憩室开口的部分切除术，然后采用"叠瓦式"方法缝合尿道周围筋膜

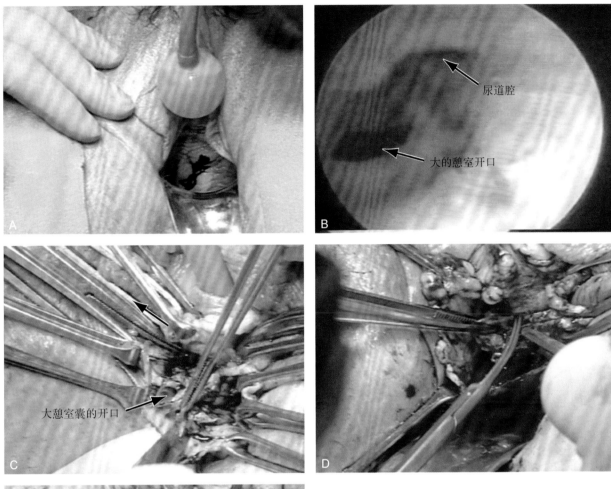

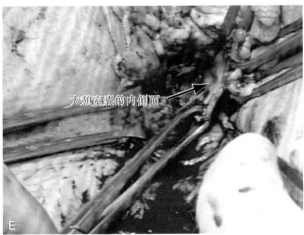

图 82-10 大的尿道中段憩室。A. 在正压尿道造影中，憩室自发破裂，破口位于阴道前壁；B. 尿道镜检查提示憩室在尿道的开口很大；C. 阴道前壁已被切开，可见憩室囊的自发破口；D. 憩室囊与阴道前壁分离后，囊壁被切开使囊腔开放；E. 憩室囊的内侧面，囊壁被切除后即达到憩室切除术的效果，然后分层缝合尿道，最后采用"叠瓦式"方法缝合尿道周围筋膜

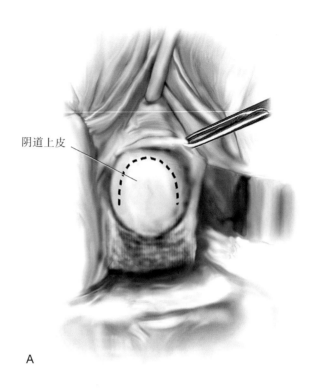

阴道上皮

A

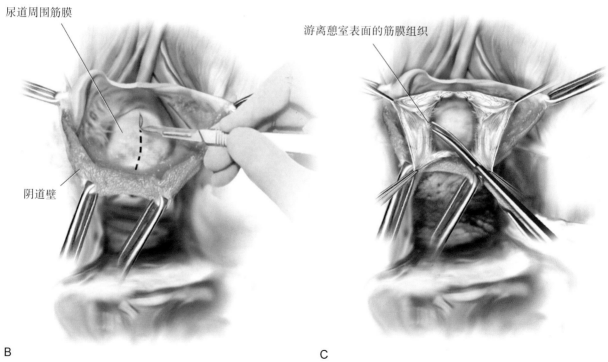

尿道周围筋膜

阴道壁

B

游离憩室表面的筋膜组织

C

图 82-11　尿道下憩室手术中采用的"叠瓦式"手术方法缝合尿道周围筋膜。A. 取阴道前壁倒"U"形切口；B. 将阴道前壁与憩室囊分离开，然后将憩室囊壁纵行切开；C. 人为地将尿道周围的筋膜分成两层

进入憩室囊

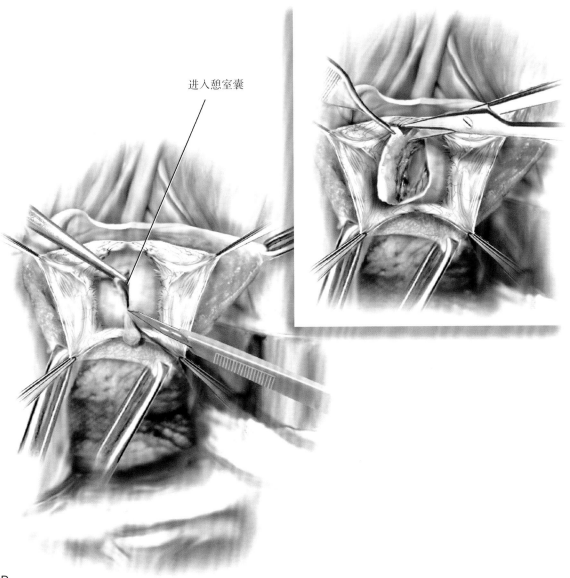

D

图 82-11 续　D. 进入囊腔后将囊壁切除

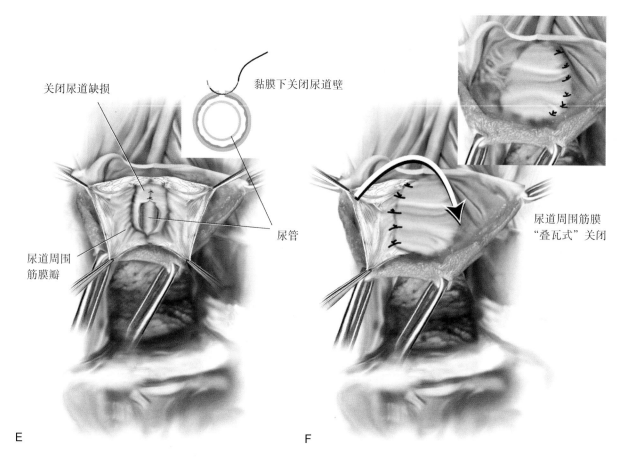

关闭尿道缺损

黏膜下关闭尿道壁

尿管

尿道周围筋膜瓣

尿道周围筋膜"叠瓦式"关闭

E

F

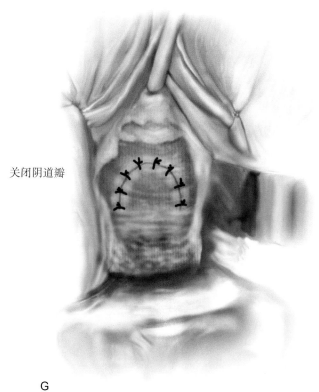

关闭阴道瓣

G

图 82-11 续　E. 憩室囊被切除,采用黏膜下间断缝合的方式,用细的可吸收缝线将尿道缺损关闭;F. 采用"叠瓦式"手术方法缝合尿道周围筋膜;G. 缝合阴道前壁切口

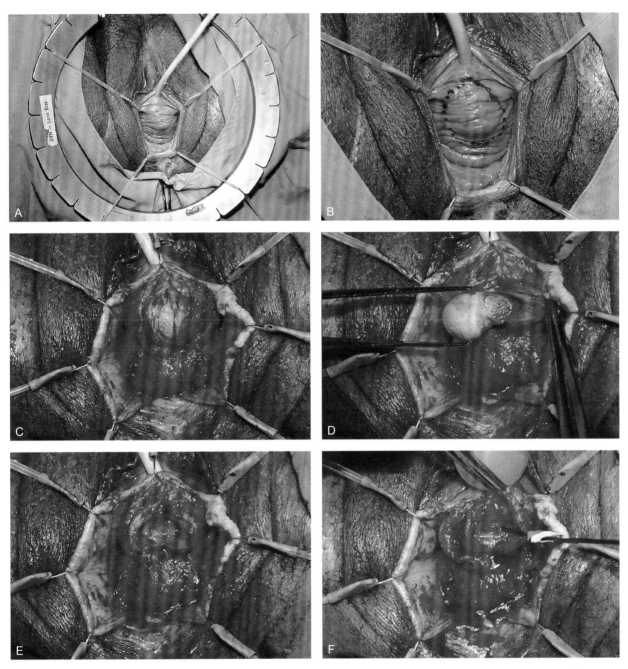

图 82-12　尿道下憩室合并憩室内结石。A. 显露阴道前壁。B. 标记憩室的位置。C. 将憩室囊与阴道前壁分离后，人为地将尿道周围的筋膜分成两层，囊壁被切开使囊腔开放，可以看到憩室内的结石。D. 正在从憩室内取出的结石。E. 憩室囊壁被切除，该病例做的是憩室部分切除术。图中可以看到分离出的尿道周围筋膜，准备做"叠瓦式"缝合。F. 探针通过憩室囊的开口，与尿道相通

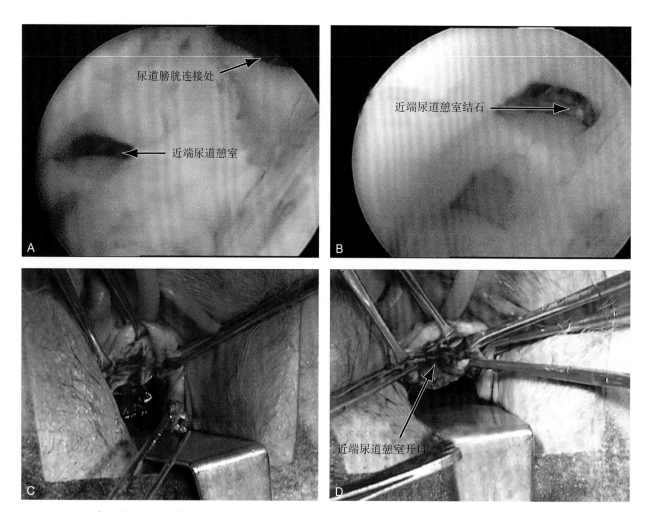

图 82-13 近端尿道下憩室合并憩室内结石。A. 憩室近端的开口及与尿道膀胱交界处的关系；B. 尿道镜显示憩室囊内的结石；C. 憩室从阴道面被切开，结石被取出；D. 被切开的近端尿道憩室

（许克新　译　王晓峰　校）

第83章

Martius 脂肪垫置入和尿道重建

Mickey M. Karram

一、Martius 脂肪垫置入

置入阴唇脂肪垫（伴或不伴有球海绵体肌）的方法一般用来帮助关闭阴道前壁和后壁的瘘管。此手术填补的组织可以为坏死区域提供良好的血液供应，而这个手术并不改变外阴的解剖结构，并且可以保证良好的外观。

图 83-1A 显示了阴唇部脂肪充足的血液供应。从经验上来说，大部分血液供应来自于下方（阴部内动脉）；因此应在前部分离脂肪组织。我们对此手术的解剖和经验表明，血流供应来自上方和下方。因此分离需要医师谨慎地根据缺损部位的解剖位置施行。手术的第一步是切开达阴唇脂肪，将脂肪垫向两侧牵拉。将阴道切开之后，从阴道切口中部置入一个长弯钳，形成一个使脂肪垫可以穿到阴道的管道，脂肪垫将通过该管道到达阴道区域。然后将脂肪垫向前或向后分离并进入阴道区域，用延迟可吸收缝线固定。阴道和阴唇切口采用无张力缝合（图 83-1 和图 83-2）。

二、尿道重建

修补损伤的尿道是阴道手术最棘手的问题之一。尿道重建的指征包括先天性异常、放射治疗、多次手术和盆腔损伤。手术矫正的目标包括建立自主括约肌功能，创建一个正常的排尿管道和覆盖有新鲜血管的组织以避免后续的组织破坏或瘘管形成。对于失去大部分后尿道的患者，尿道重建可能会很困难，并且正常的排尿功能甚至正常的排尿管道都无法实现。图 83-3 中的患者 30 多岁，患有先天性尿道过短和尿道中部右侧的异位输尿管。患者接受了右侧输尿管（这是她唯一的输尿管）再植术和尿道悬吊手术。手术后约 2 年，患者阴道前壁基本缺失，并且失去了整个尿道后壁，向上延伸到膀胱三角区（图 83-4A 和 B）。修补的基本原则与尿道阴道瘘修补相似。在邻近阴道前壁缺损的区域做一个切口，阴道壁被广泛分离并超过耻骨。从耻骨后区两侧游离尿道，以促进尿道活动。一旦阴道黏膜游离，以及尿道被充分游离后，重建尿道管道。通常尿道在 10F 或 12F 的尿管上重建，精确地与尿道自由端接近和重建管道吻合。使用 4-0 延迟可吸收缝线间断黏膜外翻缝合。理想情况下，第 1 层缝合后，再于尿道周围组织缝第 2 层，以起到支撑第 1 层缝合的作用。第 3 层组织，通常是耻骨宫颈筋膜，从阴道壁内游离。因为这里通常是受损很严重的组织，需要采用带蒂的脂肪垫。对于包括膀胱颈的整个尿道脱离的患者，尝试保存自主控尿机制是必要的，通常施行尿道吊带术。通常情况下，线性尿道壁缺失的患者，阴道前壁也同样缺失严重，因此修复中基本不可能在无张力情况下用阴道壁完全覆盖受损区域。这样的病例损伤区域的大小要准确测量，用适当大小的小阴唇组织片精确覆盖阴道前壁。这个纤维 - 脂肪皮瓣通常由前方置入。皮瓣通常制作成"U"形，"U"形皮瓣的基底部经过处理修剪后与阴道壁的边缘缝合，以覆盖阴道前壁的缺损处。移植部位用 4-0 延迟可吸收缝线关闭近皮切缘的创面（图 83-3 和图 83-4）。

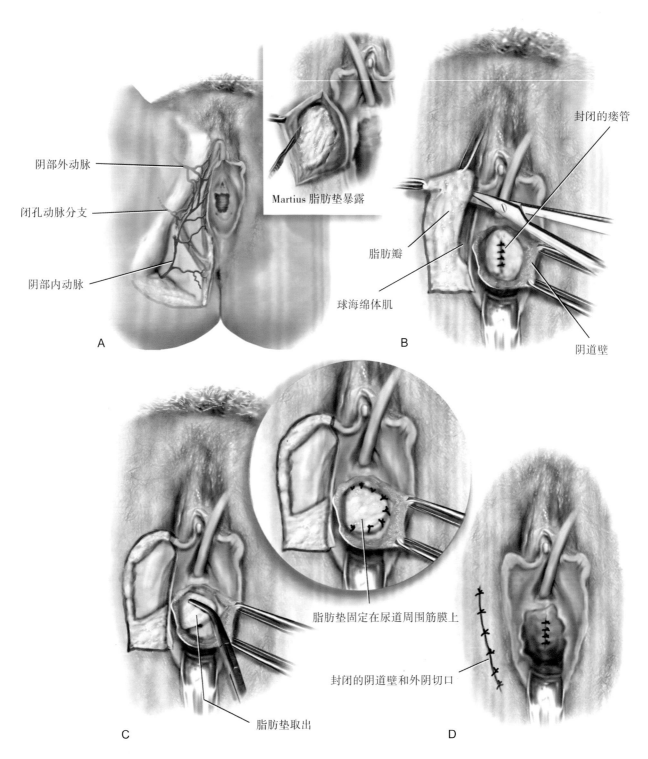

图 83-1   改良 Martius 移植膀胱阴道瘘修补术。A. 大阴唇的血液供应；B. 在分离前，用组织钳通过下方钳夹脂肪垫的前部进行暴露；C. 脂肪垫被放置在阴道前壁并固定，以封盖关闭的瘘口（小图）；D. 阴唇和阴道切口已经关闭

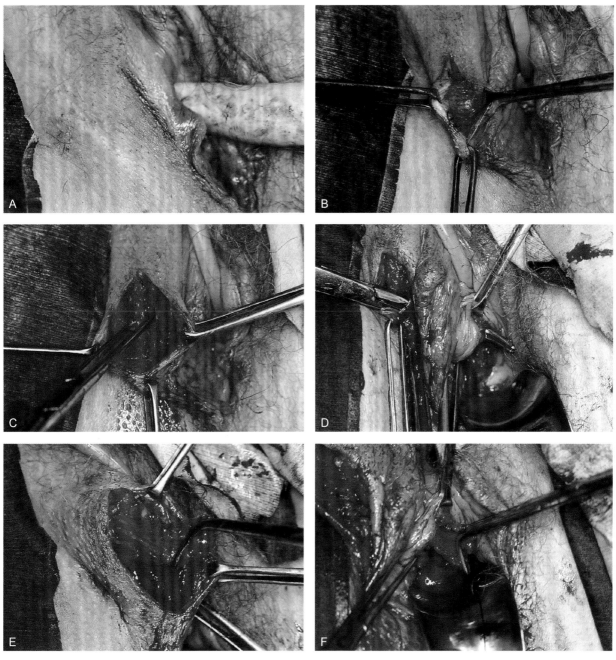

图 83-2　阴唇脂肪垫移位术。A. 阴唇切口部位；B. 游离皮肤下脂肪垫；C. 脂肪垫游离；D. 用一把长钳穿透皮肤并进入阴道切口；E. 将阴唇脂肪垫向后分离；F. 将阴唇脂肪垫移入阴道切口

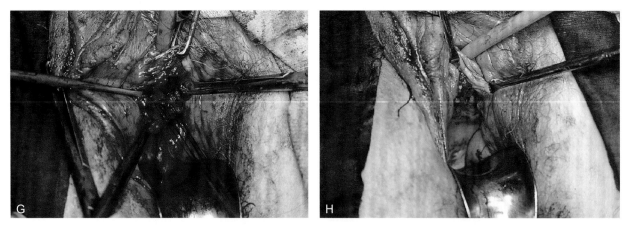

图 83-2 续　G. 用延迟可吸收缝线固定阴唇脂肪垫；H. 闭合阴唇和阴道切口

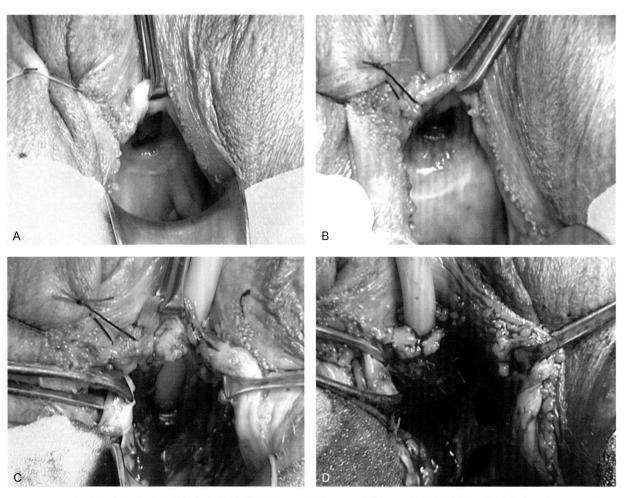

图 83-3　A. 一个完全丧失后尿道的患者的阴道视野；B. 通过 Foley 尿管，可见组织缺损延伸到膀胱三角区；C. 在阴道后壁将尿道前壁进行游离和改道，为分层闭合尿道后壁做准备；D. 用 4-0 可吸收缝线间断闭合尿道，并将尿道完全改道到两侧耻骨下支，以促进无张力闭合尿道

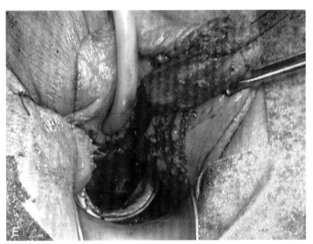

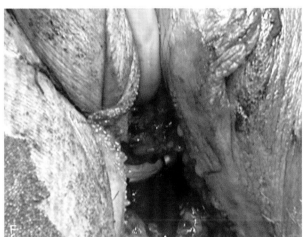

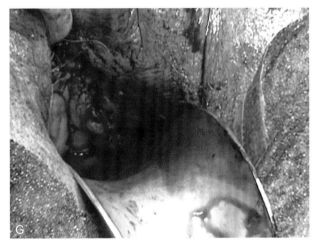

图 83-3 续　E. 将一层筋膜从阴道壁上游离，置于尿道后壁并缝合固定；F. Martius 脂肪垫已经换位至右唇区，贯穿缝合至整个后尿道，阔筋膜悬韧带被放置在近端尿道的解剖层次；G. 游离左侧阴唇皮瓣并将其缝合至阴道前壁来闭合缺损

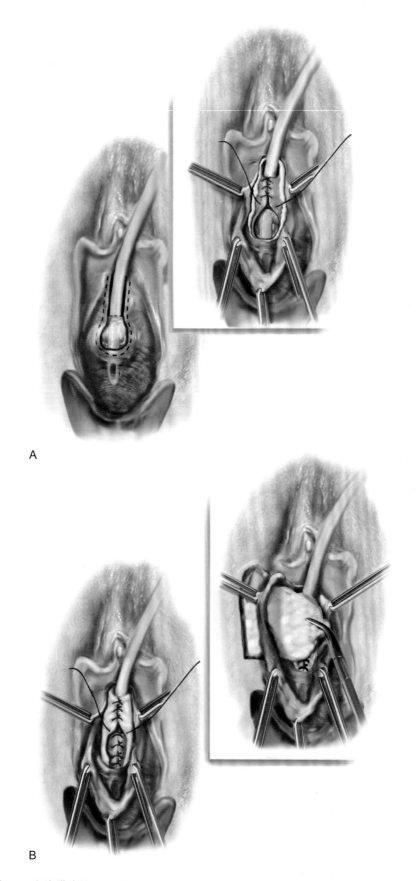

图 83-4　尿道重建。A. 虚线描述的是初始切口的位置，一旦阴道全部从尿道游离，尿道的缺损需要通过导管用间断 4-0 延迟可吸收缝线闭合；B. 第 2 层间断缝线用来加强第 1 层，其次用 Martius 脂肪垫作为受损组织的血管蒂（插图）

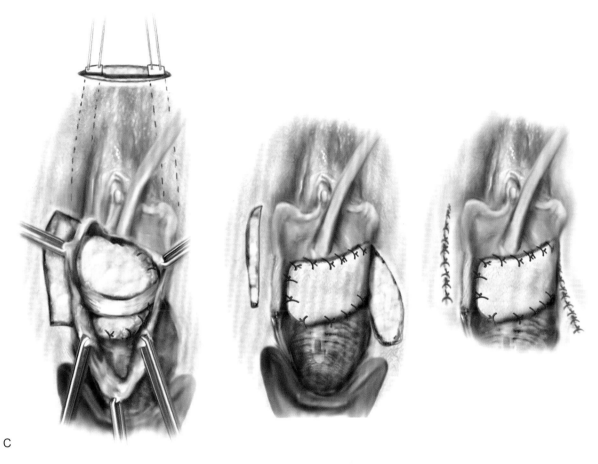

C

图 83-4 续　C. 耻骨阴道吊带通常放置在近端尿道的水平以保留控制功能。由于大多数此类病例都存在阴道前壁大部分缺失的情况，常用阴唇皮瓣以无张力方式来闭合阴道前壁

（许克新　译　王晓峰　校）

第84章

膀胱和输尿管外科解剖

Mickey M. Karram

膀胱是一个中空的肌性器官,其主要功能就是储尿。其次,因为有肌肉层带来的伸缩性,它同时拥有在储存到最大容量的情况下仍保持低压的能力。当膀胱空虚时,成年人的膀胱是位于耻骨联合之后的一个盆腔器官。当膀胱胀满时,膀胱上升并超过耻骨联合,能很容易被触诊和叩到。空虚膀胱的结构:有一个顶,一个上壁,两个侧壁,一个底部或后壁和膀胱颈(图84-1和图84-2)。膀胱顶在骨盆稍上处,下面是一根脐尿管纤维索,它连接着膀胱和尿囊。这个纤维索从膀胱顶部伸出到脐,位于腹膜和腹横筋膜之间。它把腹膜拱起一个"山脊",称为脐正中韧带。上表面是膀胱唯一被腹膜覆盖的表面。膀胱的上表面与子宫和回肠毗邻。膀胱基底的后方,通过子宫和阴道与后面的直肠分隔。膀胱的两个前侧面与闭孔内肌、肛提肌和骨盆相连(图84-3和图84-4)。膀胱与骨盆之间有耻骨后间隙(第33章)。膀胱内部由数层移行上皮覆盖(图84-1),其下的疏松结缔组织使得黏膜可以很大程度地伸展。因此,膀胱空虚时其黏膜内层是褶皱的,但在膀胱充盈舒张时变得非常光滑平整。这样的结构存在于除三角区外的所有膀胱组织,三角区的黏膜平整地附着在三角区表面的肌肉组织上。这就是膀胱三角区无论膀胱是否充盈都平整的原因(图84-4)。

成年人输尿管长28~32 cm,一半走行在腹腔,一半在跨过髂血管之后走行在盆腔(图84-5)。在腹部和阴道手术时,输尿管可能会被意外地擦伤、撕裂、接扎、部分或全部切断,导致血液供应受到影响,从而造成缺血坏死。输尿管解剖已在第35章和第36章描述过。输尿管跨过髂血管进入盆腔,此处的髂动脉通常向下分支为髂外动脉和髂腹下动脉。此处,输尿管正好位于髂腹下动脉分支内,腹膜终点外。它与后盆腔壁的腹膜相连。输尿管在子宫动脉下方、子宫颈外1.5 cm处,随着它向下前行,输尿管沿着子宫骶韧带侧面进入子宫旁组织的骨盆内筋膜处(子宫主韧带)(图84-5~图84-11)。然后,输尿管进入骨盆内筋膜,沿着膀胱侧韧带,与一些膀胱血管和自主盆神经丛伴行,越过阴道前面进入膀胱底部。膀胱内输尿管约长1.5 cm,分为完全被膀胱壁包裹的壁内段和位于膀胱黏膜下的黏膜下段(约长0.8 cm)。所有的输尿管肌肉不间断地延伸到膀胱底部并延续为膀胱三角区。近膀胱输尿管(末端3~4 cm)和壁内输尿管被Waldeyer鞘包裹(图84-12)。这个鞘向上走行,其肌肉成分逐渐与输尿管肌肉组织融合成为输尿管壁的一部分。因此,Waldeyer鞘近端与输尿管固有肌肉组织融合,远端连接输尿管与逼尿肌(图84-12)。

膀胱三角区由浅层和深层组成(图84-12)。膀胱内输尿管的纵向纤维在输尿管口分叉,在膀胱基底延续为膀胱三角区浅层。一些纤维在三角区基底两输尿管之间的黏膜下层交汇。其他的呈扇形散开覆盖尿道内口,继续向下进入尿道。在女性,相同的纤维末端终止于尿道外口。所有形成Waldeyer鞘的纤维向下走行,连续进入膀胱基底部,形成膀胱三角区深层。上面的纤维相互向内延伸,形成三角区基底的结构——输尿管间嵴,或称为Mercier条。在膀胱三角区浅层和深层之间存在肌肉连接,可以很容易地相互分离。三角区的两层组织是输尿管下端的直接延续,没有间断或缺失任何肌肉结构。可以说输尿管并没有在输尿管口终止,而是继续向下延续,形成平面结构而不再是之前的管状结构。

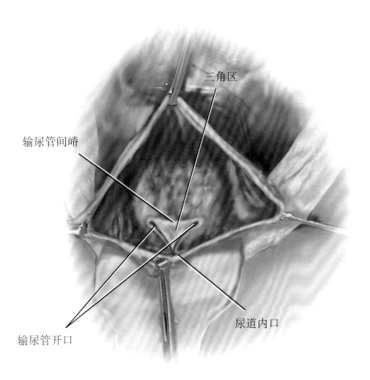

图 84-1 经腹膀胱内观。包括膀胱三角区、输尿管开口和输尿管间嵴。还要注意三角区的光滑表面和膀胱黏膜内层的褶皱外观

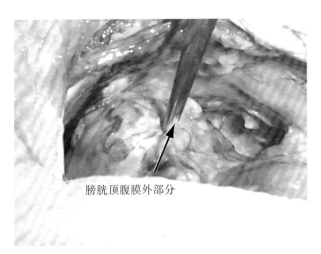

图 84-2 耻骨后膀胱直观形象。将镊子夹在膀胱顶的腹膜外部分

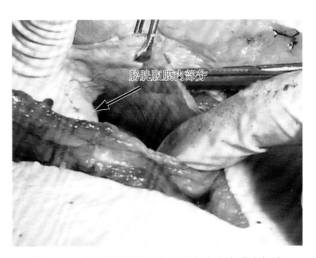

图 84-3 腹膜已被打开并显示膀胱的腹膜内部分

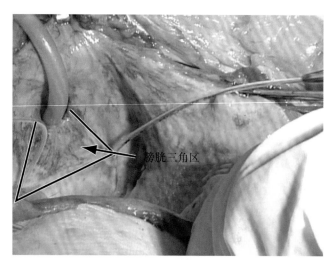

图 84-4　已打开膀胱并显示出三角区。注意：两根输尿管
开口都已插入导管。图片显示膀胱和三角区正常的解剖结构

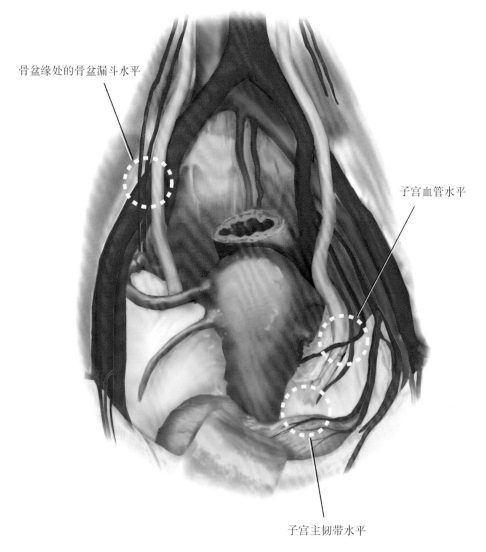

图 84-5　盆腔段输尿管的解剖结构。圆形区域为妇产科手术输尿管最有可能受到损伤的解剖部位

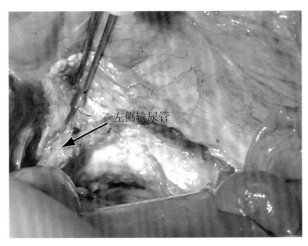

图 84-6　左侧输尿管和阴道顶端的关系

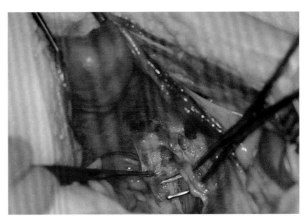

图 84-9　右侧输尿管和右侧子宫骶韧带的关系

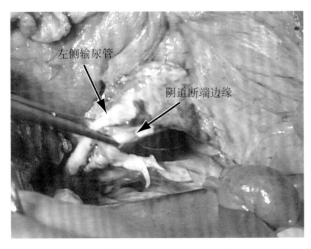

图 84-7　阴道断端被打开，镊子夹在阴道断端的侧边和进入膀胱的左侧输尿管。注意输尿管与阴道断端相距很近

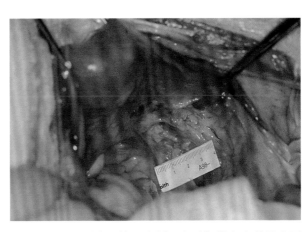

图 84-10　右侧输尿管和右侧子宫骶韧带在坐骨棘水平的关系。此尸体标本中，这两个结构的距离约为 4 cm

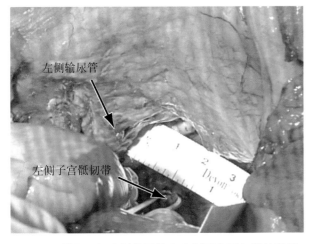

图 84-8　骨盆下部左侧输尿管和左侧子宫骶韧带的关系。在这个尸体标本中，输尿管约在子宫骶韧带左侧 2 cm 处

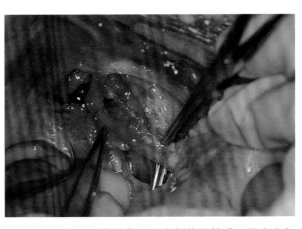

图 84-11　镊子后方的位置是右侧输尿管进入子宫主韧带筋膜通道处。镊子左侧的直角钳的位置是右侧子宫骶韧带进入子宫处

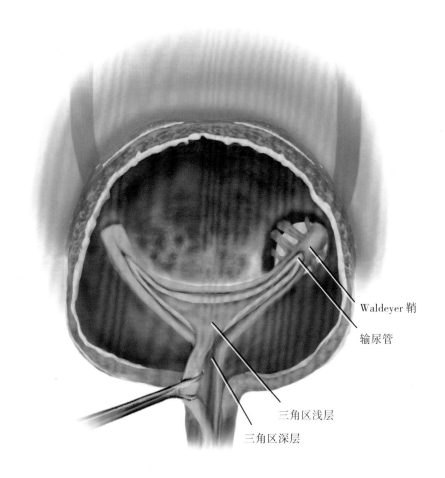

图 84-12 Waldeyer 鞘由一些输尿管裂隙的逼尿肌纤维连接而成。这个肌肉鞘在输尿管开口下方变成三角区深层。输尿管的肌肉组织继续向下延伸成三角区浅层

（许克新 译 王晓峰 校）

第85章

耻骨上导尿管的放置

Ayman Mahdy, Mickey M. Karram

耻骨上膀胱造口或耻骨上导尿管是采用手术的方法将皮肤和膀胱连通。一般来说，这种形式的膀胱引流用于膀胱需要长期引流的情况，如某些神经源性膀胱。一些外科医师在下尿路重建术后也采用耻骨上导尿管引流，这样可以促进更有效的引流（在这种情况下，通常是与经尿道的 Foley 尿管相结合）或尿道重建术后代替 Foley 尿管进行排尿，因为 Foley 尿管可引起感染或尿道重建失败。然而，一些妇科医师和泌尿外科医师在手术后使用耻骨上导尿管可能会出现延迟正常有效排尿的恢复，因为耻骨上导尿管被认为可以提高患者的舒适度且便于护理，也可以让患者自主控制排尿，从而避免重复经尿道置管检查残余尿量。然而，现在耻骨上导尿管的使用有所减少，这是由于其有创性，并且大多数脱垂或尿失禁患者术后通常不需要长期膀胱引流。耻骨上膀胱造口为有创性治疗，可能导致罕见的并发症，如血尿、蜂窝织炎、肠道损伤、尿液外渗等。耻骨上膀胱造口的禁忌证包括术后腹腔广泛粘连、腹壁疝、广泛的膀胱重建、膀胱癌和术后抗凝治疗。

可用的主要的耻骨上导管类型已在图 85-1 中列出，图 85-2 展示了一个常用的耻骨上导尿管包。耻骨上造口管可以采用开放或闭合技术置入。开放技术常于经腹手术时采用，如耻骨后尿道悬吊术、经腹子宫根治性切除术、开放性膀胱重建。所有可用的导管类型包括 Foley 尿管，均已在图 85-1 中列出。在采用开放技术放置耻骨上导尿管时，通常通过三腔 Foley 尿管以逆行方式向膀胱内灌注纯水或生理盐水。在横切口上方或下方，或在垂直切口的一旁做一个贯穿皮肤的穿刺口。如果将采用 Foley 尿管，可用一个弯钳从腹直肌及其筋膜下方穿出（图 85-3A）。然后将 Foley 尿管拉入至膀胱顶的腹膜外区域（图 85-3B）。如果已经行高位腹膜外膀胱切除术以评估膀胱的完整性和尿道的通畅性，Foley尿管则放置在膀胱的同一切口处，在造口管周围缝合两层膀胱（图 85-4，参照第 86 章关于打开和闭合膀胱的描述）。如果手术尚未进行，在腹膜外膀胱顶做一个穿刺孔，将导尿管直接放入膀胱，在导尿管周围做一个荷包缝合并将缝线固定在导尿管上（图 85-5）。开放技术放置耻骨上导尿管有时可用于膀胱损伤、膀胱扩大术或经腹膀胱阴道瘘修补术。在这种情况下，通常使用大口径（24~26F）造口管来充分引流，行膀胱扩大术时可行黏液冲洗（在这种情况下，最好是将耻骨上造口管从远离手术切口之外的另一个单独切口置入膀胱）（图 85-6，图 85-7）。

闭合造口通常可以采用各种导管（图 85-1）在阴道手术后进行。患者采取 Trendelenburg 卧位，并向膀胱内注入至少 500 ml 无菌水或直至可在腹部轻易扪及膀胱。这个体位有助于确保在膀胱和前腹壁之间没有肠管阻挡。常规备皮后，针或套管针应在耻骨联合上方 3 cm 内穿过皮肤和筋膜并进入膀胱。移除针或套管针（剥去），固定导尿管（图 85-8）。随后可以拔除尿道内导管。许多外科医师更喜欢用膀胱镜直视膀胱，这样可以观察套管针和导尿管的位置（图 85-9）。

第 3 种耻骨上放置 Foley 尿管或 Malecot 导尿管的方法是将尿道探子或由 Lowsley 牵引器经尿道置入膀胱。探子尖端直达膀胱顶，并顶起膀胱及其上方的腹壁（图 85-10）。在牵引器或探子正上方进行耻骨上穿刺以进入膀胱。将导尿管于耻骨上区域缝合固定在探子上，然后将导尿管向后拉过膀胱且拉出尿道外口，剪掉缝合线。然后将导尿管退回膀胱，气囊注水。

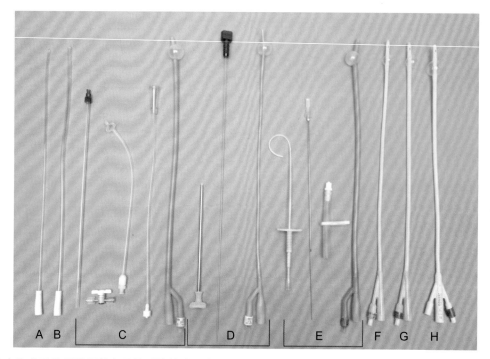

图 85-1　术中和术后使用的导管和导管系统的常见类型。A 和 B. Kendall Seamless Robinson 塑料导尿管 12F, 18F; C. Cook Stamey 耻骨上经皮导管套件; D. Bard Suprapubic Introducer Foley 尿管套件; E. BD Bonanno 耻骨上膀胱引流导管; F 和 G. Kendall Dover 100% 硅胶导尿管 16F, 18F; H. Kendall Dover 3-Way 100% 硅胶导尿管(改编自: Walters MD, Karram MM: In Urogynecology and Reconstructive Pelvic Surgery, 4th ed. St. Louis, Elsevier, 2014.)

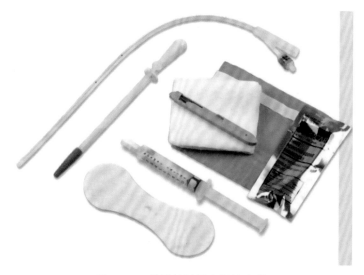

图 85-2　常用的耻骨上导管套件

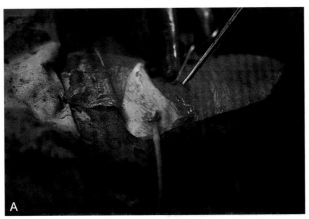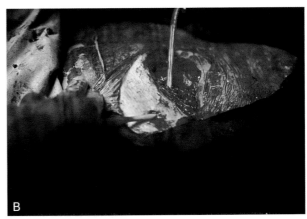

图 85-3　在腹部手术中被用作耻骨上导尿管的 Foley 尿管，由另一皮肤切口引出。A. 一把 Kelly 钳从切口下面的穿刺孔穿过，并抓住导尿管；B. 导尿管被拉过穿刺孔

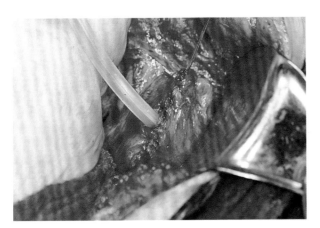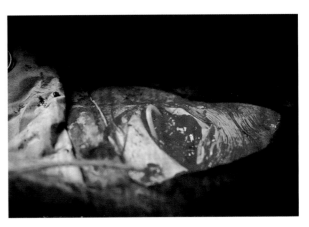

图 85-4　Foley 尿管已通过腹膜外膀胱切开术放置。注意：膀胱在导尿管周围已用两层关闭

图 85-5　Foley 尿管已通过膀胱顶的穿刺口。在膀胱穿刺前预置的荷包缝线被系紧并剪断

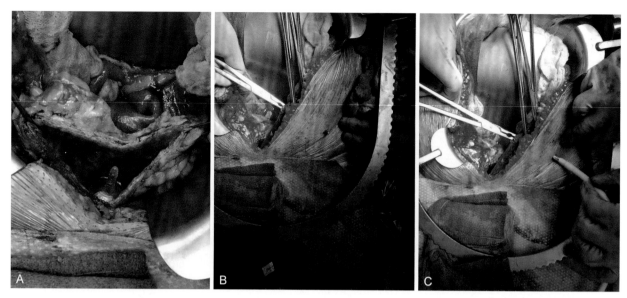

图 85-6　A. 膀胱已被切成两瓣。B. 直角钳穿过前腹壁皮肤。C. 钳子牢牢抓住耻骨上导尿管的尖端

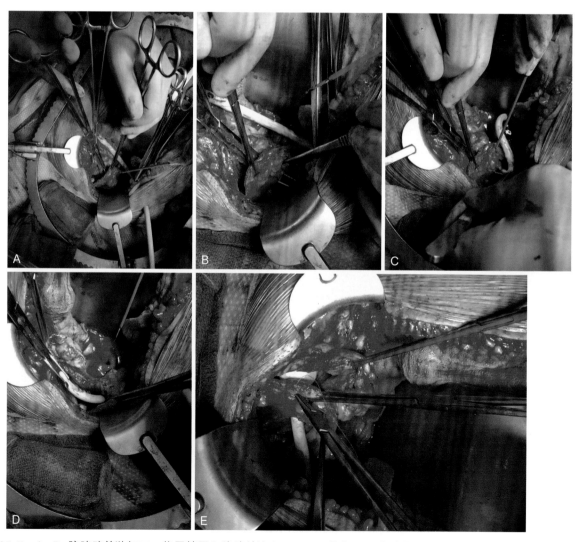

图 85-7　A~D. 膀胱壁单独切口，将尿管置入膀胱并注入 10 ml 无菌水。E. 在耻骨上导尿管周围的膀胱壁处进行荷包缝合。导管被缝合固定在皮肤上

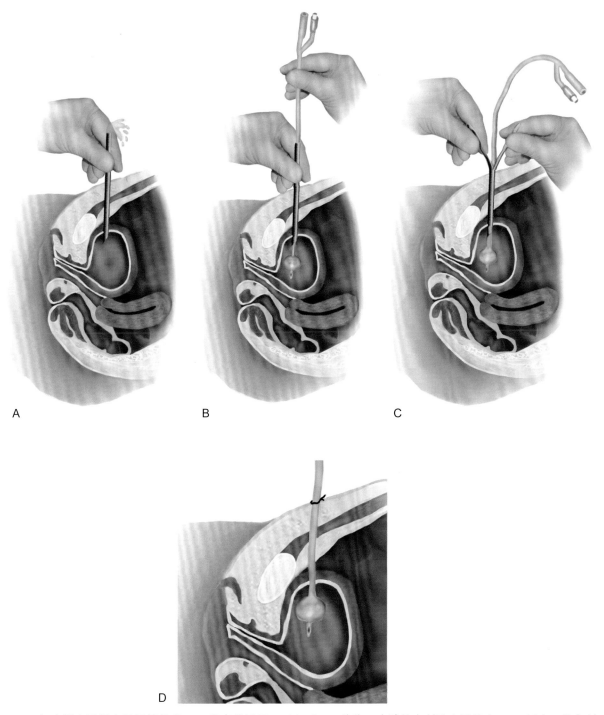

A　　　　　　　　B　　　　　　　　C

D

图 85-8　闭合插入耻骨上导尿管技术。A. 患者处于 Trendelenburg 体位，皮肤的穿刺孔在耻骨上 3 cm 以内。将穿刺套管或耻骨上管穿刺进入膀胱，尿液流出。B. Foley 尿管通过套管针穿入膀胱，向球囊内注入 5 ml 无菌水。C. 去除剥离鞘。D. 将 Foley 尿管用永久缝线以荷包缝合的方式固定在皮肤上

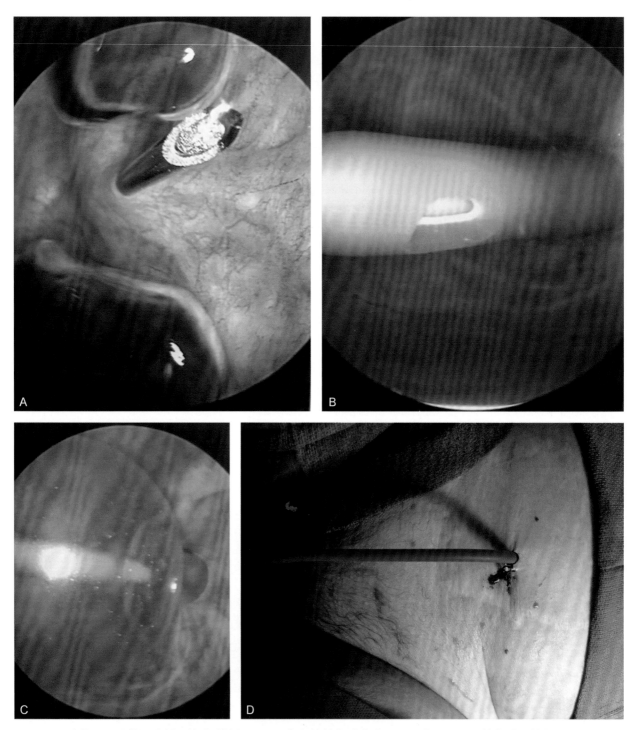

图 85-9　耻骨上导尿管闭式插入的膀胱镜视图。A. 将套管针穿过膀胱顶；B. 将 Foley 尿管穿过套管针；C. 将 Foley 气囊充气；D. 将导尿管用缝线固定在皮肤上

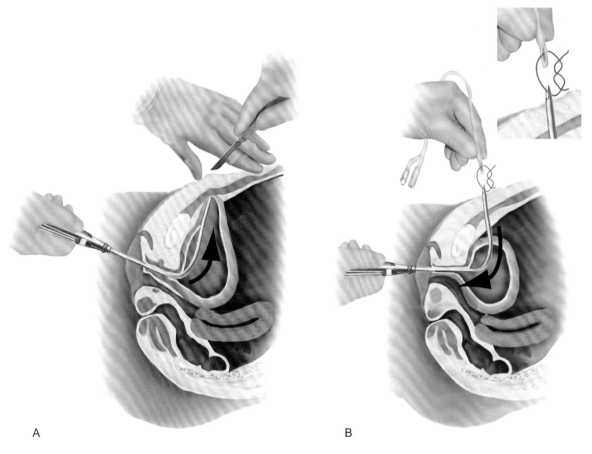

A

B

图 85-10　插入耻骨上导尿管的其他方式：通过尿道探子。A. 由子宫探子撑起的前腹壁准备做耻骨上切口；B. 导尿管被拉入膀胱。插图显示了暂时缝扎以确保 Foley 尿管与探子顶端的连接。这一技术允许放置大的 Foley 尿管作为耻骨上导尿管

（许克新　译　王晓峰　校）

第86章

膀胱切开及膀胱损伤的修复

Mickey M. Karram, John B. Gebhart

一、切开和关闭膀胱

在进行腹部手术时，术者可能会遇到累及下尿路的盆腔疾病。妇科医师对于进行膀胱切开，以协助从盆腔分离膀胱比较顺手。例如，耻骨后悬吊术中从子宫或从耻骨联合后剥离膀胱。同时，存在损伤输尿管的潜在风险时，进行高位膀胱切开从而探查输尿管完整性是一种合理的选择。最好在膀胱的腹膜外区域做一个高位膀胱切口。简单方法就是将 Foley 尿管的球囊移到膀胱的顶部（图86-1），到达膀胱的腹膜外区域的顶部，并用电刀或手术刀向球囊的位置切下直至贯穿膀胱（图86-2和图86-3）。通过在膀胱顶部切一个长 4~5 cm 的切口，术者可以探查膀胱有无异常缝线或损伤，并且可以观察输尿管口以确保输尿管通畅（图86-4~图86-6）。同时，如果有指征，可以逆行放入输尿管支架或小儿喂食管（图86-7）。输尿管支架的放置可能会对盆腔疾病非常有益，如子宫内膜异位症、盆腔炎、盆腔肿块累及盆腔侧壁。放置输尿管支架有利于安全游离腹膜后间隙，并避免输尿管损伤。采用 3-0 可吸收缝线关闭膀胱，笔者更喜欢使用铬肠线缝合，因为铬肠线从不撕裂组织，并且它吸收非常快而不易产生结石。第1层是包括膀胱黏膜做连续缝合（图86-8和图86-9）。第2层是将膀胱壁的肌层缝合，使其叠加在黏膜缝合口上（图86-9和图86-10）。通常采用 3-0 可吸收线间断缝合或连续缝合。

二、膀胱撕裂的修复

即使有丰富经验的外科专家，尿路损伤也不可避免。怀疑膀胱损伤时，应在离开手术室之前进行膀胱检查。如果手术是经阴道、经腹腔镜或机器人进行的，最好用膀胱镜检查。如果是开放性手术，很多情况下，高位膀胱切开比经尿道膀胱镜检查更为有效。一旦诊断为膀胱损伤，外科医师需要在实施膀胱修补之前检查损伤部位近端到尿道开口这一段。大多数膀胱损伤发生于经腹全子宫切除术、剖宫产或耻骨后尿道悬吊术。当发生损伤时，重要的是区分低位腹膜内损伤还是高位腹膜外损伤。当发生低位腹膜内损伤时，需要将损伤的膀胱从周围组织中完全游离出来并分层、无张力缝合。而高位腹膜外膀胱损伤则采用在前一部分讨论过的切开和闭合膀胱的技术。随着越来越多的孕妇接受剖宫产手术，在进行子宫切除术时会遇到一些子宫下段和膀胱的粘连。因此，采用锐性分离将膀胱与子宫下段分开十分重要。图86-11显示在一个严重粘连的患者采用海绵棒钝性分离可能会造成膀胱的意外撕裂。图86-12显示采用锐性分离可以恰当地游离膀胱基底部，使之与子宫下段分离。如果发生意外的膀胱切开，应采用锐性分离使膀胱与子宫下段分开，以确保无张力缝合意外切开的膀胱。

大多数经阴道损伤膀胱发生在经阴道子宫切除术或阴道前壁修补术中。与经腹子宫切除术一样，在经阴道子宫切除术时，分离膀胱基底部与子宫颈和子宫下段最好用锐性分离（第51章）。图86-13显示在经阴道子宫切除术中，钝性手指分离是如何造成膀胱损伤的。在进行膀胱切开修补之前需要完成子宫切除术，并进行膀胱镜检查以确定膀胱损伤部位与输尿管开口之间的距离。膀胱切开需要与周围的组织充分分离，接下来逐层闭合（图86-14）。通常采用 3-0 延迟可吸收缝线进行双层缝合。

膀胱切开后的持续引流时间取决于膀胱切开的

位置和范围。通常，在膀胱非固定部分的高位腹膜外膀胱切开只需非常短的引流时间；然而，在膀胱固定部分的低位腹膜内膀胱切开通常需要 7~14 天的膀胱引流，引流最好使用经尿道 Foley 尿管。如果对愈合修复有任何疑问，在移除导管前需进行膀胱造影。

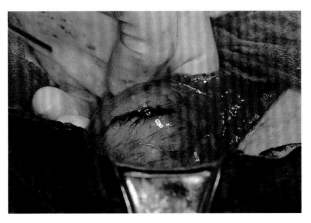

图 86-1　Foley 尿管的球囊被移入膀胱的腹膜外区域，为膀胱切开术做准备。已经画了一条标志线来表示膀胱切开的位置和长度

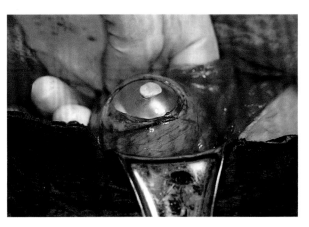

图 86-3　在膀胱顶的腹膜外区域升高的 Foley 尿管上方行膀胱切开术

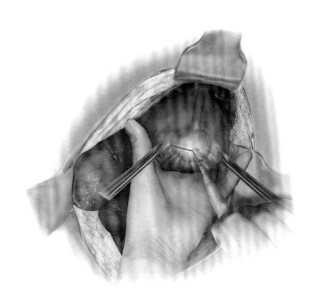

图 86-2　使用电刀进行膀胱切开术

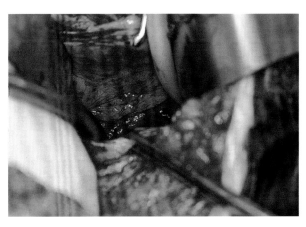

图 86-4　通过膀胱切口探查膀胱内情况。注意：Foley 尿管已通过膀胱切口拉出，膀胱内放置一个小的 Deaver 或柔性的拉钩，有助于观察膀胱底部、膀胱三角区和输尿管开口。可见染色的尿液从左侧输尿管口流出

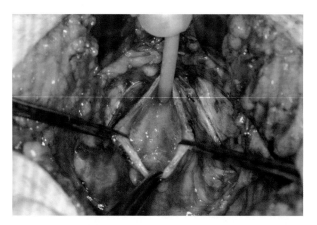

图 86-5 在耻骨后尿道固定术进行高位膀胱切开术时需要确保膀胱内无缝线穿透

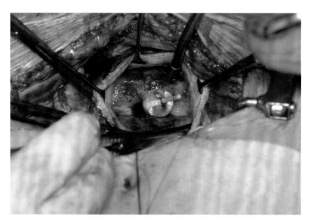

图 86-6 开腹进行高位膀胱切开以利于分离并确保输尿管通畅

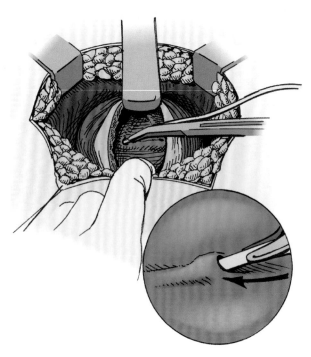

图 86-7 通过高位膀胱切开逆行放入输尿管支架或小儿喂食管（引自：Walters MD, Karram MM: In Urogynecology and Reconstructive Pelvic Surgery, 2nd ed. St Louis, Mosby, 1999, with permission.）

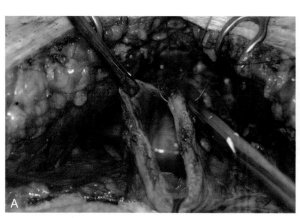

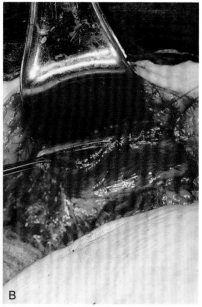

图 86-8 关闭高位膀胱切开。A. 用 3-0 可吸收缝线缝合膀胱全层，膀胱黏膜作为高位膀胱切开关闭的第 1 层；B. 继续缝合第 1 层

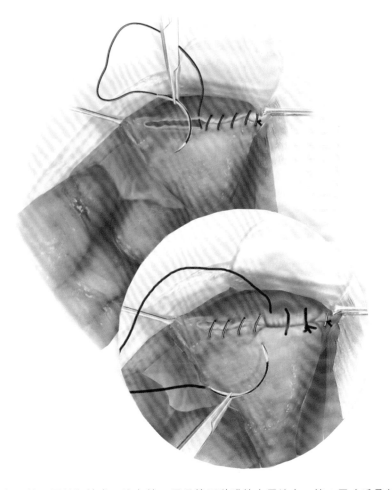

图 86-9　高位膀胱切开的两层关闭技术。注意第 1 层是接近黏膜的全层缝合；第 2 层（重叠）是连续缝合肌层

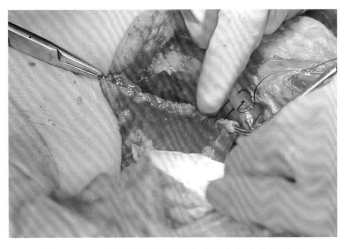

图 86-10　膀胱第 2 层的重叠式肌肉缝合关闭技术

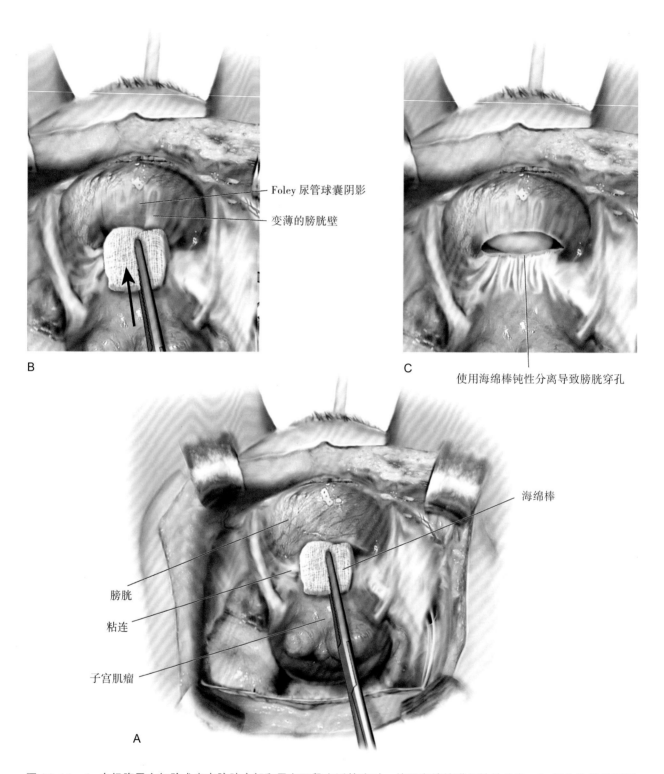

Foley 尿管球囊阴影

变薄的膀胱壁

B

C

使用海绵棒钝性分离导致膀胱穿孔

海绵棒

膀胱

粘连

子宫肌瘤

A

图 86-11　A. 在经腹子宫切除术患者膀胱底部和子宫下段广泛粘连时，使用海绵棒进行钝性分离；B. 因为海绵棒不断向前剥离，它分离了阻力小的膀胱壁，使之变薄；C. 由于使用海绵棒过分钝性分离，从而导致膀胱被意外切开

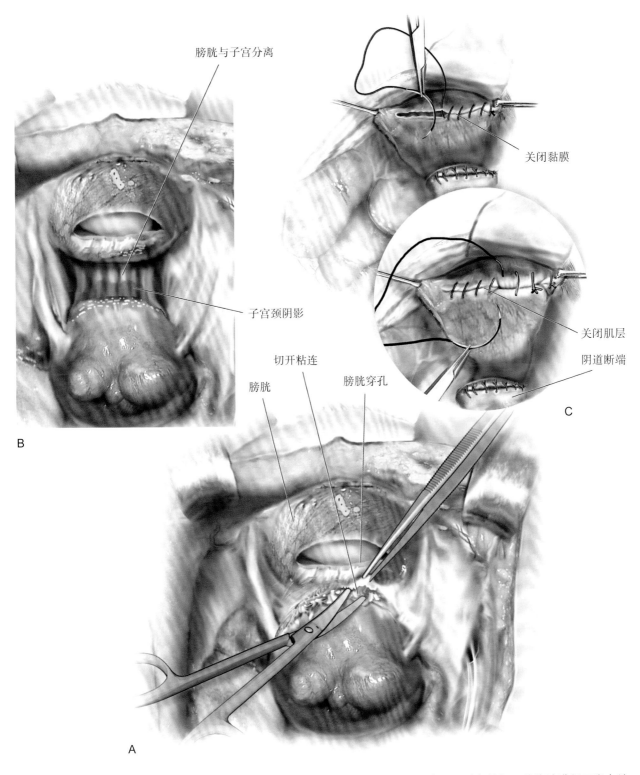

膀胱与子宫分离

关闭黏膜

子宫颈阴影

关闭肌层

切开粘连

阴道断端

膀胱

膀胱穿孔

B

C

A

图 86-12　A. 锐性分离用于适当地将膀胱底部从子宫下段游离；B. 膀胱完全游离后，对意外切开的膀胱进行无张力缝合（C）

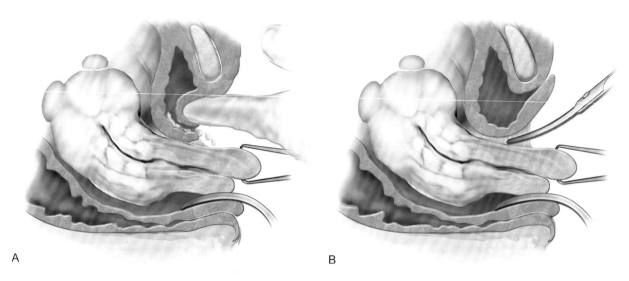

图 86-13　A. 经阴道子宫切除时使用手指钝性分离可能会导致膀胱意外切开；B. 开始从子宫下段游离膀胱底部时使用剪刀锐性分离，从而进入膀胱子宫之间的空隙

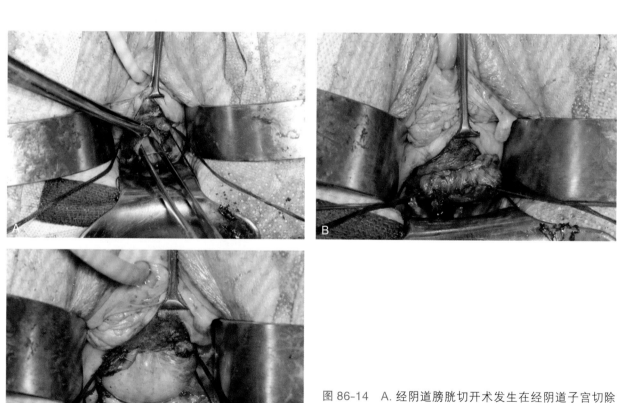

图 86-14　A. 经阴道膀胱切开术发生在经阴道子宫切除术中，注意：膀胱已经与周围组织分离，以备两层关闭；B. 膀胱切开已经分两层关闭；C. 在闭合阴道断端之前，已经将前方的腹膜与膀胱切开术的缝线相分离

（许克新　译　王晓峰　校）

第 **87** 章

经腹膀胱阴道瘘及膀胱子宫瘘修补术

Mickey M. Karram

一、经腹膀胱阴道瘘修补术

下段泌尿道瘘可与阴道或子宫相通（图 87-1）。尽管经腹膀胱阴道瘘修补的指征存在争议，但是在膀胱受累的特定情况下最好经腹进行修补，包括高位、难以触及的瘘，多个瘘，累及子宫或肠管，以及需要输尿管再植等情况。

可以选取中线纵切口或横行切口。中线纵切口更便于进腹牵拉和移动大网膜。如果采用横行切口，经常需要离断肌肉，如 Maylard 或 Cherney 切口，可以使术野显露得更加充分（图 87-2）。一旦腹膜被打开，肠管就会被向后方垫开，通常放置一个可以自行固定的牵开器。膀胱得到显露，行高位腹膜外膀胱切口（见前述的打开和关闭膀胱章节）。然后从膀胱内部观察瘘管（图 87-3 和图 87-4）。如果瘘管接近输尿管开口，应放置输尿管支架（图 87-5）。这可以在术前或术中经膀胱途径由膀胱镜下放置。膀胱切口在膀胱后壁朝向瘘管（图 87-6 和图 87-7）。完全切除瘘管，阴道从膀胱后壁锐性分离（图 87-8）。将纱布卷或 EEA（末端相连）测定器置入阴道，可以使阴道扩张以便于对抗牵引，从而有利于切开。牵拉阴道并使膀胱对抗牵引，有助于快速、准确地分离膀胱和阴道这两个界面（图 87-9）。非常重要的一点是，切开必须超过瘘管所造成的任何瘢痕（图 87-9 和图 87-10）。然后将阴道用 2-0 可吸收缝线间断缝合，缝合两层更好（图 87-10 和图 87-11）。然后用 3-0 可吸收缝线连续锁边缝合或间断缝合关闭膀胱。同样，膀胱如果缝合两层更好（图 87-10~图 87-12）。将一片网膜移至瘘修补部位更具有优势。网膜可以缝合到阴道前壁或膀胱后壁，从而提供更多的血液供应，以及缝合部位的组织屏障（图 87-13 和图 87-14）。图 87-15 显示关闭和修补瘘后的膀胱内情况。图 87-16 显示一个完成修补的示意图。图 87-17 以分步的方式再次显示经腹膀胱阴道瘘修补。根据修补的范围和环境情况，导尿可以经由尿道或耻骨上造口途径（或两者共同）来完成。

二、修补膀胱子宫瘘

膀胱子宫瘘通常由产科创伤引起，特别是剖宫产术中的膀胱损伤。尿液外渗、切口感染和继发的子宫切口裂开，构成了瘘管形成过程中最有可能出现的继发表现。膀胱子宫瘘患者可能有周期性血尿（月经过多、Youssef 综合征）。患者有时还可因瓣膜机制，出现尿失禁或经子宫颈漏尿。子宫输卵管造影可以很好地显示膀胱和子宫之间的通道。小瘘管可通过长期膀胱引流或激素抑制月经数月而自行愈合。

手术修补膀胱子宫瘘与经腹修补膀胱阴道瘘非常相似。取横切口或纵行切口。打开腹膜，行高位腹膜外膀胱切口（图 87-17A）。然后确定瘘管，将膀胱从子宫锐性分离（图 87-18~图 87-21）。一旦膀胱从子宫完全游离，瘘管可以切除（图 87-22），用 3-0 可吸收缝线间断缝合两层关闭膀胱。然后间断缝合子宫的缺损。在这两处缝合之间固定部分网膜组织，从而完成整个修补（图 87-23）。如果患者无将来妊娠的计划，可以对膀胱子宫瘘患者采取经腹子宫切除并缝合膀胱缺损的方式进行治疗。

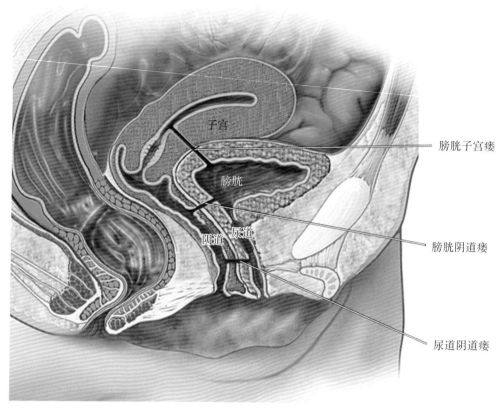

图 87-1　下段泌尿道瘘可与阴道或子宫相通。当决定是经阴道还是经腹途径修补时，需要重点考虑瘘的范围和解剖位置

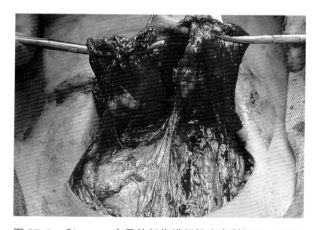

图 87-2　Cherney 变异的低位横行肌肉离断切口。注意：肌肉被从接近耻骨的低位切断下来。然后通常横向打开腹膜

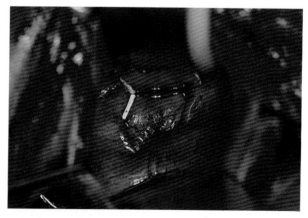

图 87-3　多发性膀胱阴道瘘患者的膀胱内部视图，这些瘘管累及膀胱底的最低部分，正好位于膀胱三角区的上方。这些特殊的瘘继发于严重子宫内膜异位症的经腹子宫切除术后，膀胱壁很可能被缝合阴道断端的缝线所累及。注意右侧输尿管中的支架

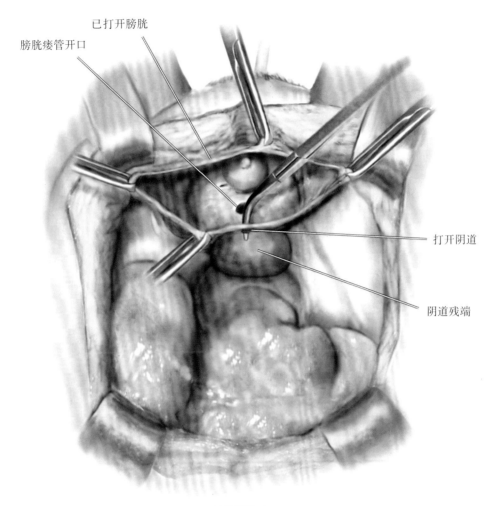

膀胱瘘管开口

已打开膀胱

打开阴道

阴道残端

膀胱阴道瘘

图 87-4　图片显示膀胱内瘘管连通阴道

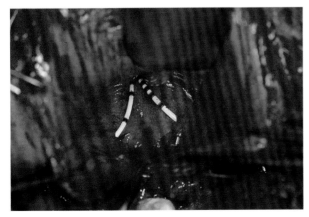

图 87-5　膀胱内景象：由于瘘管接近膀胱三角和输尿管开口，所以双侧输尿管都已插入导管。切口在膀胱后壁向下朝向瘘管的位置

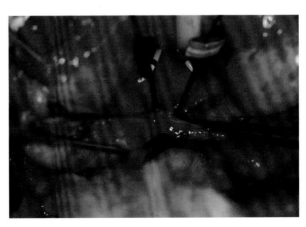

图 87-6　膀胱后壁已被向下切至瘘管水平。注意：已将两个探针置入瘘管中

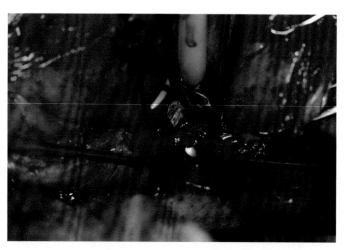

图 87-7   使用锐性分离方法将阴道从膀胱后壁游离。多个探针显示这个特殊病例的瘘管。继续从阴道壁分离膀胱非常重要，直至超过瘢痕的最低部分，从而使膀胱在没有张力的情况下闭合

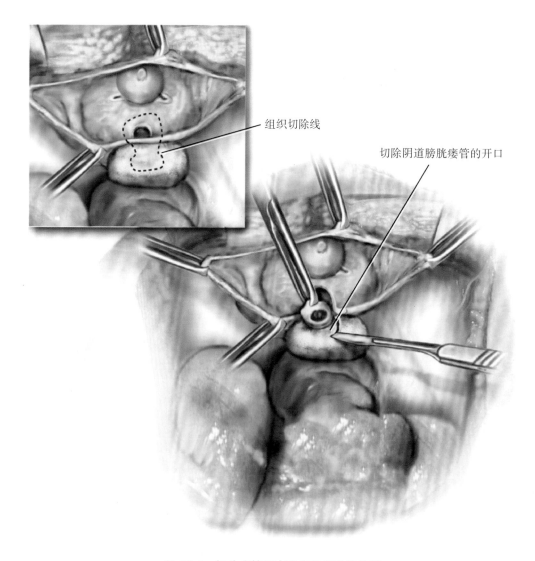

组织切除线

切除阴道膀胱瘘管的开口

图 87-8   切除瘘管和有瘢痕的阴道和膀胱

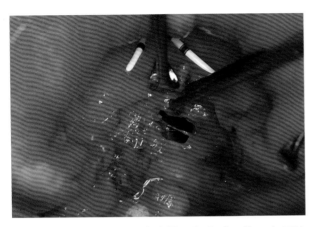

图 87-9　游离膀胱和切除瘘管已经完成。将一个 EEA 测定器放置在阴道以利于将膀胱从阴道锐性分离。注意切口已经延长并超过瘘管最低点

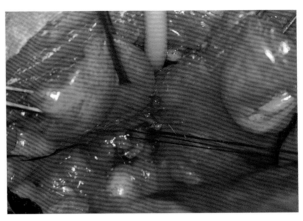

图 87-10　阴道断端已用可吸收缝线间断缝合。膀胱切口最低部分已用 3-0 可吸收缝线间断缝合

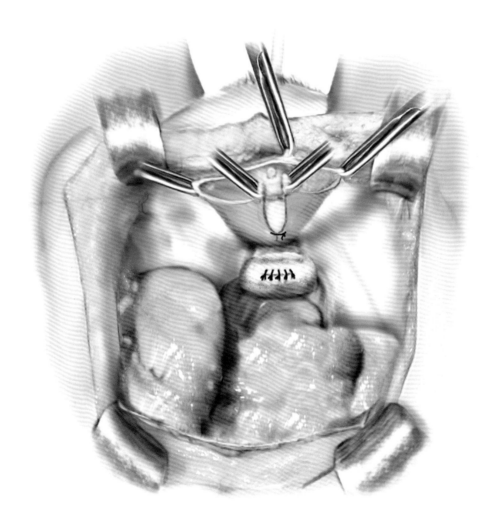

图 87-11　切开完成，瘘管已被切除。阴道已被关闭，已经开始缝合膀胱后壁。注意切口已延伸到瘘管以下的水平

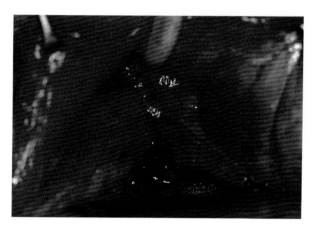

图 87-12　从内部看膀胱下部关闭的景象。由于黏膜下层是膀胱非常依赖的部分，如果可能的话，最好对其进行缝合

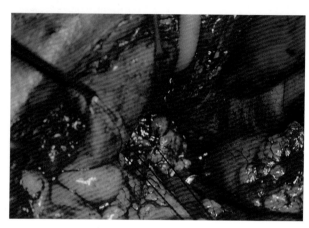

图 87-14　网膜被固定在阴道顶端，作为阴道和膀胱之间的组织

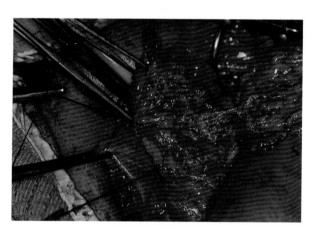

图 87-13　网膜被牵至盆腔

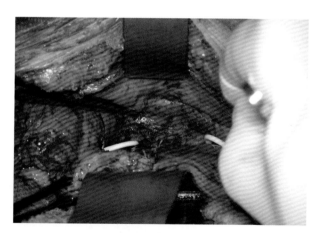

图 87-15　修补完成后从顶部观察的膀胱内部。请注意，膀胱三角被修补后有轻微的扭曲

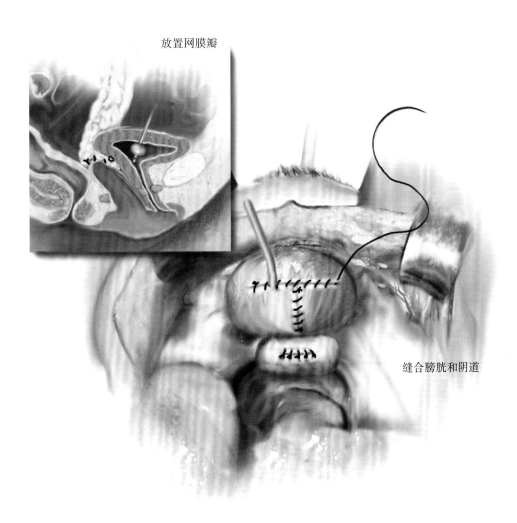

放置网膜瓣

缝合膀胱和阴道

图 87-16 完成修补的示意图。注意：膀胱和阴道已关闭，中间为网膜组织（插图）

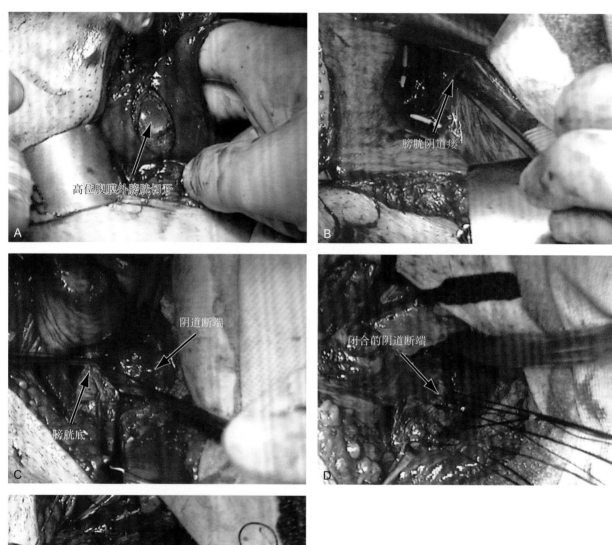

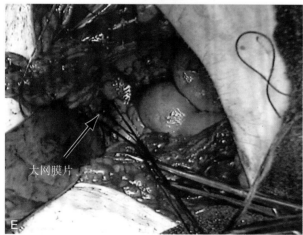

图 87-17　经腹修补膀胱阴道瘘。A. 修补从高位腹膜外膀胱切口开始，以可视化膀胱内部并确定瘘的准确位置。B. 已经发现瘘在膀胱内的位置。C. 用刀锐性分离，使阴道瘢痕从膀胱底部游离。扩大切口至瘢痕以下的位置非常重要，有利于膀胱和阴道断端的愈合。D. 阴道断端已用 2-0 延迟可吸收缝线闭合。E. 同阴道断端一样，膀胱后壁已被关闭，一片网膜组织被牵引固定于阴道前壁，作为阴道和膀胱底部之间的组织

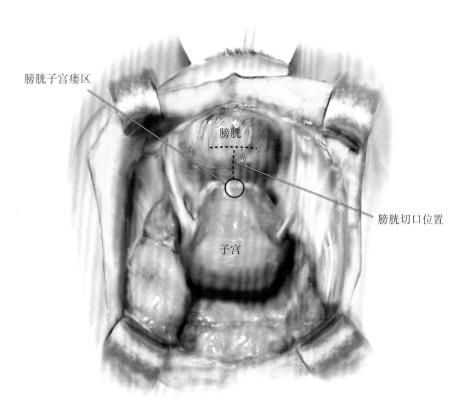

图 87-18 子宫下段（也可能包括子宫颈上段），与膀胱底部之间的膀胱子宫瘘。虚线标记处为显露瘘管而行的膀胱切口

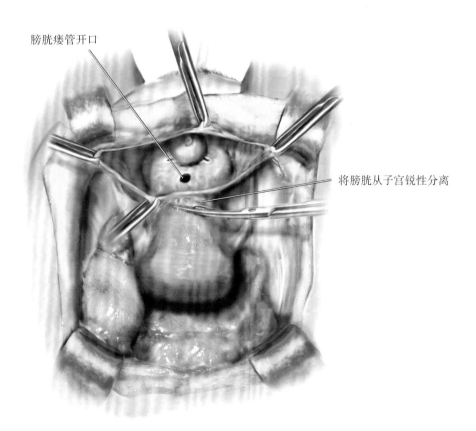

图 87-19 已经采取高位膀胱切口，并从子宫锐性分离膀胱

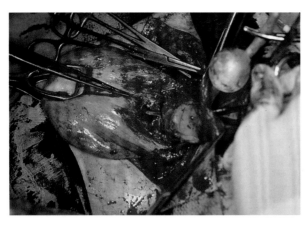

图 87-20　膀胱子宫瘘。注意：已经采取了高位膀胱切口。将一根探针由膀胱内经瘘管置入子宫

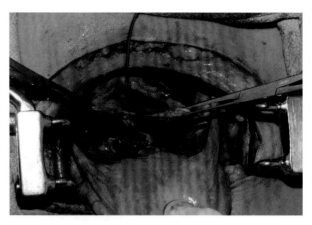

图 87-21　膀胱子宫瘘。注意已锐性分离膀胱和子宫下段。子宫的探针穿过膀胱后壁的缺口

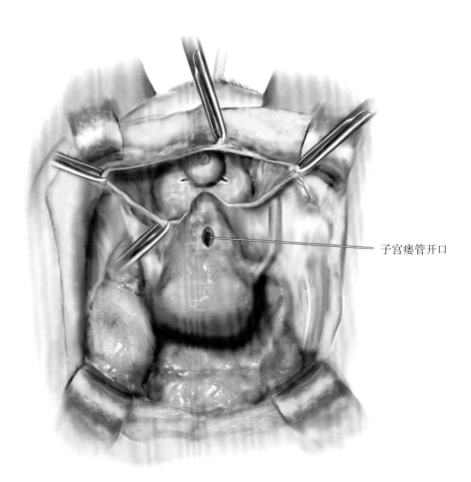

子宫瘘管开口

图 87-22　锐性分离已完成，膀胱和子宫已经完全分离

放置网膜瓣

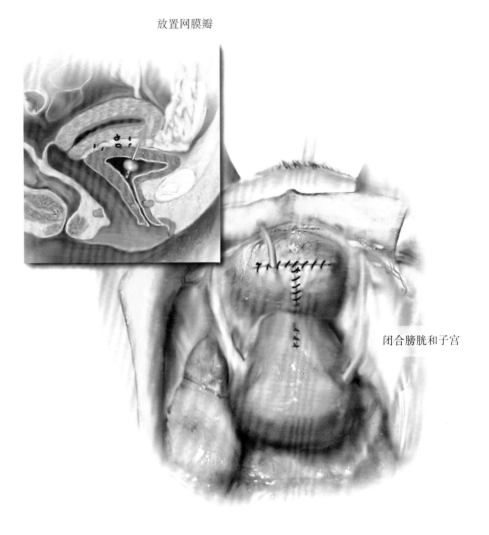

闭合膀胱和子宫

图 87-23 膀胱和子宫均分两层缝合关闭。插图显示网膜瓣被放置于两层缝合之间

（王志启 译 王建六 校）

第 88 章

膀胱阴道瘘阴式修补术

Mickey M. Karram

90% 的膀胱阴道瘘是由于手术治疗良性的盆腔疾病所致，其中经腹全子宫切除术，以及近些年发展起来的腹腔镜及机器人全子宫切除术是最常见的原因。瘘管首次出现症状取决于损伤的程度、部位和尿液引流的方式。术后立即出现的漏尿可能代表下尿路某处未被发现的穿孔或裂伤。许多瘘继发于创伤、钳夹或缝线穿透下尿路，这可能导致血供阻断和坏死，于术后 2~10 天瘘管形成。

如果膀胱阴道瘘在发生后 7 天内得以诊断，且直径 <1 cm，并且与恶性肿瘤和放射治疗无关，单纯膀胱引流 4 周可使 12%~80% 的病例自行愈合；然而，其结果无法预测。膀胱镜下烧灼小的病变也可能有效。膀胱阴道瘘的标准处理，规定：继发于手术和产科的瘘从损伤到修复的间隔时间为 3~6 个月，放射治疗导致的瘘为 1 年，以确保坏死和炎症完全消失。然而，最近一些有学者支持早期关闭小瘘管并取得良好的效果。

绝大多数膀胱阴道瘘可以经阴道关闭。单纯的膀胱阴道瘘经常用 Latzko 技术进行修补（图 88-1），而更为复杂的病例经常需要切除输尿管并分层缝合缺损（图 88-2）。如果瘘累及一侧或双侧输尿管开口（图 88-3），则应在手术开始即留置输尿管导管。术中经瘘口置入儿科用的 Foley 尿管有助于翻转瘘缘，从而改进切除的稳定性（图 88-4）。

局部阴道闭合的 Latzko 技术可用于修补子宫切除术后的膀胱阴道瘘，据报道，初次修补后的治愈率为 93%~100%。作为一个简单的手术，该技术具有手术时间短、失血量少、术后并发症少的优点。除非阴道已经缩短，否则阴道长度不足并不是问题。在 Latzko 手术中，瘘口周围的阴道黏膜向各个方向至少游离 2.5 cm，使用 2-0 或 3-0 可吸收缝线间断分层缝合阴道下组织和阴道黏膜（图 88-1）。邻近膀胱的阴道壁由移行上皮修复。

对于复杂或较大的瘘，最好采用传统技术。这包括在瘘的区域环形标记阴道黏膜（图 88-2A）。从耻骨宫颈筋膜上充分分离阴道黏膜，以允许组织无张力闭合。这通常需要相当程度地游离阴道（图 88-5 和图 88-6）。牵拉瘘管的瘢痕组织，将阴道黏膜边缘反向牵引，以利于准确切开阴道。在各个方向上分离阴道下层。有时，进入腹腔有利于游离瘘管（图 88-6 和图 88-7），如果瘘管很小，可以将其完整切除。如果瘘管大且已纤维化，应将边缘修剪至新鲜。过度切除瘘的边缘会使缺损扩大，增加术后膀胱边缘出血的风险。这可能导致尿管堵塞、膀胱扩张、修补失败。如果游离困难，在瘘的一定距离外进行环形阴道切开，有利于游离和低张力缝合。一旦成功止血，搁置切口等待二期愈合。一旦瘘管被切除或瘘的边缘形成具有健康血供的健康组织构成的新鲜创面，就可以进行分层缝合（图 88-2）。第 1 层包括用 3-0 延迟可吸收缝线间断缝合瘘口两侧的黏膜外组织。缝合好全部缝线后分别打结。翻转初始缝合线，第 2 层以类似方法缝合膀胱肌层部分。这一层缝合将覆盖第 1 层缝线（图 88-2）。笔者此时更喜欢将亚甲蓝或消毒牛奶注入膀胱来验证修补的完整性。应注意避免膀胱过度膨胀。这可以确保整个瘘管已被发现并适当关闭。然后尝试在瘘的关闭中进行第 3 层缝合，即用 3-0 延迟可吸收缝线行耻骨宫颈筋膜间断缝合。有时，如果已经进入腹腔，可以将一片网膜或腹膜放置于修补的瘘和阴道之间（图 88-6C）。阴道黏膜用 2-0 延迟可吸收缝线关闭（图 88-2）。当瘘管接近输尿管口时，应特别注意不要损伤输尿管的完整性，可以采取的方法包括：放置输尿管导管（笔者更喜欢使用双 J 管），以及避免过度扭曲膀胱三角的解剖结构。图 88-8A 显示在阴道前壁放置补片后，发生累及膀胱三角的膀胱阴道瘘的膀胱内景象。注意：阴道生物网片靠近右侧输尿管。图 88-8C 显示修补术完成后，

由于解剖结构没有变化，因此避免了任何潜在的输尿管损伤。术后常规阴道填塞 24 小时，膀胱引流 10~14 天，然后行膀胱造影以确保伤口完全愈合。笔者认为经尿道 Foley 尿管是最有效的膀胱引流方法。

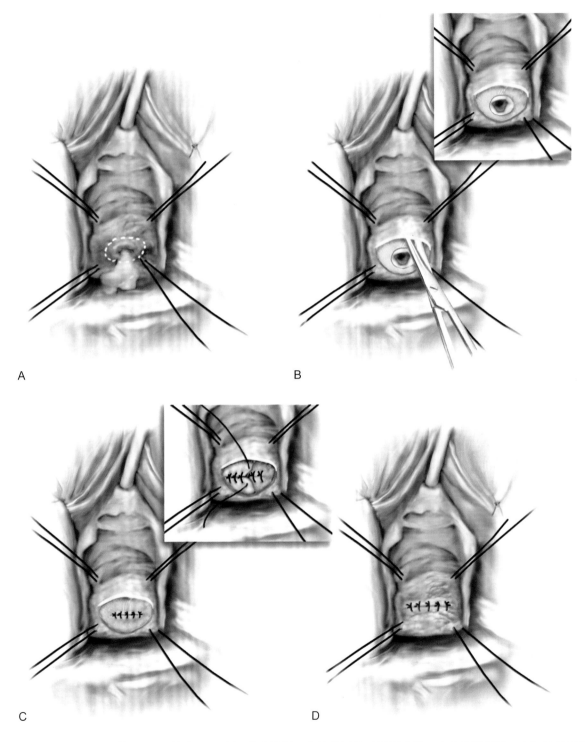

A

B

C

D

图 88-1　部分阴道闭合的 Latzko 技术。A. 在阴道壁留置固定缝线以协助显露瘘管。在瘘管周围做一个初始的圆形切口（白色虚线）。B. 向各个方向游离阴道黏膜 2.5 cm。C. 用延迟可吸收缝线缝合阴道边缘。注意：不要试图切除瘘管或使瘘管边缘显露出新鲜组织。如果可能，在第 1 层上缝合耻骨宫颈筋膜作为第 2 层。D. 缝合阴道黏膜，完成修补

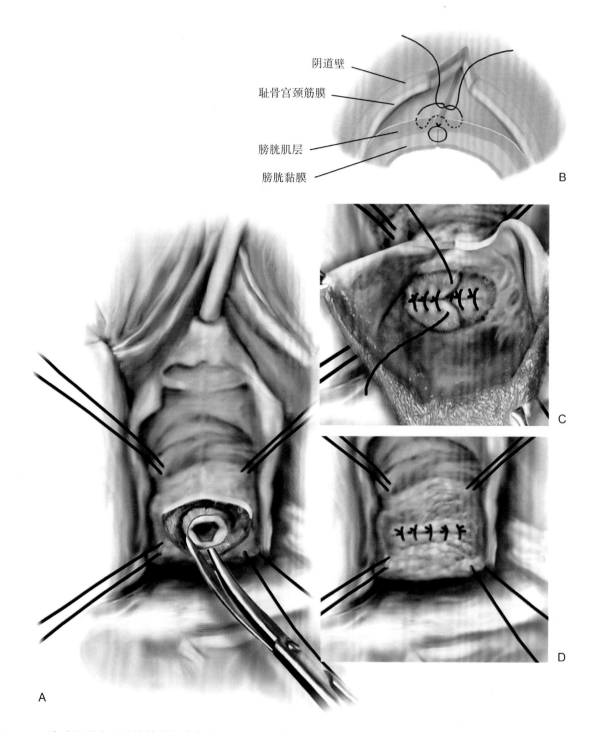

阴道壁

耻骨宫颈筋膜

膀胱肌层

膀胱黏膜

B

C

D

A

图 88-2　膀胱阴道瘘阴式修补的经典方法。A. 留置固定缝线以协助显露瘘管。在瘘管周围进行初始的圆形切口后，瘘管被完全切除（较小的瘘管），或者修剪瘘管边缘处的瘢痕，直至显露出有血管的新鲜组织（较大的瘘管）。B. 向各个方向广泛游离阴道黏膜，分层缝合瘘管。第 1 层用 4-0 延迟可吸收缝线缝合膀胱切缘的黏膜外部分，第 2 层缝合膀胱壁的肌层，覆盖第 1 层。C. 第 3 层是在膀胱外缝合耻骨宫颈筋膜。D. 缝合阴道黏膜，完成修补

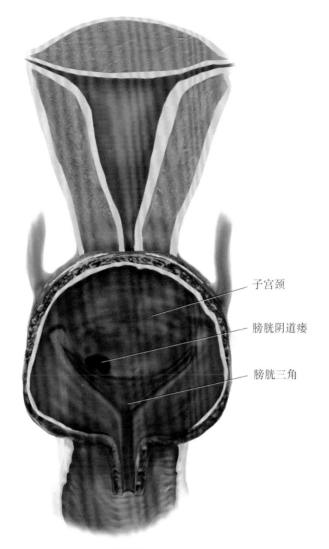

子宫颈

膀胱阴道瘘

膀胱三角

正面观

图 88-3　膀胱阴道瘘的膀胱内视图。请注意：瘘管非常接近右侧输尿管的开口

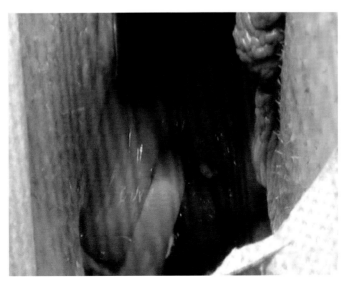

图 88-4　将一根 Foley 尿管放置于瘘管内，向下牵拉组织，这将有助于分离

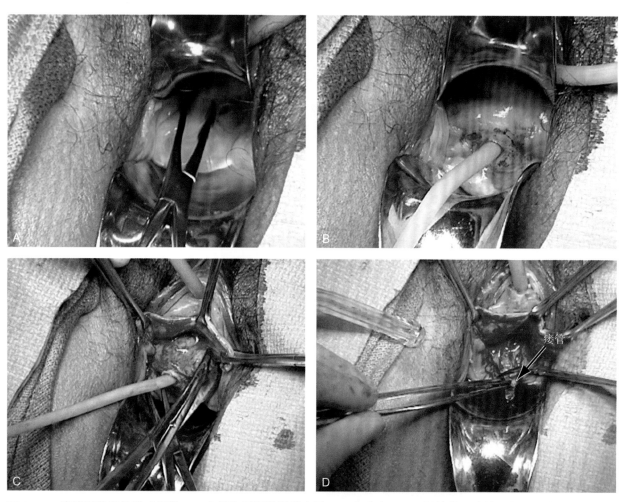

图 88-5　膀胱阴道瘘的阴式修补。A. 瘘管位于阴道断端水平；B. 将儿童 Foley 尿管放入瘘管，便于从膀胱上切除阴道；C. 从阴道前壁锐性分离并完整游离瘘管；D. 瘘管被切除，准备分层缝合关闭膀胱缺损

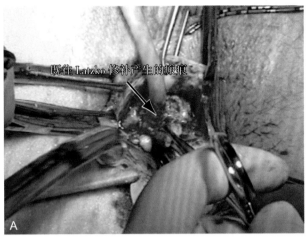

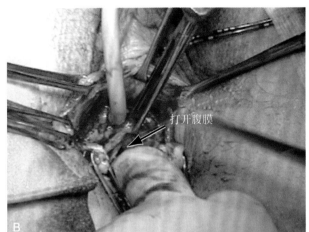

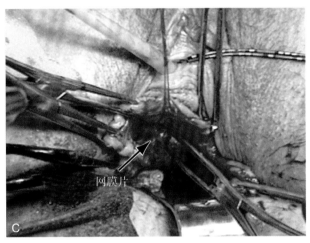

图 88-6 既往 Latzko 技术修补失败的再次阴式修补。A. 钳夹既往 Latzko 修补产生的瘢痕组织并准备切除；B. 在从膀胱前壁游离阴道的过程中，进入腹腔，有利于游离瘘管；C. 瘘管被切除，缝合两层。进入腹腔，将网膜的 J 形瓣放置于膀胱和阴道之间

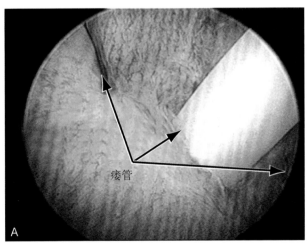

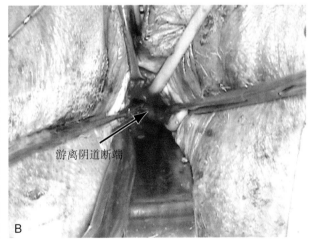

图 88-7 多发性膀胱阴道瘘。A. 3 个分离瘘管的膀胱内视图；B. 将一根 Foley 尿管置入最大的瘘管中，锐性分离使瘘管完全游离，在阴道断端水平进入腹腔

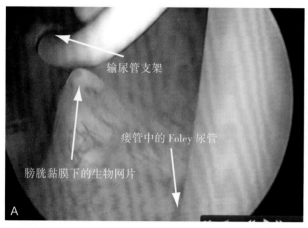

输尿管支架

瘘管中的 Foley 尿管

膀胱黏膜下的生物网片

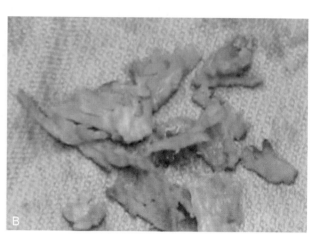

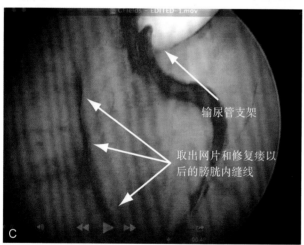

输尿管支架

取出网片和修复瘘以
后的膀胱内缝线

图 88-8　A. 膀胱三角区膀胱阴道瘘的膀胱镜视图，该瘘发生于使用生物网片的前壁修补术后。注意：在靠近右侧输尿管黏膜下可见大量的生物网片。B. 膀胱阴道瘘阴式修补术所取出的生物网片。C. 修补完成后的膀胱镜视图。注意：在黏膜外缝合对膀胱三角解剖结构造成的扭曲最小

（王志启　译　王建六　校）

第89章

盆腔手术时输尿管损伤的处理

Michael Maggio, Emanuel C. Trabuco, John B. Gebhart

1%~2% 的妇产科大手术会发生下尿路损伤。虽然损伤的风险随手术的难度而上升（如大子宫、大出血、严重脱垂、恶性肿瘤、子宫内膜异位症），但有 50% 的损伤发生在并不复杂的手术中。此外，如果不做膀胱镜检查，大多数损伤在初次手术中都未被发现，因此导致了更高的发病率、诊断费用、住院时间延长、再次手术率、反复诊治率更高，诊断延迟（如肠梗阻、尿脓毒症、瘘管形成）。根据研究的类型（回顾性研究或前瞻性研究）和损伤定义（悬吊扭曲、结扎或挤压伤）的不同，妇产科手术后输尿管损伤的发生率为 0.2%~11.0%。每位妇产科医师都应具备确保术中输尿管完整性和避免术中输尿管损伤的能力。在阴道和腹腔镜手术中，给予靛胭脂后用膀胱镜观察输尿管口喷尿有无蓝染，可以判断输尿管有无损伤（见膀胱镜检部分）。在开放的腹部手术中，必要时术中切开膀胱，找到输尿管口，可以避免术后再次行膀胱镜检查。对于某些病例，在膀胱镜下置入输尿管导管可以减少输尿管损伤（图 89-1 和图 89-2）。不同患者的输尿管解剖有一些变异，如果盆腔解剖异常，输尿管解剖也可能有变异。同

样的，术中急躁和错误使用电刀也会导致输尿管损伤（图 89-3~图 89-5）。术中或术后处理输尿管损伤的步骤取决于损伤的程度及部位。

一、输尿管切开术和置管术

术中可能会遇到输尿管严重纤维化或解剖变异。在这些情况下，进行输尿管切开并顺行置入输尿管支架管至膀胱或逆行置入肾盂可能会有帮助。手术过程如下：尽量减少输尿管分离，避免离断输尿管及输尿管周围组织的血供，以防止缺血性损伤。切开前可以在切口附近留置缝线，同时使用带钩刀行输尿管切开。笔者喜欢做纵向切口，这样便于插入输尿管导管以确保输尿管显露清楚，也利于确定梗阻的平面或协助向下分离输尿管近膀胱段。使用 4-0 或 5-0 可吸收缝线间断缝合输尿管，缝合应包括外膜及输尿管肌肉浅层。缝合前置入双 J 输尿管支架，同时留置引流管，并在引流量减少时拔除（图 89-6）。

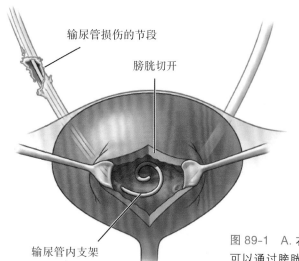

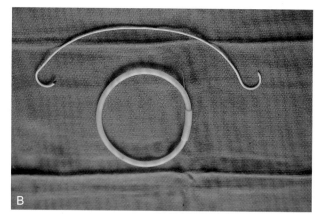

图 89-1　A. 右侧输尿管远端浆膜层损伤导致缺血发生。这种类型的损伤可以通过膀胱顶壁切开逆行置入输尿管支架来处理。B. 一个 6F × 26 cm 双 J 输尿管支架及导丝,在放置时,导丝可以增强双 J 输尿管支架的硬度

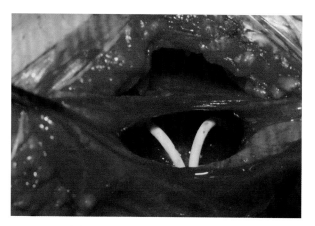

图 89-2　膀胱顶壁被切开,两侧的输尿管逆行置入双 J 输尿管支架

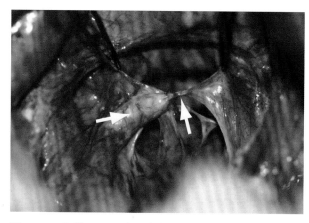

图 89-4　图片显示子宫骶韧带阴道穹窿悬吊术后左侧输尿管梗阻。注意近端扩张的输尿管(左箭头)和结扎的缝线(右箭头)

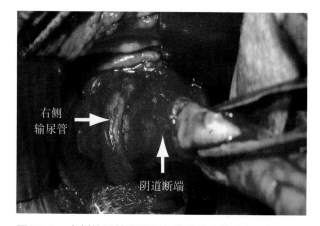

图 89-3　右侧输尿管远端汇入膀胱(左箭头)。此图说明在子宫切除术后阴道穹窿脱垂修复中阴道断端与输尿管相距很近。没有仔细辨认出子宫骶韧带及阴道残端(右箭头)邻近的输尿管,很可能会导致输尿管损伤

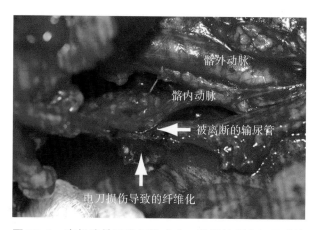

图 89-5　在根治性子宫切除术中,错误使用电切导致的输尿管离断

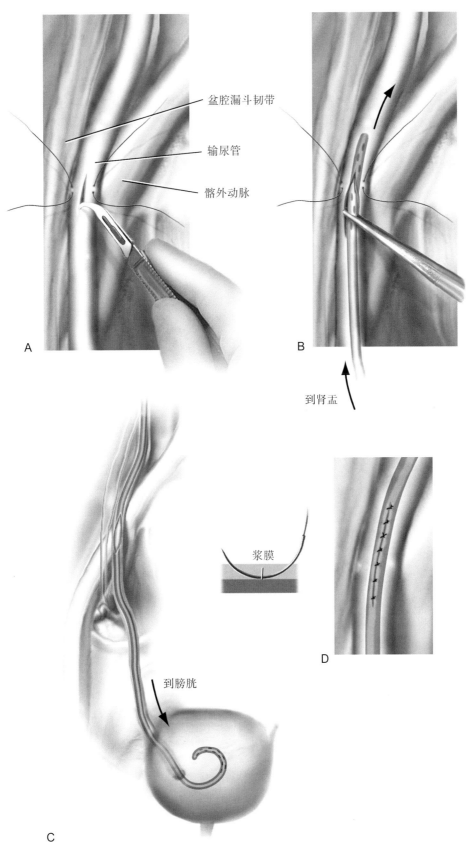

盆腔漏斗韧带

输尿管

髂外动脉

到肾盂

到膀胱

浆膜

A

B

C

D

图 89-6　输尿管切开技术。A. 双侧留置缝线以利于牵引输尿管，使用带钩刀在输尿管上做纵向切口；B. 将双 J 输尿管支架逆行置入肾盂；C. 将双 J 输尿管支架顺行置入膀胱；D. 使用 4-0 或 5-0 可吸收缝线间断缝合输尿管，缝合仅能包括外膜及输尿管肌肉浅层

二、输尿管吻合术

当输尿管撕裂或部分横断发生在输尿管髂血管交叉平面以上时，往往推荐行输尿管端-端吻合术。大多数发生在这个平面以下的损伤推荐行输尿管膀胱吻合术（见输尿管膀胱吻合术）。输尿管损伤不仅仅是解剖问题，必须认识到腹膜后感染、尿外渗或发展为淋巴囊肿的危险，以及剥离输尿管导致的损伤和输尿管供血障碍可能造成的损害。在输尿管端-端吻合中，必须分离一段输尿管才能确保无张力吻合。并且需要切除受损的组织。近端及远端的输尿管断端各做一抹刀状断面，间断缝合来完成端-端吻合（图89-7和图89-8）。吻合前置入一个双J输尿管支架，吻合后4~6周去除双J输尿管支架。在输尿管周围可置入Jackson-pratt或Penrose引流管并单独从皮肤引出来完成引流。

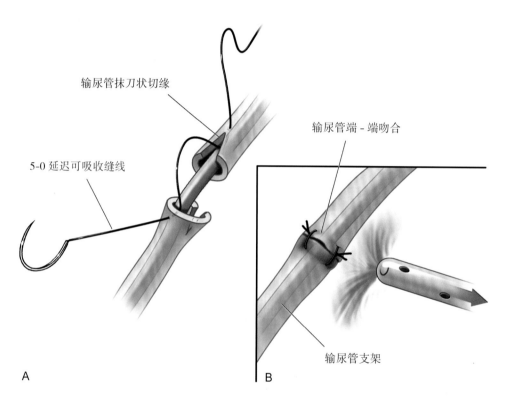

输尿管抹刀状切缘

5-0 延迟可吸收缝线

输尿管端-端吻合

输尿管支架

A   B

图 89-7　腹部输尿管吻合术概要。A. 在吻合前，输尿管断端被剪成抹刀状断面，以增加吻合处的表面积；B. 完成吻合后置入引流管

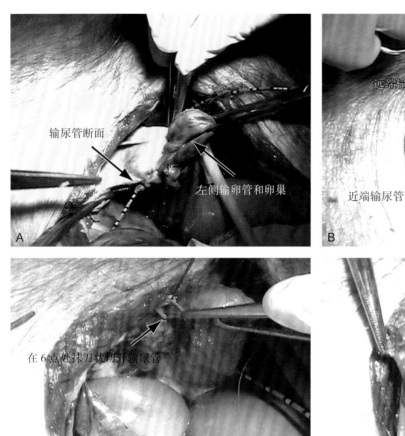

输尿管断面

左侧输卵管和卵巢

远端输尿管

左侧卵巢和输卵管

近端输尿管

肠管

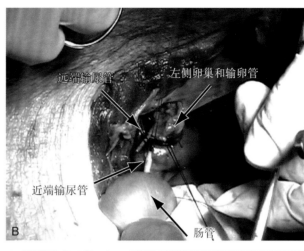

在 6 点处抹刀状切开输尿管

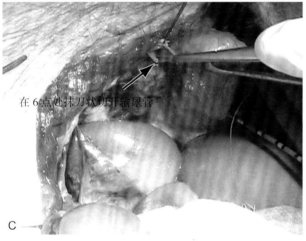

在 12 点处抹刀状切开输尿管

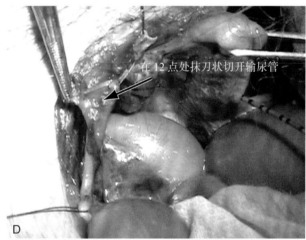

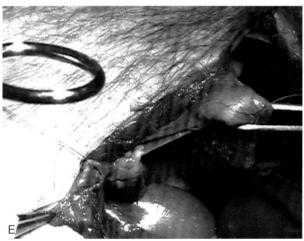

图 89-8　尸体解剖显示输尿管端 - 端吻合术。A. 输尿管已被离断，输尿管支架已穿过被离断的输尿管远端；B. 将输尿管近端充分游离，输尿管两端在无张力或低张力下汇合；C. 为端 - 端吻合做准备，远端输尿管末端在 6 点方向被修剪成抹刀状；D. 近端输尿管末端在 12 点方向被修剪成抹刀状；E. 图示输尿管吻合术，缝合方法见图 89-7，使用细的可吸收缝线缝合，确保垂直进针并从对侧垂直出针，图片显示 6 点方向已缝合

三、输尿管膀胱吻合术

远端输尿管损伤需要膀胱再植，可以通过结合膀胱内和膀胱外修复来处理。任何再植都需要确保无张力吻合，同时构建足够长的黏膜下隧道以防止反流。腹膜后入路显露膀胱（图 89-9），做膀胱正中切口，在正中切口的一侧留置缝线牵引。向一侧和远端牵拉以显露膀胱三角区（图 89-10）。尽量向下游离输尿管（图 89-11）。然后横断输尿管以准备再植（图 89-12），选择合适的输尿管再植点，最好

靠近三角区。用断腱剪刀和直角钳分离 15~20 mm 黏膜下隧道（图 89-13）。牵引离断的输尿管通过膀胱壁肌层在黏膜下潜行（图 89-14）。在新输尿管口处做环形缝合（图 89-15 和图 89-16）。第一针在 6 点的方向全层缝合膀胱壁肌肉、黏膜及输尿管壁。然后环形缝合输尿管断端和膀胱黏膜（图 89-16）。输尿管膀胱吻合可以用 4-0 或 5-0 可吸收缝线间断缝合。在关闭膀胱之前放置输尿管支架，4~6 周后拔除（图 89-17）。图 89-18 总结了输尿管膀胱吻合的全部技术。

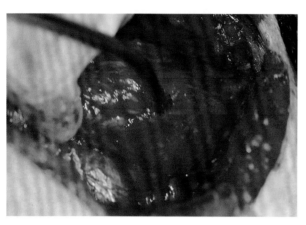

图 89-9　膀胱已从耻骨游离，为膀胱切开做准备

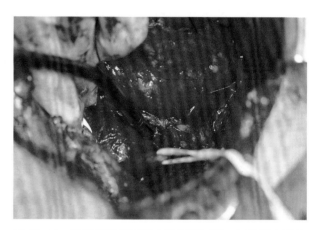

图 89-11　脐带保护带环绕右输尿管下段，以协助牵引输尿管

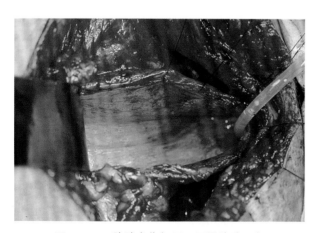

图 89-10　膀胱高位切开，显露膀胱三角

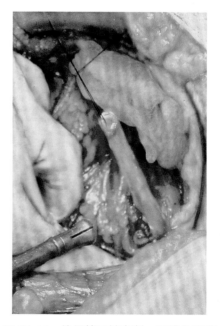

图 89-12　输尿管已被离断，以准备再植

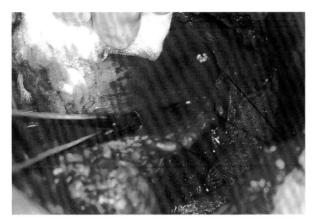

图 89-13　分离黏膜下隧道 15~20 mm

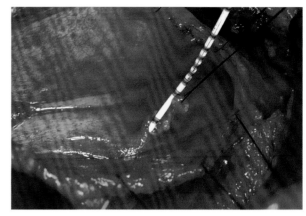

图 89-15　置入输尿管支架以利于输尿管膀胱再植

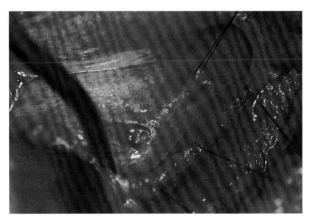

图 89-14　牵引离断的输尿管通过膀胱壁肌层在黏膜下潜行

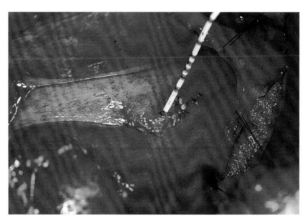

图 89-16　用 4-0 或 5-0 可吸收缝线缝合输尿管膀胱一周

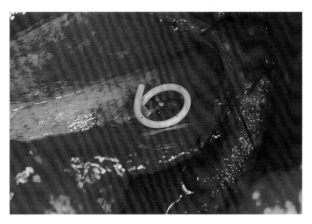

图 89-17　在关闭膀胱之前，置入双 J 输尿管支架

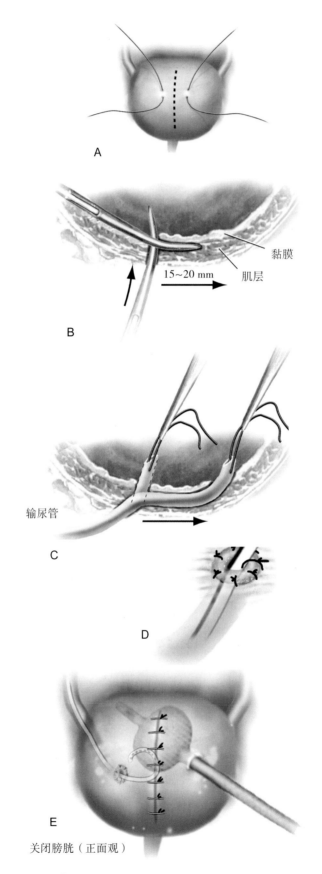

A

黏膜

肌层

15~20 mm

B

输尿管

C

D

关闭膀胱（正面观）

E

图 89-18　输尿管膀胱吻合技术。A. 留置缝线，并进行高位膀胱切开术；B. 分离黏膜下隧道；C. 输尿管通过黏膜下隧道；D. 用 4-0 或 5-0 可吸收缝线把输尿管固定在膀胱上；E. 置入双 J 输尿管支架并关闭膀胱

四、输尿管膀胱吻合＋膀胱延伸

腰大肌固定术是一种相对简单的、获取足够长度（膀胱）的方法，有利于成功地进行输尿管膀胱吻合（图 89-19）。这项技术基于这样一个事实：膀胱的变形延长 3~5 cm，一般不会影响膀胱的功能。这个手术的相对禁忌证是：膀胱挛缩瘢痕；既往盆腔手术累及膀胱血供。从下腹壁切开前壁层腹膜，膀胱向后移位远离耻骨联合。如果需要额外的长度，可以在膀胱上横向分离壁层腹膜，这样就完全分离开一侧膀胱。通过膀胱前壁的纵行切口，伸入一个手指以协助膀胱上升至同侧髂腰肌前方，可以结扎对侧的膀胱上动脉及中部动脉，以进一步增加膀胱的活动性。输尿管可以吻合在膀胱顶，同时做一个抗反流的黏膜下隧道。老年患者反流率较低，可以直接吻合在膀胱顶部。输尿管再植中无张力及无成角非常重要。再植需要双 J 输尿管支架支撑，如前所述，缝合膀胱黏膜。

五、Boari-Ocherblad 皮瓣

Boari-Ocherblad 皮瓣可以进一步缩小输尿管与膀胱的距离。在这种情况下，取膀胱瓣后卷曲成管状（图 89-20 和图 89-21）。膀胱瓣的长度取决于膀胱后侧壁与预期吻合口的缺损距离。将膀胱瓣卷曲成管并包绕输尿管，输尿管走行于膀胱瓣黏膜下隧道内。如果没有足够的长度做黏膜下隧道，也可以行输尿管端对端地吻合到管状的 Boari-Ocherblad 皮瓣。同样，再植后需要双 J 输尿管支架支撑。

当发生输尿管损伤时，需要根据损伤的部位决定手术方式。图 89-22 总结了不同损伤平面的可选手术方式。

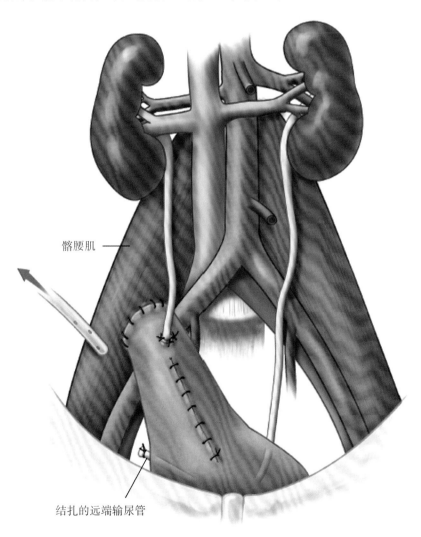

髂腰肌

结扎的远端输尿管

图 89-19　显示腰大肌固定术术后。注意：输尿管再植完成后再把膀胱固定在腰大肌上

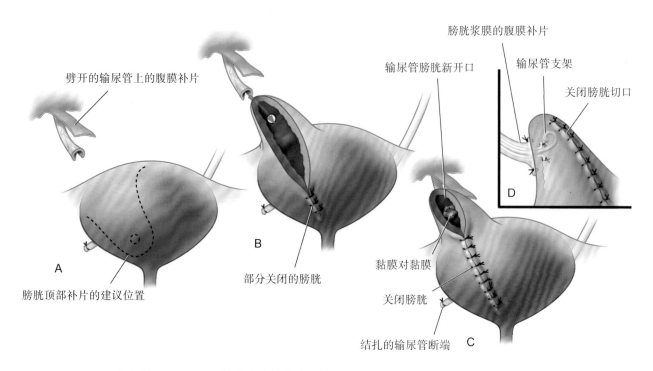

图 89-20　Boari 膀胱瓣概要。A. 用于构建膀胱桥的膀胱斜切口的大体轮廓，注意基底较宽（基底部约是游离长度的 2 倍），以及预期输尿管吻合口的轮廓；B. 箭头示预期输尿管再植位置；C. 端 - 侧输尿管膀胱再植术，放置双 J 输尿管支架；D. 关闭膀胱并进行腰大肌（未显示）固定，以保持吻合口无张力

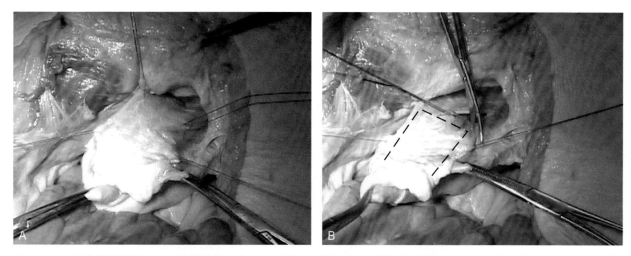

图 89-21　尸体解剖显示 Boari 膀胱瓣构建术。A. 选择合适的膀胱区域并留缝线标记；B. 在膀胱前壁腹膜外区域选择 "U" 形切口，用虚线标记

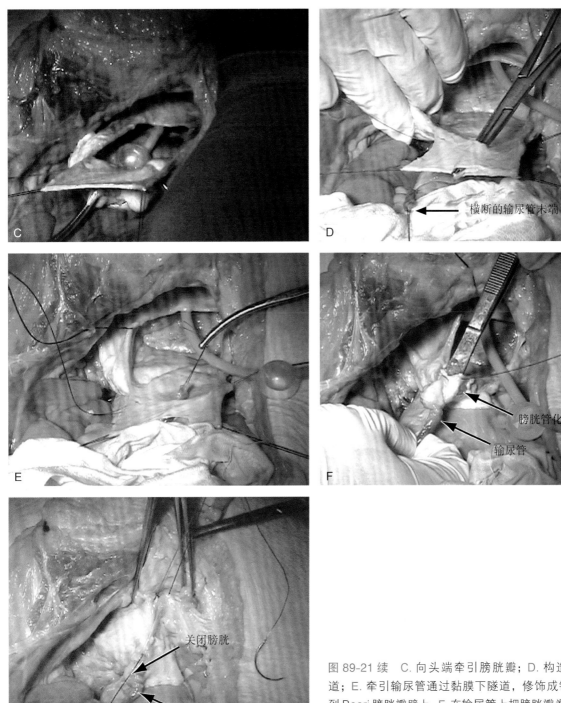

图 89-21 续　C. 向头端牵引膀胱瓣；D. 构造黏膜下隧道；E. 牵引输尿管通过黏膜下隧道，修饰成铲形并缝合到 Boari 膀胱瓣壁上；F. 在输尿管上把膀胱瓣卷曲成管状，关闭膀胱瓣；G. 关闭膀胱，修复完成

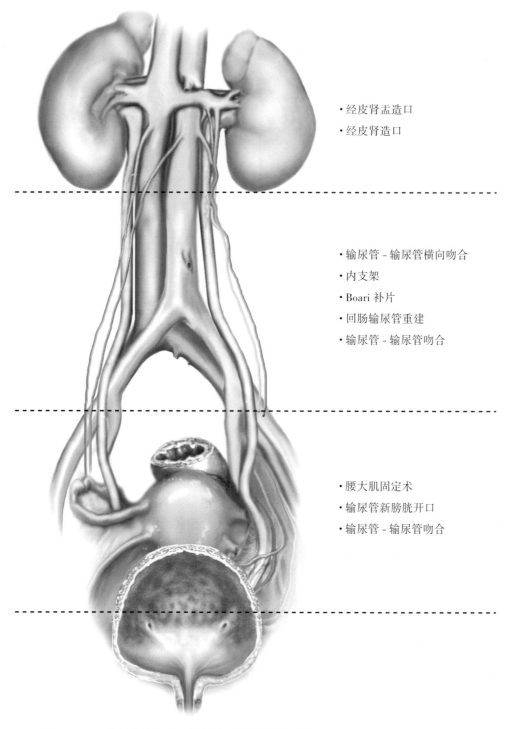

· 经皮肾盂造口

· 经皮肾造口

· 输尿管 - 输尿管横向吻合

· 内支架

· Boari 补片

· 回肠输尿管重建

· 输尿管 - 输尿管吻合

· 腰大肌固定术

· 输尿管新膀胱开口

· 输尿管 - 输尿管吻合

图 89-22 输尿管的全长。根据输尿管损伤的解剖平面不同显示不同的手术方式

（许克新 译 王晓峰 校）

第90章

难治性膀胱过度活动症和膀胱逼尿肌顺应性异常的手术治疗

W. Stuart Reynolds, Roger Dmochowski, Mickey M. Karram, Ayman Mahdy

当膀胱过度活动症和（或）逼尿肌顺应性异常的非手术治疗和药物治疗失败时，共有 3 种可接受的手术治疗方式可供选择：①骶神经调节（sacral neuro-modulation，SNM）；②可注射的膀胱神经调节剂，最常见的为肉毒毒素（BoTN）；③膀胱扩大。随着对每种治疗方法的了解和经验的积累，这 3 种方法的应用、适应证和技术在不断发展。因此，患者选择仍然是确定哪种手术方式最适合患者的重要方面；此外，需要对患者进行正确的评估。

一、患者评估

全面地了解病史才能阐明患者的尿路症状，评估任何先前的内科或外科治疗，并且识别内科协同治疗的条件。这一切会影响治疗成功的可能性或带来不同治疗方式的禁忌证。总体来说，一位患者经过多种非手术治疗无效，先前治疗被完全理解，才能被考虑应用外科方法治疗逼尿肌顺应性异常。仔细的体格检查是成功的保障，包括下腹和盆腔有无解剖异常，如女性的阴道窥器检查和双合诊检查来评估有无盆腔器官脱垂。此外，下背部和脊柱的检查和触诊能够通过骨性异常或瘢痕的体征来发现任何脊柱手术可能导致的神经源性损伤。最后，四肢检查要了解有无足部水肿、神经或肌肉骨骼原因的异常。

膀胱或排尿日记被认为能够更好地阐释泌尿功能异常程度，它不仅能确定诊断目标，还可以作为后续治疗比较的基线。同样，患者自我阐述的生活质量评分和症状严重程度可以提供一个更客观、更

有可比性的泌尿功能异常评估。最终，在任何非手术或经验性治疗失败的患者中，多通道尿流动力学检查能客观区分排尿功能异常的病因，定位任何阴性或令人担忧的与排尿主诉相关的预后因素，如膀胱容量和顺应性、逼尿肌过度活动、静息逼尿肌压力的大小，以及逼尿肌与括约肌功能的协同性，所有这些因素都可能是肾功能不全的影响因素。联合 X 线检查（影像尿流动力学检查）有助于判别膀胱或输尿管解剖异常，这些异常包括膀胱输尿管反流、膀胱形态和膀胱颈功能。对于具有神经源性逼尿肌顺应性异常的患者，应强烈建议行影像尿流动力学检查（图 90-1）。

二、3 种外科治疗方式的介绍

骶神经调节法在 1997 年被 FDA 批准（骶神经调控，美敦力公司，明尼阿波里斯市，明尼苏达州），它当前适用于治疗急迫性尿失禁、尿频-尿急综合征、特发性尿潴留和大便失禁。虽然 SNM 的确切机制目前还未完全清楚，它通过调节电刺激脊神经根躯体传入轴突来调节膀胱活动，这些传入轴突依次调节中枢神经系统排尿和控尿反射途径，也可能通过抑制在膀胱反射通路的中间神经传导来实现调节。

当前应用的骶神经调节装置（一个电池供能的神经刺激器、一个可伸缩的电缆和一个可通电的导联，图 90-2A）通过一个成熟的两步法过程安装。第一步先是经皮放置半永久的导联，可通电，随导丝放置到骶 3 脊柱孔（S₃）附近（图 90-2B）。这项操作称为 I 期，需 IV 级镇静和透视引导。定位导线

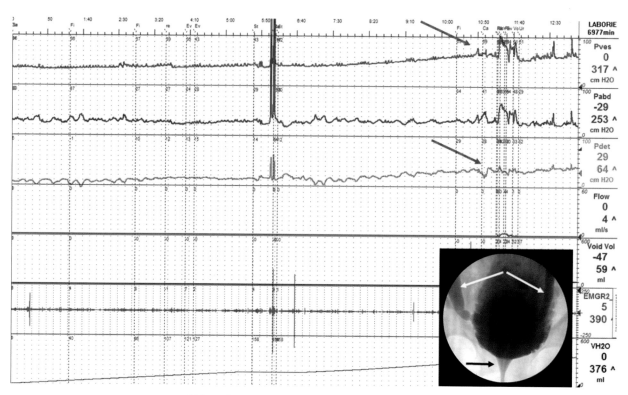

图 90-1 影像尿路动力学研究显示膀胱顺应性差和右膀胱输尿管反流

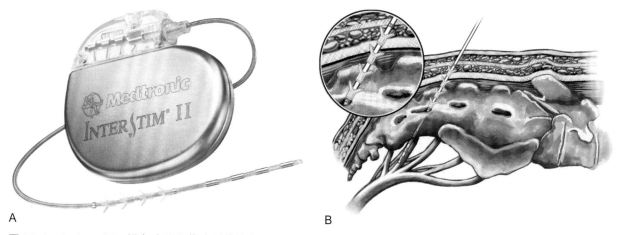

A   B

图 90-2 A. InterStim 设备（明尼苏达州美敦力公司），由电池供电的远程可编程神经刺激器［可置入式脉冲发生器（IPG）］、半永久定向电引线和绝缘延长电缆组成；B. 插图描绘了刺激引线的 4 个电接触点在第 3 骶神经根（S_3）附近的最终位置，以及 4 个塑料突出物或嵌入并固定到覆盖骶孔的组织上的尖齿（经允许引自：Medtronic, Inc. © 2013.）

是一种绝缘的电刺激导线，其尖端附近有 4 个接触点和 4 个塑料可折叠突起，这有助于将导线固定到周围组织。该装置附有临时的外部电刺激器，随后 1~4 周的临床试验期间将评估患者对治疗的反应。如果有效的结果出现（定义为症状改善超过 50%），第二步将通过外科手术在上臂部置入一个脉冲发生器（implantable pulse generator，IPG）与先前安置的导联相连。如果没有明显的效果，将先前置入的导联拆除，也不置入 IPG。脉冲发生器的调节可以通过远程装置进行调整。最近，一种名为经皮神经评估（percutaneous nerve evaluation，PNE）的办公程序已经普及。其将一个连接导线的小电极置入 S_3 骶孔处做测试刺激。该程序在局部麻醉的环境下进行工作，且不需要透视引导。如在置入 PNE 后观察到症状改善，患者可进行完全置入。

近年来，对膀胱内注射肉毒毒素来治疗排尿功能异常的热度有增无减。在过去 10 年中，BoTN 已被用于治疗各种泌尿系统疾病。2011 年，FDA 批准 BoTN 用于治疗与神经系统疾病相关的逼尿肌过度活动导致的尿失禁。此类人群往往对抗胆碱能药物反应不足或不耐受。此后不久，FDA 批准 BoTN 用于治疗特发性逼尿肌过度活动的患者。肉毒毒素由肉毒杆菌产生，可能是 7 种不同的毒素之一，具体取决于生物体的血清型（boTN A，B，C1，D，E，F，G）。当前，只有肉毒毒素 A 和 B 可用于临床。肉毒毒素通过分离某个可溶性蛋白复合体（N- 乙基马来酰亚胺敏感结合蛋白受体复合物，SNARE）的特殊位点起作用，且具有血清型特异，这个受体负责内吞神经元发出的神经传导递质小泡。在使用研究最充分的毒素亚型 -boTN A 中，特异的基质是 25 kD 的突触体相关蛋白（SNAP-25），它是 SNARE 复合体的一个组成成分。这导致抑制突触从周围运动神经元释放乙酰胆碱（图 90-3）。

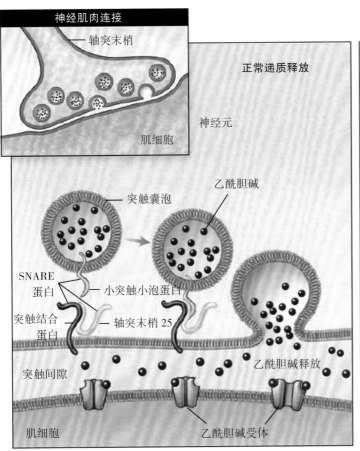
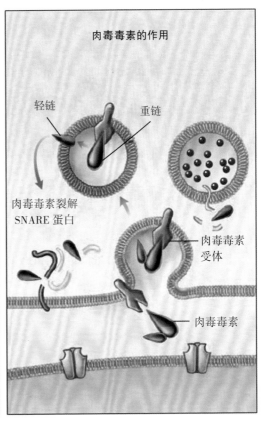

图 90-3　描绘肉毒毒素分子作用的示意图（经允许改编自：Rowland LP. N Engl J Med 347: 382, 20 02.）

肉毒毒素被认为能抑制从神经肌肉连接端释放乙酰胆碱。泌尿系治疗剂量的肉毒毒素用于膀胱注射，能引起肌肉或膀胱麻痹。此外，肉毒毒素可以直接抑制感觉神经活动，从而调节膀胱对中枢神经系统的感觉传入。为防止膀胱过度活动或顺应性下降，两种作用机制都会发挥作用。目前，膀胱内注射肉毒毒素尚无标准化的方法或技术：使用剂量范围很宽，以及不同的注入模式。通常在局部麻醉或全身麻醉下，将肉毒毒素经膀胱镜注射入患者膀胱壁。在门诊手术室完成。肉毒毒素注射通常立即见效，注射后几天内症状就会明显改善。然而，这种效果总体来说持续较短，6个月后逐渐减退。

当非手术治疗或微创方法治疗膀胱顺应性异常失败时，最积极的治疗选择是膀胱扩大术。膀胱扩大术的目的是产生大容量、低压力（如高顺应性）的储尿囊。储尿量增加可维持更长的储尿时间，这对尿失禁有利；此时逼尿肌压力仍较低，可保护上尿路系统功能不受损伤，避免导致肾衰竭。这一结果的取得需要膀胱能够排空，因此很多患者在膀胱扩大后依赖间歇性导尿。

现今开发了许多不同的技术用于使用各种不同的组织进行膀胱成形术，如去管化一段小肠（回肠膀胱成形术、盲肠膀胱成形术、乙状结肠膀胱成形术和胃膀胱成形术），扩张的输尿管（输尿管成形术），自主膀胱扩大术（去除膀胱顶壁的逼尿肌），还有最近出现的使用生物工程组织技术生产的生物学替代组织。最常见的方法是使用小肠——尤其是回肠，而且由于其特性被了解得最充分，后续的讨论焦点主要集中在该技术上。

上文所描述的任何技术的使用效果主要取决于正确地选择患者。总而言之，70%的尿急、尿频或急迫性尿失禁的患者使用SNM取得了成功，成功定义为"症状改善超过50%"。此外，对于很多患者而言，这一效果可维持5年以上。在应用肉毒毒素治疗的患者中，高达80%的膀胱过度活动症患者都认为症状得到改善，高达70%的神经源性逼尿肌异常患者显示症状改善。总体来说，这一方法的有效性于6个月后消失，因为那时肉毒毒素的效果会减弱。重复注射可取得相似效果。在进行膀胱扩大术的患者中，控尿的改善率超过75%，其中超过50%的患者可完全自控。在一些报道中，这种情况发生在95%的患者身上。超过80%的患者可解决术前尿急现象。

三、外科手术

（一）骶神经调节

外科置入SNM装置需要两步：第一步，电刺激导联需要经皮穿过S_3神经孔放置且固定于S_3神经根附近；第二步，在外置装置临床试验显示有效后，用外科方法将IPG置入上臀部。

第一步——放置经皮导联。患者俯卧在手术床上，如图90-4所示，大腿上部、臀部、后背下部先广泛消毒，铺洞巾且要可见臀线。在透视下使用金属外科器械在皮肤表面标记S_3孔体表投射点（图90-4D）。将一个20 G有孔针以60°头端指向S_3孔穿刺入皮肤2 cm并直接进入S_3孔（图90-5A）。位置正确与否通过使用外接刺激器电刺激针来验证（图90-5B），同时通过检验合适的运动和感觉反射，这一S_3反射包括盆底的下位神经元反射和同侧趾的跖屈（表90-1）。双侧骶孔针用来评估每侧是否均获得更好的反射（图90-5）。使用Seldinger方法，将导向导丝（23 G）穿过针孔并移去针头，将导丝留在原位。用手术刀沿导丝切开皮肤，在透视引导下将穿刺器（包含14 G鞘和安置其内的16 G扩张器）通过导丝放置于合适的深度（图90-5C）。穿刺器上不透射线的标志（一个在扩张器尖端，另一个在鞘尖端），将装置精确定位于S_3孔内。穿刺鞘标志应放置在腹侧S_3孔水平，扩张器尖端的标志刚好在孔的上方（图90-5D）。移去穿刺器的导丝和扩张器，只留下穿刺器的鞘。

接下来，将带齿的引线置入鞘内（图90-6A）并定位，使电接触点$1^\#$横跨在腹侧S_3孔（图90-6B）。将穿刺器的鞘轻轻撤出到导联的白色标志上，显露导联接触点而不使尖端的塑料突起散开。通电刺激以便确认导联的位置合适。所有4个位置都需检测其合适的运动和感觉功能。位置满意后，将穿刺鞘完全移除，调整塑料突起，使导联固定到周围的软组织。

此时，在导联放置的对侧上臀部用刀切第2个3 cm的皮肤切口，并扩成一个小的皮下囊袋（图90-7A）。它是用于将来放置IPG。隧道穿刺器将刺激导联传递到IPG囊袋中，隧道穿过囊袋，移除锋利的套针刀，将导联穿过塑料护套或隧道（图90-7B和C）。一个临时外部引导线的延长部分延伸到IPG口袋内，连接刺激导联，并且外部延长线进一步穿过隧道以将其引到IPG口袋（图90-7D）。

导联走皮下隧道是为了减少带有外接导线的 IPG 感染的概率。外导联连接于外刺激器。剩余的导线和连接被埋于先前游离好的皮下囊袋内，其上方的皮肤用可吸收缝线缝合。经皮的导联置入点也用可吸收缝线简单的间断缝合覆盖。

外部刺激器经过一段时间的成功试验后——症状改善 50% 定义为成功，进行二期手术，置入 IPG。切开臀部之前的切口，显露埋入的导线。切除导线延伸部分并扩大皮下的囊袋，以适应 IPG。将 IPG 与定向刺激导线连接，并埋在皮下囊袋中（图 90-8）。用可吸收缝线缝合皮肤切口。患者清醒后，

就可以使用远程编程设备对 IPG 进行编程。图 90-9 说明了对 $S_2 \sim S_4$ 不同刺激的反应，图 90-10 显示了从两侧和后视图看到的导联的最终位置。

SNM 的并发症比较少见，通常与导联位移、临床效果丧失、设备故障或感染有关。发生导联位移和设备故障，可以移除或重新置入。发生感染，需要及时手术切除，以后再置入新的设备。目前没有出现神经系统并发症的报道。置入 SNM 后不能使用磁共振成像（MRI），对于未来需要进行或复查 MRI 的患者，不应接受 SNM 置入。

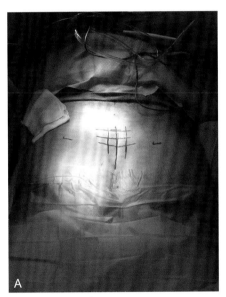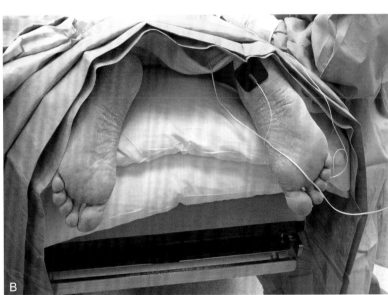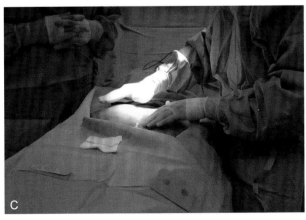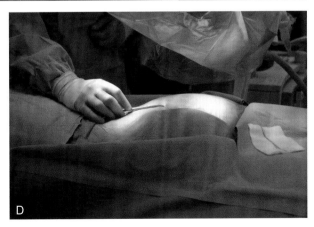

图 90-4　A. 当患者处于俯卧位时，对大腿后部、臀部和下背部进行无菌准备并如图所示铺单；B. 显露臀部和臀裂及足部；C 和 D. 结合触诊（C）和透视引导（D）来描绘骶孔大致位置的皮肤标记

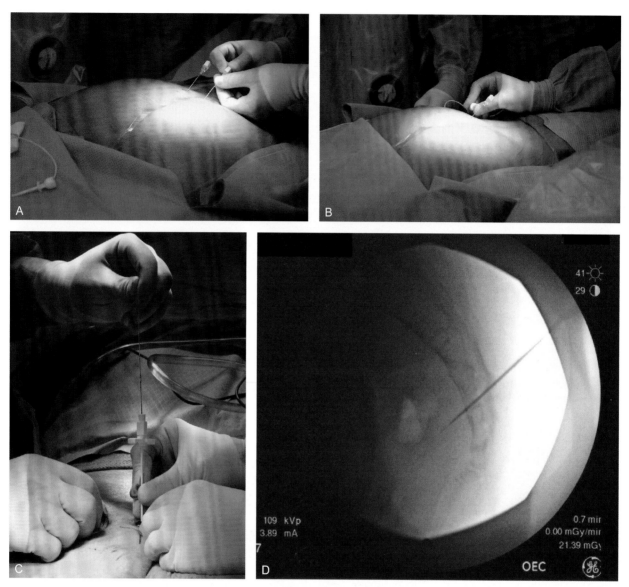

图 90-5　A. 将孔眼探针插入至 S_3 孔的实际位置的颅侧约 2 cm 处，与皮肤成 60°，被盲测定位在孔中，并将针头触及骨头。B. 正确进行骶孔定位，并通过使用试验刺激和监测适当的运动反应（表 90-1）来确认。C. 通过将针穿过针管内腔并将针移除穿过导线，将孔针更换为定向导丝。然后，在制作小皮肤切口后，将导引器穿过导线。D. 通过侧面透视确认导引器的正确深度定位：远端不透明标记应位于 S_3 孔的正下方，近端标记应位于腹侧孔水平

表 90-1　骶神经根对电刺激的反射

神经根	盆底	同侧下肢	感 觉
S_2	肛门括约肌收缩	外侧腿旋转，全足跖屈	感觉位于腿或臀部
S_3	盆底的"下"反射（肛提肌收缩）	蹈趾背曲	直肠、阴道"向外拉"
S_4	盆底的"下"反射	无	只有直肠"向外拉"

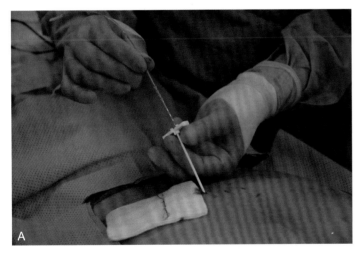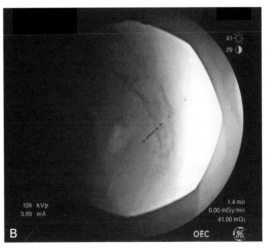

图 90-6　A. 将定向导丝和扩张器从引导器护套内部移除之后，将定位的引线穿过护套的内腔插入，并将护套稍微退回到引线上的白色标记的水平面，从而显露引线接触点；B. 在透视检查中，电接触应跨越 S_3 孔。然后将护套完全去除，展开用于定位的突起并将引线固定到周围组织

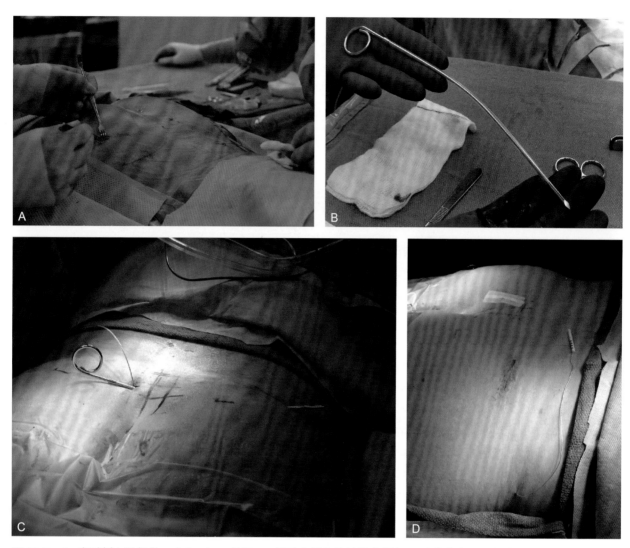

图 90-7　A. 在对侧上臀部做一个 3~4 cm 的切口，同时在置入脉冲发生器（IPG）的未来置入部位做一皮下囊袋；B. 尖锐的隧道套管针用于将刺激引线隧道传送到 IPG 口袋；C. 套管针就位后，移除锋利的刀片和闭孔器，并将引线穿过隧道护套；D. 将一个临时的外部引线延长线连接在引线上，连接接头被埋在 IPG 口袋中，外端进一步被横向穿过隧道，从而引出 IPG 口袋

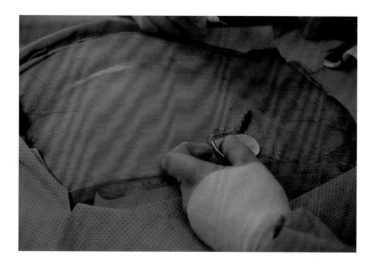

图 90-8　在置入的第二阶段，切开置入式脉冲发生器（IPG）部位上的切口，然后将带齿的引线延长线连接接头断开。IPG 设备连接到刺激引线并置入皮下袋中。皮肤用可吸收缝线缝合

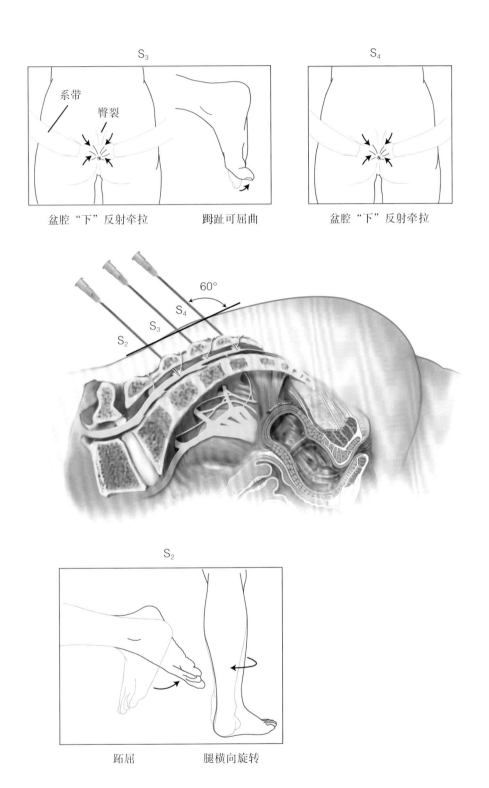

图 90-9　对 S_2~S_4 刺激的不同反应（引自：Dmochowski RR, Karram MM, Reynolds WS: Surgery for Urinary Incontinence: Female Pelvic Surgery Video Atlas Series. Philadelphia, Elsevier, 2013. ）

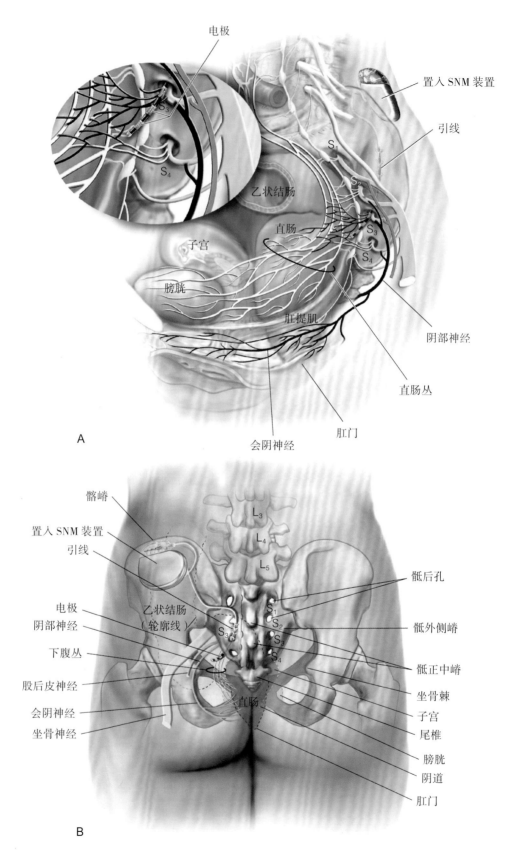

图 90-10　刺激引线的 4 个电接触点的最终位置靠近第 3 骶神经根（S₃），4 个塑料突起或尖齿嵌入并将导线固定到覆盖骶孔的组织上。A. 侧视图；B. 后视图。SNM. 骶神经调节（引自：Dmochowski RR, Karram MM, Reynolds WS: Surgery for Urinary Incontinence: Female Pelvic Surgery Video Atlas Series. Philadelphia, Elsevier, 2013.）

（二）肉毒毒素膀胱注射

因为临床最常使用的是肉毒毒素 A，所以本次讨论主要集中于使用这一亚型。需要特别注意的是使用肉毒毒素的剂量取决于每单位的生物效能，这种生物效能既不能互换，也不能与其他类型的肉毒毒素类型互相比较。A 型肉毒毒素每瓶 100 U（10 U/ml）（图 90-11），在注射前用可注射级、无防腐剂的生理盐水溶解。给药方案是可变的，单次可注射 100~300 U。根据所需的注射液浓度，可用 1~10 ml 注射盐水来溶解每瓶肉毒毒素 A，然后将溶液吸入合适的注射器内。然后将一个 23G 长针装于注射器上，准备与膀胱镜装置一起使用。

肉毒毒素膀胱注射是通过膀胱镜方法进行的。注射可在门诊手术室以任何一种麻醉方式进行，包括局部麻醉、区域麻醉或全身麻醉。典型的局部麻醉方法是先将 2% 利多卡因凝胶缓慢注入尿道，再用 2% 利多卡因溶液注入膀胱。接下来，用带有膀胱镜注射针的硬性或软性膀胱镜注入肉毒毒素（图 90-12）。通常情况下，注射肉毒毒素需注射 20~30 个点，这些点遍及膀胱底部、后壁，包括或不包括膀胱三角区。给予不同浓度的 0.1~1 ml 的肉毒毒素溶液（每注射点 10 U）（图 90-13）。要注射在合适的深度内，以避免肉毒毒素外渗到膀胱外或沉积于膀胱黏膜内。最理想的是注射溶液后使表面黏膜最低程度隆起，避免黏膜表面出现大的水疱（图 90-14）。

注射输尿管开口附近时，应注意保护膀胱输尿管抗反流功能。因此膀胱三角区是否应被包括在注射计划中存在争议。这在临床上还没有被证实。实际上由于三角区被认为是神经密集支配区，很多方案都将其包括在内。与膀胱肉毒毒素注射相关的主要不良反应是尿潴留，虽然这种情况相对少见，但如果频繁发生尿潴留，应就间歇清洁导尿（CIC）向患者提供咨询和（或）指导。这个并发症一般是一过性的并会随着时间的推移而消失。其他次要并发症包括一过性排尿困难、血尿和偶发的尿路感染（UTI）。更令人担忧的是全身无力、不适和肌肉无力的罕见报道，可能是由于肉毒毒素吸收造成的全身反应。总体来说，肉毒毒素注射的任何效果都会在接近注射后 6 个月减退或消失，为了取得先前出现的有利的临床效果，需要重复注射。

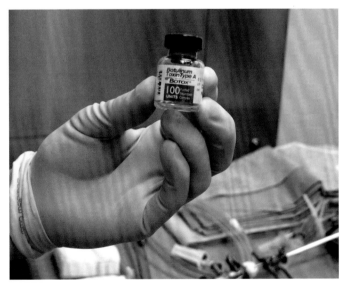

图 90-11　肉毒毒素 A 作为干燥粉末，装在小瓶中，每瓶 100 U，必须用不含防腐剂的注射级生理盐水溶解

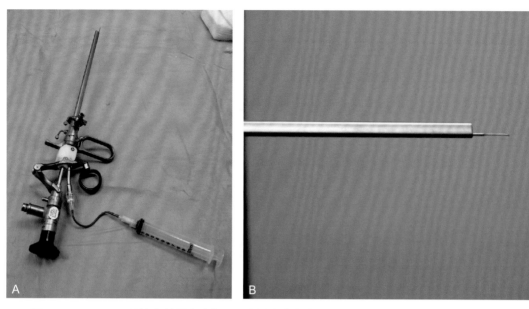

图 90-12　A. 22F 硬性注射用膀胱镜用于注射肉毒毒素 A（BoTN A）；B. 可以使用膀胱软镜和相应的注射针

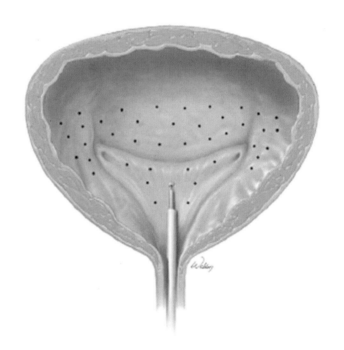

图 90-13　目前已有许多不同的注射方式，各有差异。典型的方式包括 20~30 个膀胱注射点分布在膀胱和穹顶的后部，可能包括或不包括膀胱三角区（图片来源：Kim D, Thomas CA, Smith, Chancellor MB: Urol Clin N Am 33: 503–510, 2006.）

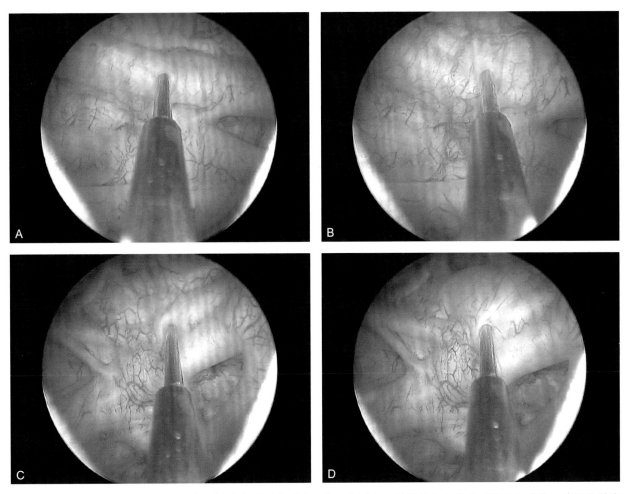

图 90-14　为了达到适当的注射深度，针头应通过黏膜（A 和 C）插入，通常具有轻微的"弹出"感觉，并且注射液轻微拱起上覆的黏膜，如图所示，膀胱小梁（B 和 D）之间的"注射"区域

（三）膀胱扩大术

回肠膀胱扩大成形术的手术步骤如图 90-15 说明。手术采用标准的下腹部中线切口，患者仰卧于手术床上或取低位截石位，双腿置于腿架中。虽然外阴不是手术区域，但是留置导尿管并用生理盐水灌注膀胱在手术时会有用处。从耻骨联合到脐部做一个正中切口，切开前腹部筋膜，劈开腹直肌并打开腹横筋膜和腹膜。

在准备肠管时，先定位回肠末端，在距离回盲瓣近端 15 cm 或更长处分离出一段长 20~40 cm 的回肠。小心分离肠系膜，以便保护其两端和肠管吻合口血供。肠管的分离和吻合可使用切割器和吻合器。分离出的回肠沿长轴将系膜缘切开，肠管再被折叠并用 3-0 可吸收缝线全层缝合其内侧缘以重新塑形，如 U 形、S 形（图 90-16 和图 90-17）。

做膀胱准备时，要矢状位正中切开膀胱，切口从前部膀胱颈上方 3 cm 延伸至后部三角区上方 2 cm 处（图 90-18）。在切开逼尿肌前用生理盐水灌注膀胱有助于维持一个切开的矢状面。

然后将重新塑形的肠管与正中切开的膀胱吻合，从后壁切缘开始，沿着每个矢状切开的膀胱边缘用 3-0 可吸收缝线吻合。在完全闭合膀胱前，留置耻骨上造口管从膀胱壁穿出，同时留置尿管。然后用生理盐水冲洗膀胱以确定膀胱水密完整性。留置闭合的引流管，将其与耻骨上造口管从皮肤分别穿孔并引出体外。最终常规关闭腹壁切口（图 90-19）。

耻骨上造口管和尿管需留置 10~21 天，到时先做膀胱造影以确定没有尿液外渗。先拔除尿管，夹闭耻骨上造口管，让患者开始进行清洁间歇导尿。当患者适应后，拔除耻骨上造口管。通常，白天每 2~3 小时指导患者进行一次间歇导尿，晚上导尿 1~2 次。导尿的频率可以增加到每 4 小时 1 次。如果患者能完全排空尿时，则无须继续间歇导尿。

行膀胱扩大术的患者应在第 1 年内常规随访肾脏影像 [超声、静脉肾盂造影（intravenous pyelography，IVP）或肾 CT 扫描]，随后定期常规间断地监测上尿路变化。此外，在此期间也要常规监测血清电解质和肌酐，以排查电解质和代谢异常。最后，由于存在肿瘤形成的风险，应定期进行膀胱镜检查。

膀胱扩大术后常发生菌尿症，特别是对于清洁间歇导尿的患者。然而，除非与真正的尿路感染相关，否则不需要治疗。与菌尿相关的症状，如发热、耻骨上疼痛、血尿、腐臭味尿液、尿失禁和黏液排出增加。抗生素治疗应选择细菌敏感的且需遵循尿培养结果。膀胱扩大术的其他并发症包括结石形成、产尿素裂解酶细菌引发的上尿路感染、浑浊的黏液、高钙尿症、残余尿或膀胱异物形成、产生黏液过多、由于异常吸收尿氨导致的代谢性酸中毒和特发性膀胱穿孔。

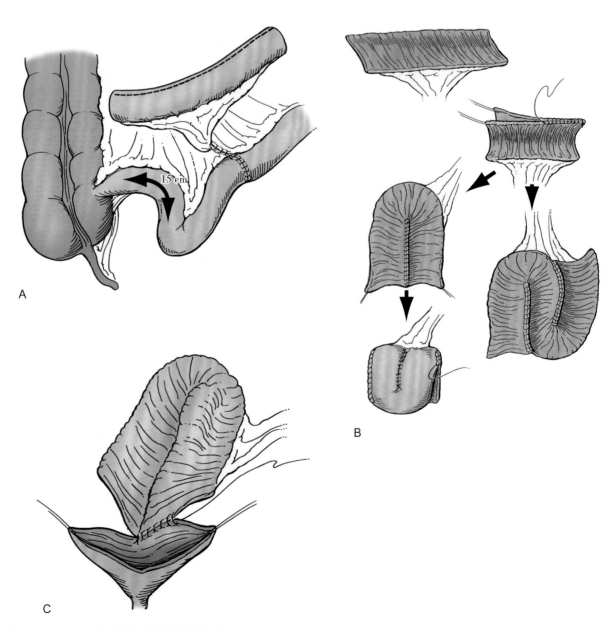

图 90-15　A~C. 回肠膀胱成形术需要分离回肠末端部分（同时保留末端回肠和回盲瓣），纵向打开该段，重新缝合回肠，并将回肠片吻合到纵向切开的膀胱上（引自：Adams MC, Joseph DB: Urinary tract reconstruction in children. In Wein AJ, Kavoussi LR, Novick AC, et al, eds: Campbell-Walsh Urology, 9th ed. Philadelphia, Saunders, 2007, p. 3674. ）

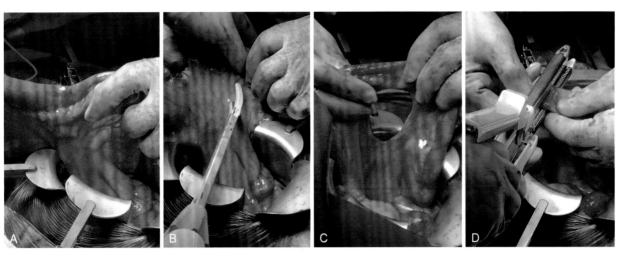

图 90-16　A. 将肠系膜透光以显示边缘动脉，为肠切除位置的选择提供参考；B. 在肠切除前，使用超声刀在肠系膜处开窗；C. 建立肠系膜窗口；D. 采用胃肠切割闭合器（GIA）横断肠管。同样采用 GIA 行肠道吻合，也可采用手工缝合的方法进行肠道吻合

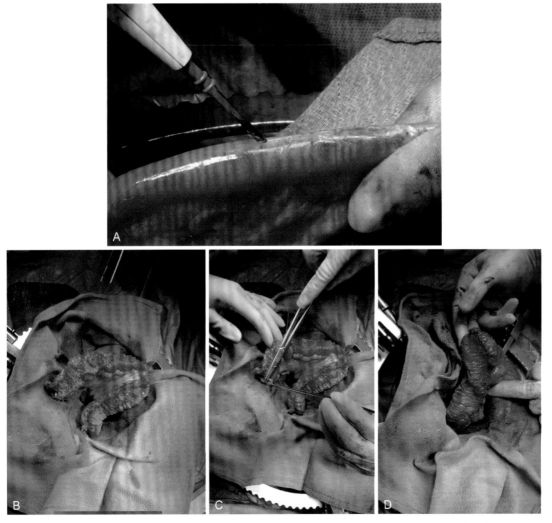

图 90-17　A. 将离断的肠管清洗干净，沿着系膜小肠游离部的边界切开肠管。切开肠管时，可在肠管内置入大口径导管作支撑。B. 离断的肠管被完全切开并被摆成"U"形。C. 用 2-0 延迟可吸收缝线做肠管侧 - 侧吻合。D. 完成扩大的肠片的制作，并准备行膀胱 - 肠吻合术

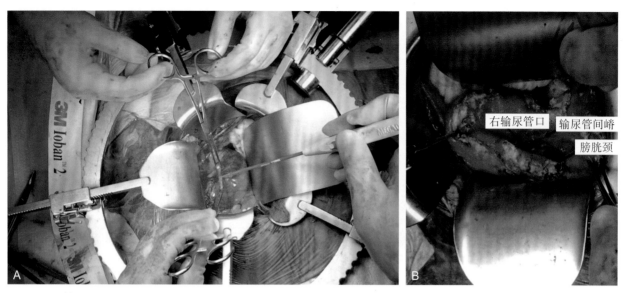

图 90-18 A. 经导尿管注水充盈膀胱，然后由前向后切开膀胱顶部。B. 膀胱被分成两瓣。膀胱切口向前向下至膀胱颈，向后向下至膀胱三角区

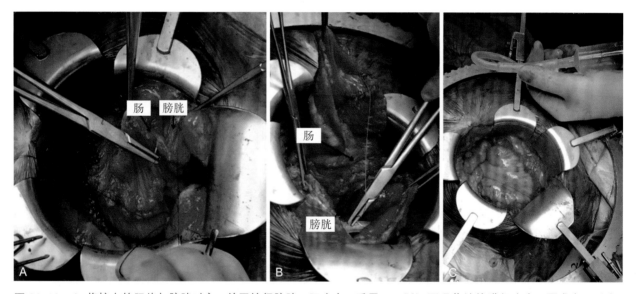

图 90-19 A. 将扩大的肠片与膀胱对齐，并开始行膀胱 - 肠吻合。采用 2-0 延迟可吸收缝线进行吻合，要求密不透水，可采用单层或双层缝合，并置入 24F 耻骨上膀胱造口管来确保最佳的膀胱引流。B. 完成膀胱 - 肠后方的吻合。C. 膀胱 - 肠吻合术已完成。通过前期置入的耻骨上膀胱造口管向扩大的膀胱内注水，测试缝合位点的密封性。采用 3-0 延迟可吸收缝线对渗漏点行"8"字缝合加固

（许克新 译 王晓峰 校）

第十四部分

肠道手术

第91章

肠道手术

Michael S. Baggish

小肠和大肠的解剖

    小肠是腹腔中最大的器官，盆腔的手术经常会涉及小肠。虽然存在个体差异，但未曾行腹腔手术的患者，打开其腹腔即可见大网膜覆盖在小肠上（图91-1A）。网膜从胃大弯开始并与横结肠相连（图91-1B）。小肠位于网膜下面（图91-2A）。小肠长22.5英尺（1英尺=32.48厘米），大部分完全被腹膜覆盖，并被肠系膜悬吊（图91-2B）。肠系膜从腹壁左上方延伸至右下（图91-3）。小肠分为3部分：①十二指肠：与妇科手术关系不密切；②空肠；③回肠。术中常可见到这3部分（图91-4）。十二指肠和空肠交界处被一条平滑肌纤维韧带悬吊于左上腹壁，该结构称为Treitz韧带。疑有肠道损伤时，

Treitz韧带是系统探查小肠简便而首选的标志（图91-5A~C）。另一个重要的解剖标志是回盲部，小肠通过回盲瓣与大肠相连（图91-6A和B）。小肠血供来源于肠系膜上动脉，走行于肠系膜（图91-7），这些血管分支成一系列的动脉弓，终止于环绕肠壁的小直动脉。小肠的神经来源于肠系膜上神经丛，是腹腔神经丛的直接延续。

    大肠长约5英尺，与小肠的区别是沿3条纵行肌纤维带分布的肠脂垂及其较大的内径（图91-8A）。大肠在腹腔中围成一个三边形的结构（图91-2B和图91-8B），其右侧边有盲肠，常坠入盆腔，终止于阑尾。升结肠在肝曲与横结肠相连。横结肠位于胃下方，并在脾区与左结肠或降结肠相连。

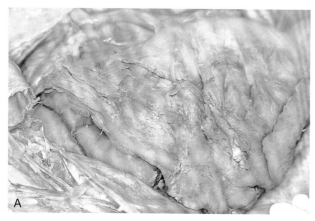 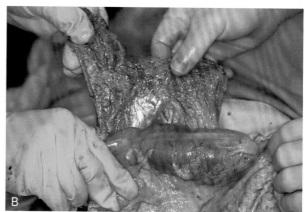

图91-1　A. 打开腹壁，进入腹腔。可见大网膜下垂、覆盖大部分小肠；B. 将胃拉出腹腔，可见网膜从胃大弯侧开始并连接横结肠

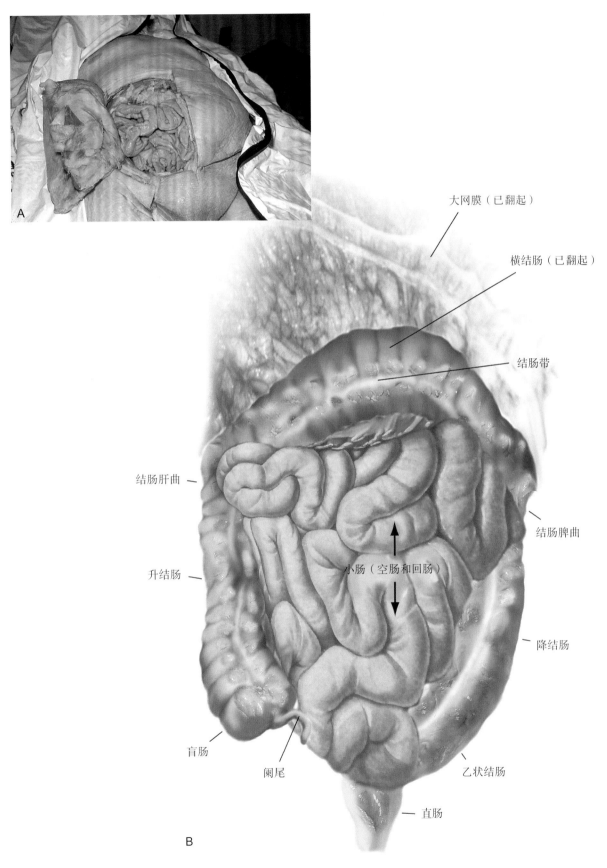

图 91-2　A. 掀开网膜后即可见小肠充满腹腔并覆盖盆腔；B. 掀起与横结肠相连的网膜后可见小肠和大肠，图片显示大肠是如何包绕小肠的

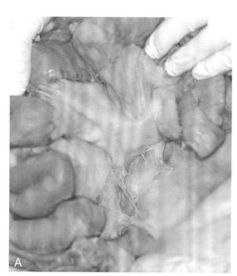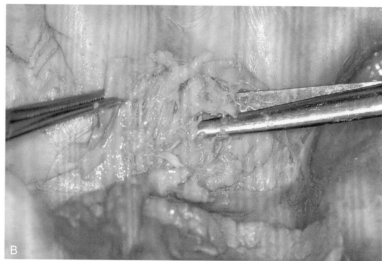

图 91-3　A. 小肠由肠系膜支持固定，从左上腹延伸至右下腹；B. 肠系膜中有供应小肠的血管走行。血管隐藏在两层腹膜之间的脂肪中

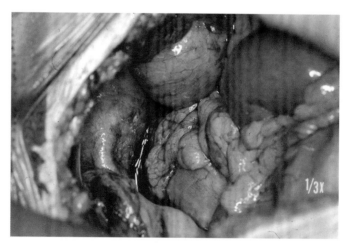

图 91-4　小肠分为 3 部分；然而，在妇科手术中极少遇见十二指肠。如图所示，术中常可见空肠和回肠

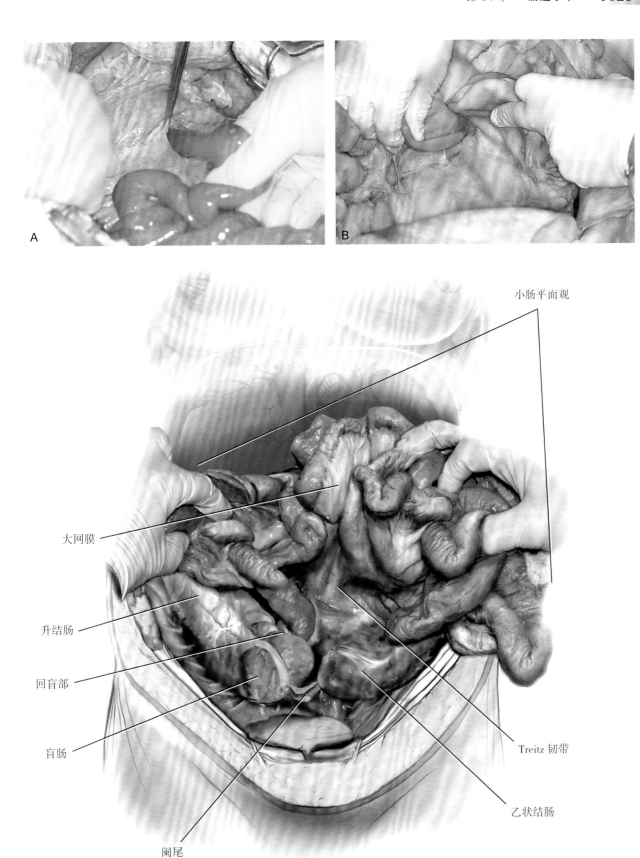

C

图 91-5　A. 在十二指肠和空肠的交界处是一个纤维肌性结构，称为 Treitz 韧带；B. Treitz 韧带的特写视图，术者手指所指处为 Treitz 韧带；C. 小肠被肠系膜固定，呈扇形展开，图中可见从回盲部到 Treitz 韧带的整个小肠

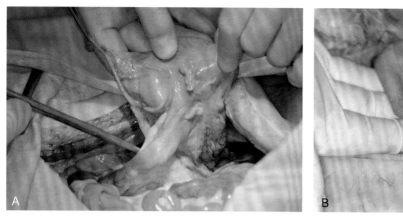
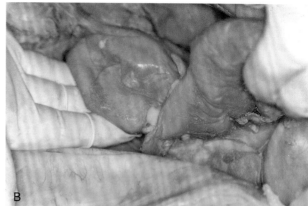

图91-6　A.术者右手握住盲肠并提起游离的右结肠，用扁桃体止血钳拉开回肠，回盲部清晰可见；B.回肠与盲肠在回盲部相连，解剖者的手置于盲肠下方，另一只手拉着回肠末端

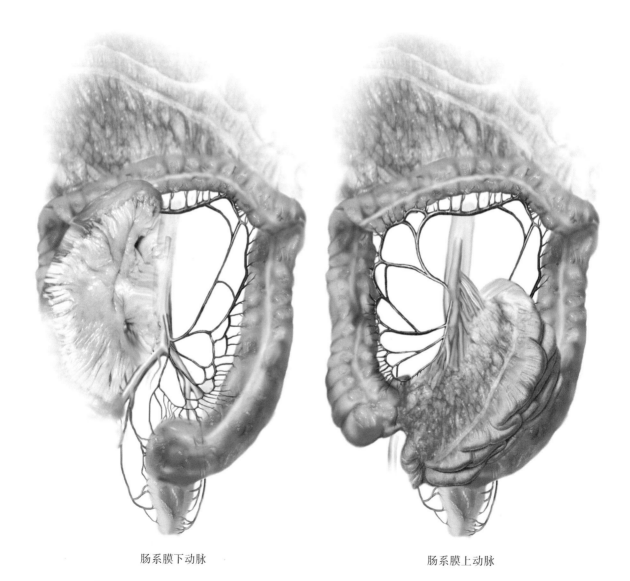

肠系膜下动脉　　　　　　　　　　　　肠系膜上动脉

图91-7　肠系膜上动脉分支的动脉弓供应小肠，还为右结肠、横结肠的右半部分供血。肠系膜下动脉供应横结肠的左半部分、左结肠、乙状结肠和直肠

　　左结肠（降结肠）在左髂窝处与 S 形的乙状结肠相连接，乙状结肠在骶骨前方进入盆腔，由左向右走行（图 91-9）。然后再转向中线部位，在子宫正后方下行，与结肠的终点（直肠）相连接（图 91-9）。乙状结肠完全被腹膜覆盖，可借助其系膜在腹腔游离。需要注意的是，乙状结肠和左半结肠有腹膜与侧腹壁相连，但并不紧密（图 91-10A）。分离左侧结肠旁沟的腹膜即可游离降结肠（图 91-10B 和 C）。在游离至下半部分时，在腹膜下方可见卵巢血管和腰大肌（图 91-10D）。左半结肠的血供来自肠系膜下动脉的 3 个分支，分别是左结肠动脉、乙状结肠动脉、直肠上动脉。髂内动脉的直肠中动脉、直肠下动脉分支与肠系膜下动脉的直肠上动脉分支之间在此有重要的侧支循环。右半结肠的血供来源于肠系膜上动脉的回结肠动脉（图 91-7）。

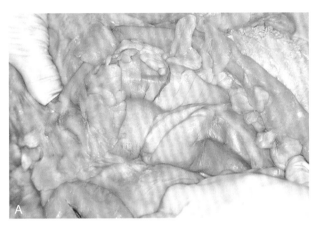
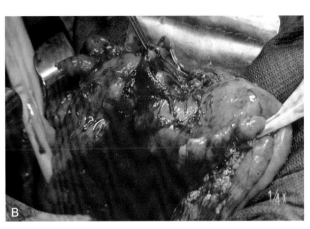

图 91-8　A. 图中可见横结肠的肠脂垂和结肠带；B. 用两个橡胶牵开器牵开横结肠。可见升结肠、横结肠、降结肠围成腹腔脏器的外围

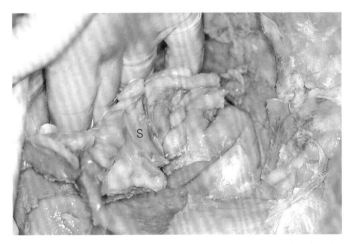

图 91-9　乙状结肠在骶骨前方由左向右走行，然后转向中线部位。左结肠在图的左下部，与乙状结肠（S）相连接，乙状结肠转向右侧并降入盆腔

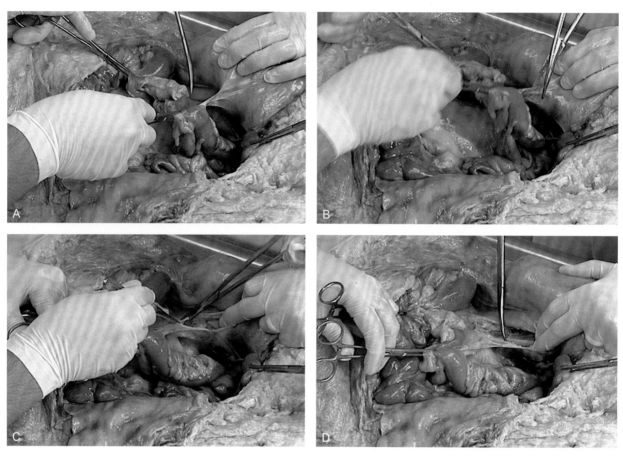

图 91-10 A. 左半结肠和乙状结肠上段连接于侧腹壁，这是与腹膜正常的连接；B. 左侧结肠旁沟处腹膜可被打开；C. 沿整个左半结肠操作可打开一无血管平面；D. 结肠可被完全游离，图片显示乙状结肠和腰大肌的关系，打开腹膜后即可见腰大肌

（姜可伟 译 王 杉 校）

第 92 章

小肠修复 / 切除术

Brian J. Albers, David J. Lamon

小肠是一连续性管道器官，上起于十二指肠球部，下至回盲瓣。小肠管壁由最内层黏膜、内环形肌层、外纵行肌层和最外层浆膜构成。从外科手术角度而言，小肠有两层结构：内层的黏膜和外层的浆膜。小肠血供来源于走行于系膜内的肠系膜上动脉和肠系膜上静脉。

将拟切除的小肠近端和远端各以无创钳夹住，以防止肠内容物流出(图 92-1)。用血管钳分离系膜，并用 2-0 丝线结扎（图 92-2 和图 92-3）。如果需要手法吻合，则沿无创钳边缘锐性切除小肠。移除损伤肠段，将小肠断端靠拢对合，并用 3-0 丝线做牵引（图 92-4）。用 3-0 丝线单纯间断全层缝合吻合口（图 92-5），使黏膜内翻（图 92-6）。所有缝合均在直视下完成（图 92-7），用手指对触检查吻合口环，以确保通畅（图 92-8）。关闭肠系膜缺损以防止发生腹内疝（图 92-9）。

如要采用钉合器吻合，击发 75mm 的 GIA（胃肠道吻合术）钉合器切除肠管。然后将肠管断端并行排列，在肠系膜内缘将肌层缝合（图 92-10 和图 92-11）。切开小肠，使开口足以插入钉合器（图 92-12），旋转肠管使断端肠管对系膜缘靠近并拢（图 92-13），击发吻合器。检查吻合口黏膜是否有明显出血。如果无出血，用 Allis 钳夹住打开的断端肠缘，肠缘应与新建的侧侧吻合口垂直（图 92-14）。在 Allis 钳下方置钉合器，击发，新建端-端吻合口（图 92-15）。然后关闭肠系膜缺损。

对于透壁性肠管损伤，只要采用正确的缝合技术，即使无肠道准备也可以安全地进行。缝合前应切断小肠穿孔的边缘。单纯小肠透壁撕裂损伤可以横向关闭破损（Heineke-Mikulicz 术式关闭伤口，以预防肠腔狭窄），在破损两端缝牵引线，用 3-0 丝线单纯间断缝合（图 92-16 和图 92-17）。多处损伤或缺血性损伤需要切除肠管后再吻合。手法吻合或钉合器吻合的手术效果近似。

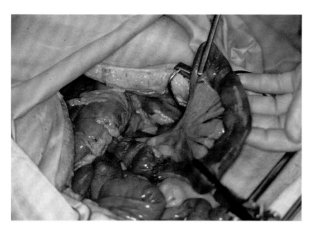

图 92-1 用两把无创钳夹住拟切除肠管的近、远端，隔离肠内容物，避免肠腔污染

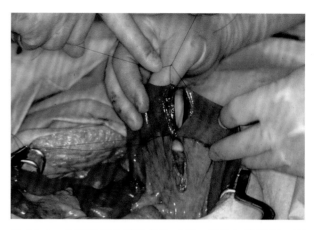

图 92-4 将肠系膜血管结扎完成后，锐性切除肠段。要吻合的小肠断端黏膜应有明显的出血。活动性出血立即电凝止血。肠系膜缘和相对肠系膜缘用 3-0 丝线牵拉，使预吻合肠管断端相对平行对齐

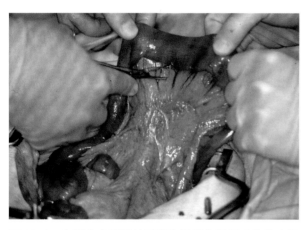

图 92-2 在预吻合肠管的近端和远端靠近肠壁处游离肠系膜缘

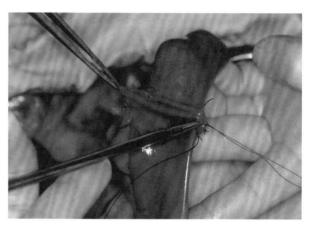

图 92-5 用 3-0 丝线单纯间断吻合断端。需要注意的是，缝合肠缘时针应穿过浆膜距肠缘 4~5 mm 处，以及黏膜边缘即可。在肠腔外打结，针距为 4 mm

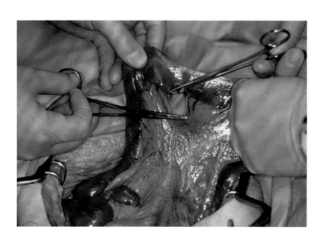

图 92-3 用血管钳分离肠系膜并用 2-0 丝线结扎

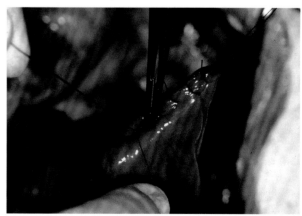

图 92-6 将缝线在吻合口处打结，打结时应注意将黏膜内翻

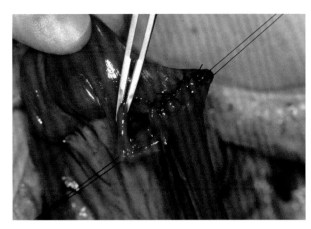

图 92-7 吻合即将完成时，将最后几针缝线不打结，直视下确保所有缝线准确无误后再打结，检查相邻缝线，确保中间无空隙

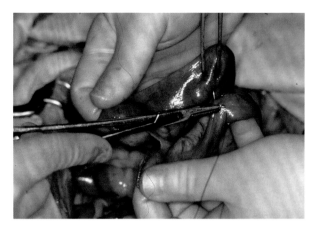

图 92-10 切除的小肠近端和远端部分保持相互并行。将单条 3-0 浆肌层缝线缝合肠系膜内缘以用作牵拉，两肠段的并拢距离距钉合缘约 100 mm

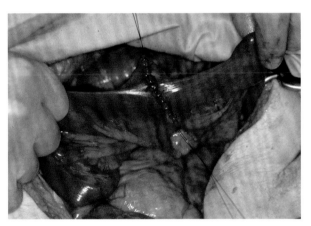

图 92-8 吻合完成后，对吻合口进行周向检查。缝线之间的任何空隙，用 3-0 丝线间断浆膜层缝合，注意：不要穿入肠腔。触诊吻合口是否通畅，并确保能通过一指。然后将牵引线打结并剪断

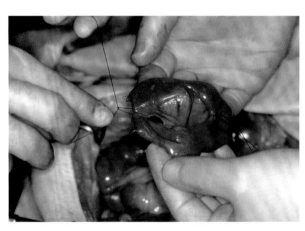

图 92-11 在靠近钉合处的肠系膜内缘另置一根浆肌层缝线用作牵拉

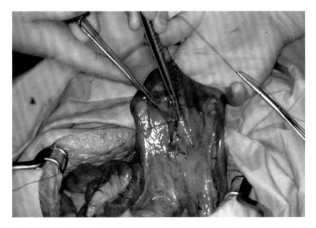

图 92-9 用 3-0 丝线间断缝合肠系膜缺损，仅缝合腹膜，避免缝入血管

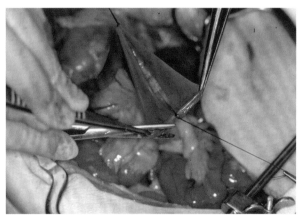

图 92-12 锐性切开钉合线的对系膜缘，使其足以允许 GIA 闭合器（75 mm）进入

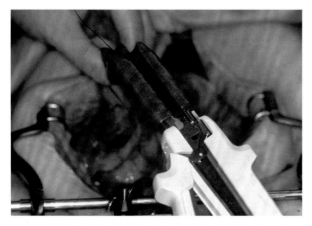

图 92-13　将钉砧和钉仓分别插入两肠腔。向下牵拉预制的牵引线，以旋转肠管，使肠管对系膜缘在钉槽内相对并拢。术者一根手指沿钉合器两侧触摸，如果仅触及浆膜证明没有系膜脂肪嵌入钉合器，检查满意即可击发钉合器

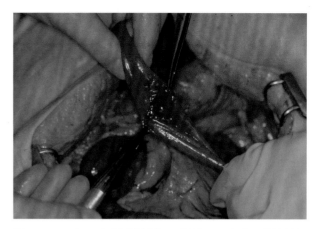

图 92-16　小肠透壁型撕裂伤，未累及肠系膜。单纯关闭缺损即可

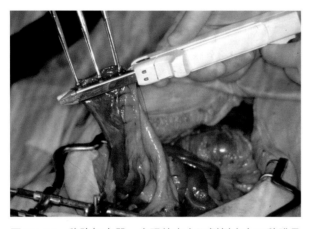

图 92-14　移除钉合器，肉眼检查小肠侧侧吻合口黏膜是否有出血。如果无出血，用几把 Allis 钳夹住打开的断端肠缘大部分浆膜，肠缘与侧 - 侧吻合口垂直相对。理想的结果是，吻合口位于最初切缘的钉合线及牵引线上

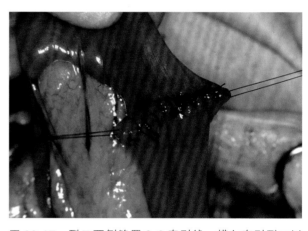

图 92-17　裂口两侧缝置 3-0 牵引线，横向牵引裂口以利于关闭，用 3-0 丝线间断缝合，针距约 4 mm，缝合包括距缺损边缘 4~5 mm 浆膜及黏膜边缘即可。黏膜内翻后将缝线打结。修复完成后检查是否有漏口，以及肠管是否通畅

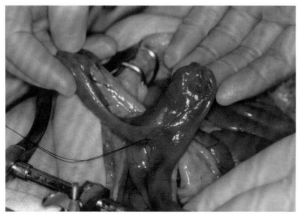

图 92-15　重新放置钉合器，击发，在侧 - 侧吻合的基础上完成端 - 端吻合。仔细检查缝合边缘，挤压肠管，检查有无肠内容物从吻合口漏出。如上所述，关闭肠系膜缺损

（姜可伟　译　王　杉　校）

第93章

简易闭合小肠的透壁损伤

Michael S. Baggish

盆腔淋巴结清扫时导致的小肠壁损伤，如果没有影响相应肠段的血液供应，可不必行肠管切除。首先，观察小肠颜色，健康有活力的小肠应保持粉红色（图93-1）。然后，破损边缘使用组织剪修整（图93-2A和B），切缘应有出血以进一步证明肠管的活力。使用2-0或3-0铬制肠线全层缝合关闭裂口（图93-2C）。再用2-0丝线间断行浆肌层包埋（图

93-2D~F）。冲洗缝合口，术者用拇指和示指触摸检查肠腔是否通畅。

目前的外科技术发展，也可以采用2-0或3-0 PDS（聚对二氧环己酮）缝线进行单层间断缝合。缝针按顺序从破损一侧的浆膜、肌层、黏膜进针，从另一侧的黏膜、肌层、浆膜出针。用生理盐水冲洗伤口，检查管腔是否通畅（图93-3A~C）。

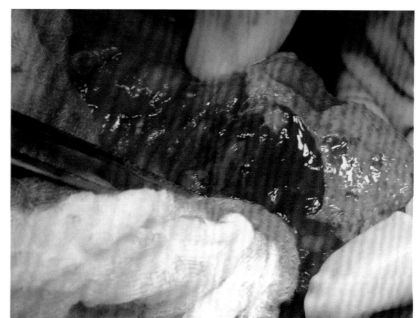

原始照片

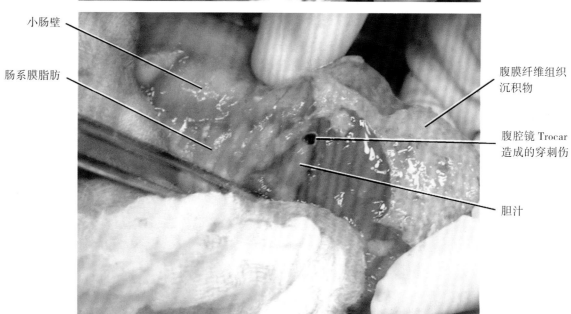

小肠壁

肠系膜脂肪

腹膜纤维组织
沉积物

腹腔镜 Trocar
造成的穿刺伤

胆汁

将肠内容物从小肠挤出，肠壁塌陷

图 93-1   上图为原始照片，可见小肠肠系膜边缘上方有一处肠穿孔。周围有血液和纤维组织渗出。在止血钳上方可见含胆汁的肠内容物从伤口流出。并可见逸出的气泡。下图是为清楚表现原图而画的示意图

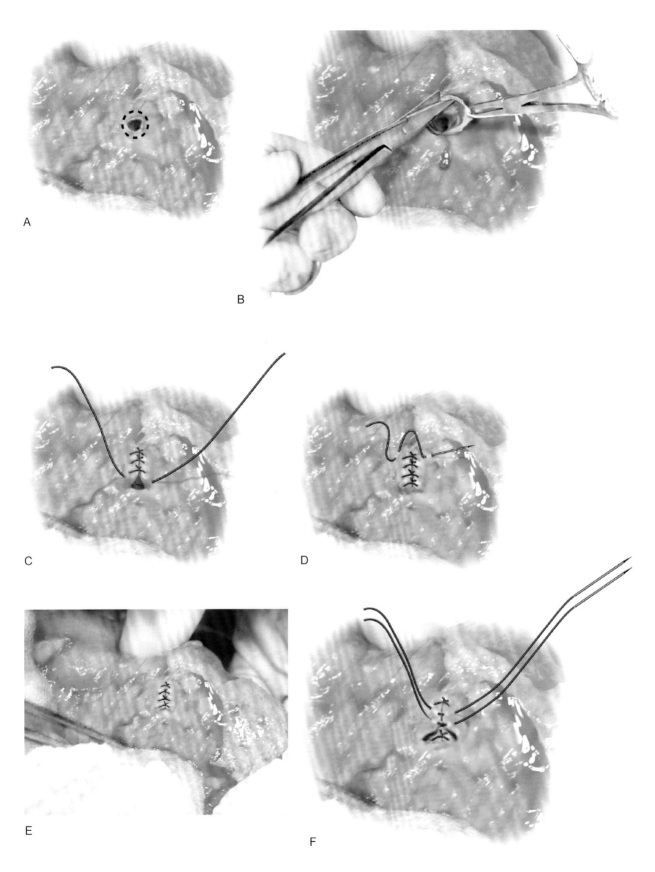

图 93-2　A. 拟切除肠壁的轮廓；B. 剪去穿孔边缘失去活力的组织。切缘出血证明已剪至健康组织；C. 将铬制肠线依次穿过浆膜层、肌层、黏膜下层、黏膜层（全层缝合），间断缝合，关闭缺损；D. 再用一根细针穿 2-0 丝线缝合浆肌层；E. 用 2-0 丝线缝合包埋第一层；F. 破损完全关闭并对合良好

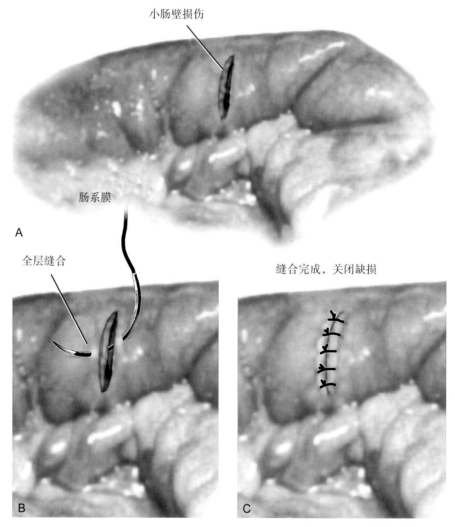

图 93-3　A. 小肠损伤破口。探查发现已穿破黏膜。B. 用 2-0 丝线或聚对二氧环己酮线（PDS 线）单纯间断缝合（单层）以关闭破损。C. 冲洗缝合口并检查缝合口液体密闭性。同时还需检查肠腔是否通畅

（姜可伟　译　王　杉　校）

第94章

梅克尔憩室

Michael S. Baggish

梅克尔（Meckel）憩室是小肠常见的先天性畸形。Meckel憩室常位于距回盲瓣2英尺以内的回肠系膜对缘，大小约2英寸（1英寸 = 2.5厘米），在人群中的发生率为2%（图94-1~图94-3）。憩室可含有胃、胰腺、胆道和结肠组织，从而产生不同的临床表现（如消化性溃疡）。小肠大量出血可表现为鲜血便，应考虑Meckel憩室。其他并发症包括炎症、梗阻、瘘等。

切除憩室可用钳子夹住基底部后将其切除，缝合肠壁。也可用钉合器夹住基底部切除（图94-4）。

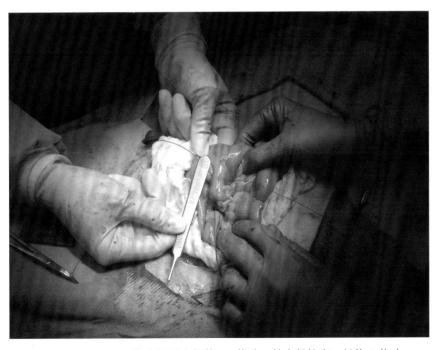

图94-1 Meckel憩室距回盲部约12英寸，其内径较宽，长约2英寸

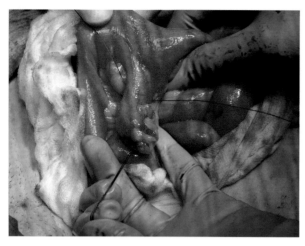

图 94-2 憩室特写，图示用丝线牵拉以方便操作

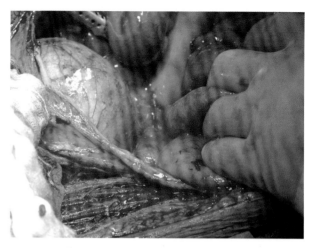

图 94-3 放大图片以进一步观察憩室，可见前方的盲肠

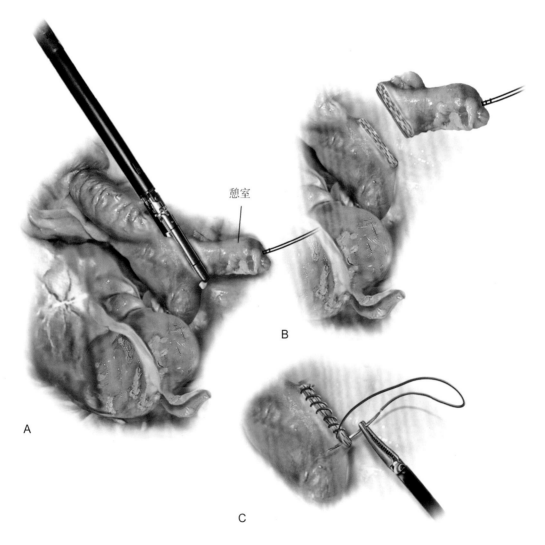

图 94-4 A. 用钉合器完全夹住憩室基底部；B. 钉合切除憩室；C. 钉合线用 2-0 丝线缝合包埋

（姜可伟 译 王 杉 校）

第 95 章

阑尾切除术

Michael S. Baggish

　　过去，妇科医师在开腹手术时会选择性切除阑尾。现在，由于各种原因已很少施行，包括医疗风险、缺少专业技术知识、保留阑尾的潜在优点及缺少知情同意等。显然，后两个问题可以通过术前向患者交代切除阑尾的优缺点并取得患者同意后可以解决。缺少专业技术知识则需要妇科医师或住院医师在普通外科医师指导下学习阑尾切除术，而最好的方式是在择期手术中学习。因输卵管妊娠行输卵管开窗取胚术、输卵管重建术、盆腔炎，以及重度粘连的患者可常规行阑尾切除术。计算机轴向断层成像技术（computed axial tomography，CAT）或触诊发现阑尾有粪石也可附带行阑尾切除术。

　　寻找盲肠和回盲部。将盲肠提起，可见阑尾及其供应血管（在阑尾系膜中走行）。用 Babcock 钳夹住阑尾末端并拉直。分离盲肠和阑尾动脉之间的阑尾系膜。通常在肠系膜上可见一无血管间隙。用两把 Kelly 钳在阑尾轴线方向并排夹住阑尾系膜。在两把钳子之间逐渐切开肠系膜，直至盲肠和阑尾根部（图 95-1）。然后，用 2-0 丝线或 3-0 薇乔线荷包缝合阑尾底部周围的盲肠壁浆肌层。用两把 Kelly 钳夹在游离的阑尾近端，其中第 1 把 Kelly 钳紧贴盲肠。第 3 把 Kelly 钳在前两把 Kelly 钳之间钳夹阑尾，在钳夹处用线结扎。在 2 把 Kelly 钳之间、结扎位置上方切断阑尾（图 95-2A），然后将切除的阑尾放入装有福尔马林的容器中。用 3-0 薇乔线在第 1 把 Kelly 钳下方再次结扎（图 95-2B）。将双重结扎的阑尾残端翻入盲肠荷包（图 95-2C）。拉紧荷包，完全包埋阑尾残端，打结（图 95-2D）。用生理盐水冲洗术野，检查有无出血。在腹腔镜或开腹手术时，也可以使用钉合器快速切除阑尾（图 95-3）。

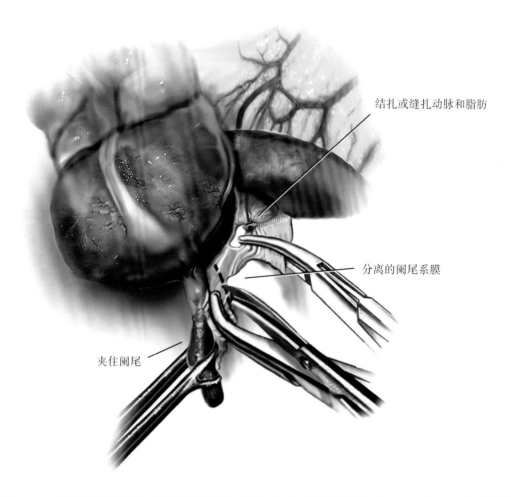

结扎或缝扎动脉和脂肪

分离的阑尾系膜

夹住阑尾

图 95-1 用 Babcock 钳固定阑尾远端。游离阑尾系膜，用 Kelly 钳夹住系膜以防止出血。用 3-0 薇乔线结扎。将 Kelly 钳向前移动。在靠近阑尾的位置用 2 把 Kelly 钳夹住阑尾系膜，在 2 把 Kelly 钳之间切断系膜

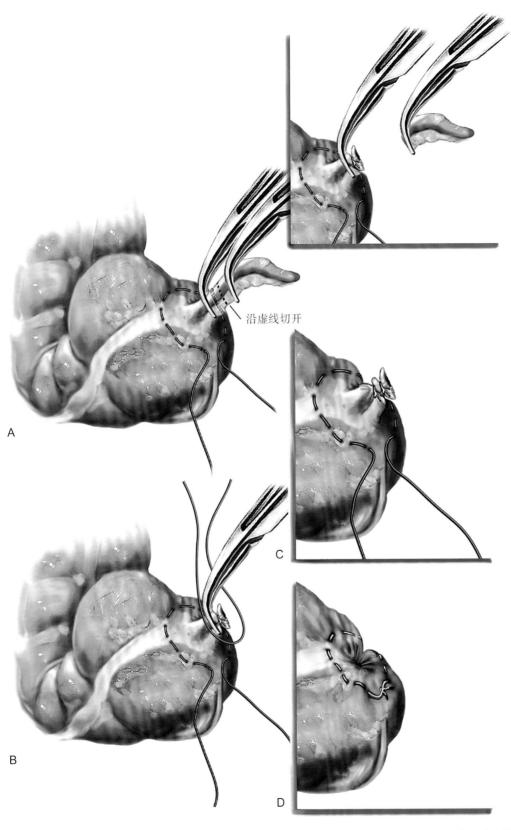

沿虚线切开

图 95-2 A. 用 2 把 Kelly 钳或扁桃体止血钳夹在阑尾近端。第 3 把 Kelly 钳已被移除，然后用 3-0 薇乔线在钳夹处结扎。或者可以在 2 把 Kelly 钳之间切断阑尾，并在第 1 把 Kelly 钳下方结扎（插图）。在第 2 把 Kelly 钳和第 1 道结扎线之间切断阑尾。B. 用 2-0 丝线在阑尾基底部做荷包缝合。C. 在第 1 把 Kelly 钳下方用 3-0 薇乔线结扎。阑尾残端已被双重结扎。有些外科医师习惯用棉签将苯酚涂在阑尾残端。D. 将阑尾残端翻进荷包中，拉紧荷包、打结

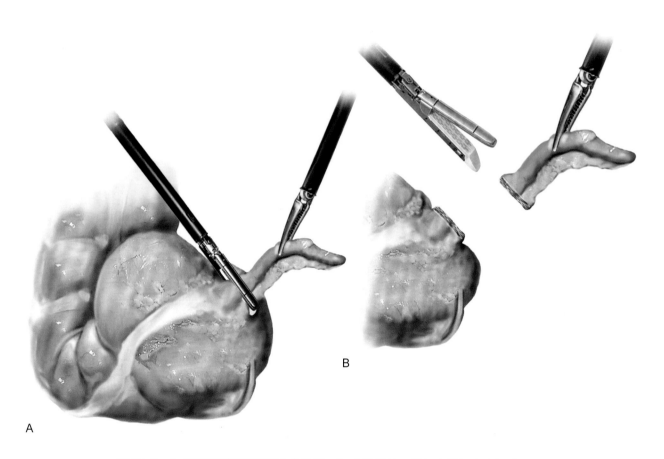

图 95-3　A.在腹腔镜下用弯钳夹住阑尾；B.在腹腔镜下用钉合器钉合和切除阑尾

（姜可伟　译　王　杉　校）

第96章

结肠修复 / 结肠造口术

Brian J. Albers, David J. Lamon

结肠是胃肠道的远端部分，起始于回盲瓣，至肛管远端结束。结肠全长 4.5~6 英尺，主要功能是钠、水重吸收，以及暂时储存代谢产物。

在结肠上进行手术首先要了解其分段血液供应。右结肠由肠系膜上动脉的分支回结肠动脉和右结肠动脉供应。结肠肝曲至横结肠中点由中结肠动脉供应。横结肠远段、结肠脾曲、降结肠、乙状结肠由肠系膜下动脉的分支左结肠动脉和乙状结肠动脉供应。结肠脾曲是边缘血管弓汇集的区域，术中应格外注意。另外，在游离过程中还需要分离升结肠和降结肠与腹膜后的附着组织。

在妇科手术中易损伤盲肠、乙状结肠和直肠。盲肠和近端乙状结肠损伤，术前即使无肠道准备，如果肠腔污染小且肠系膜未累及，则可行一期修复。看似轻微的肠系膜损伤可导致供应肠段的透壁性坏死和穿孔。另外，在一期修复过程中，术中不应出现失血性休克，出血也不能超过 1 L。结肠损伤修复方式与前述小肠损伤修复相似——为避免肠腔狭窄，沿肠管横轴方向用 3-0 丝线间断缝合关闭破损，然后用大量生理盐水冲洗术野。据报道，5%~7%的患者术后发生局限性脓肿，经皮引流常可治愈。

乙状结肠远端和直肠损伤，在无肠道准备的情况下，最好采用上述一期缝合的同时行近端肠管切除、乙状结肠断端造口术。如果肠系膜受累，并且怀疑肠管失去生机时，安全的方法是用胃肠切割闭合器（GIA）（图 96-1A）切除结肠远端至损伤部位的肠管。然后，将近侧断端拉出腹壁行造口术。处理此类损伤需要一定的判断力，一旦出现损伤，应由经验丰富的普通外科医师协助手术。

进行乙状结肠造口术时，首先应充分显露，下腹横切口通常不能为游离结肠提供足够的视野。如果确定行结肠造口术，正中切口或中腹部横切口更合适，并且可使用 Buchwalter 或 Balfour 等较大的牵开器。将小肠小心推至右侧，用宽 S 形拉钩拉开，然后将乙状结肠向中间牵拉，显露结肠侧方与腹膜后连接处。沿降结肠将 Toldt 线（"白线"）切开直至骨盆边缘。白线一旦被切开，可用手指纵行钝性分离深层组织（图 96-1B）。在分离过程中，一定要注意观察输尿管走行，其通常走行于结肠正后方。另外，定位和保护肠系膜内滋养血管非常重要。肠系膜下动脉分支的左结肠动脉和乙状结肠动脉是该段结肠发挥正常功能和愈合的必要因素。

根据损伤所在位置，应在左结肠动脉远端切断结肠，以保证造口有足够的血供。根据情况选择欲切断位置，于该处分离结肠壁和肠系膜，分离出一个足够容纳 GIA 闭合器的间隙（图 96-2）。击发闭合器，切断结肠，将结肠远端放回盆腔。分离与结肠纵行方向平行的中间及侧方覆盖肠系膜的腹膜，进一步游离近侧乙状结肠。向上牵拉乙状结肠，用海绵棒轻轻钝性分离连接组织，可增加游离有效长度。注意避免撕脱肠系膜主要的滋养血管。肠系膜少量出血可用电凝或丝线结扎止血。当游离的肠管长度足够到达前腹壁时，即选择造口位置。拉出的肠管最好在脐上或脐下的腹直肌鞘内穿行一段距离，能降低造口旁疝的发生率。用 Allis 钳夹起皮肤（图 96-3），然后做一环形切口（图 96-4）。十字形切开腹直肌鞘以足够容纳两指（图 96-5）。从造口伸入 Babcock 钳并夹住近侧结肠的钉合末端，将其从腹直肌鞘缺损处提出。需要用钳子一直夹住肠管，以免手术切口关闭后肠管回缩入腹腔。在最小的张力下将钉合末端在皮缘外拉出几厘米以预留足够长的肠管。注意保护已关闭切口，锐性切除钉合线，打开肠腔（图 96-6）。黏膜应有明显出血；如果出血较多，需要找到确切出血点并电凝止血。用 3-0 可吸收缝线环周外翻缝合造口。最佳的方式是间断缝合，先从肠管断端的黏膜进针、浆膜出针（图 96-7A），然后带入距断端 3 cm 的少许浆膜（图 96-7B），再带入少许皮缘，打结（图 96-7C）。造口结束后应如图所示无系膜暴露在外（图 96-8）。造口应能顺利通过一润滑过的手指。造口术结束，待用。

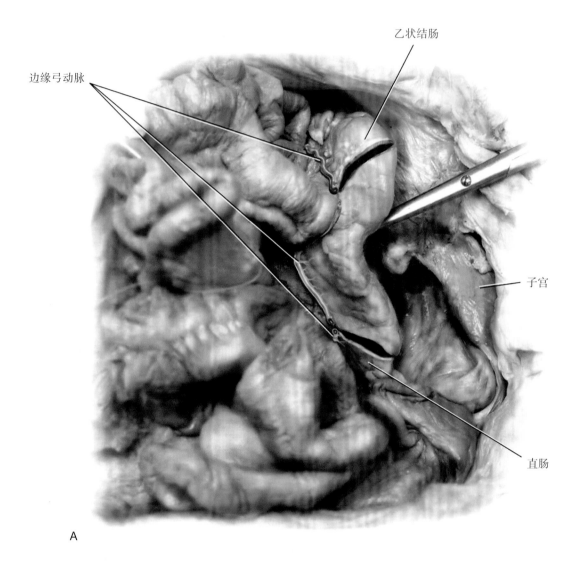

边缘弓动脉

乙状结肠

子宫

直肠

A

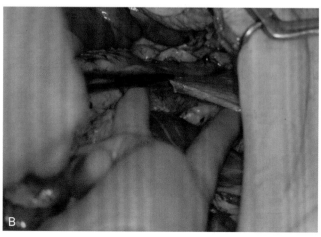

B

图 96-1　A. 乙状结肠损伤可导致大肠（乙状结肠）缺血。图示肠系膜下血管乙状结肠分支的边缘分支损伤，导致乙状结肠部分坏死和穿孔。B. 剪刀左侧可见乙状结肠。将结肠向中间翻起后可锐性分离与侧腹膜的连接

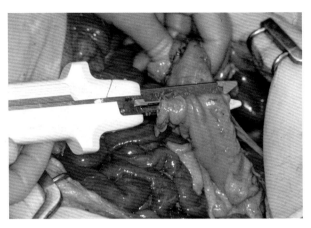

图 96-2　用 75 mm 的胃肠闭合器（GIA）切断损伤近端的结肠。分离结肠系膜缘，插入闭合器

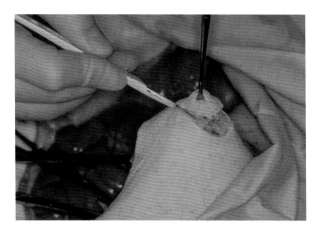

图 96-4　环形切除该处直径约 3 cm 的皮肤和皮下脂肪，直至腹直肌前鞘

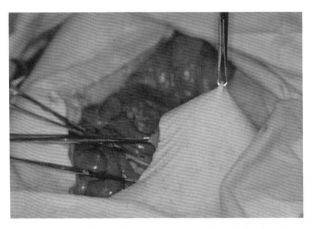

图 96-3　已选择造口位置。如果已预计行结肠造口术，术前即由造口治疗师标记造口位置。在腹直肌一侧并穿过腹直肌前后鞘的位置为最佳

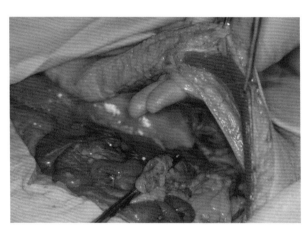

图 96-5　在腹直肌前、后鞘做一个十字形切口，大小能轻松容纳两指

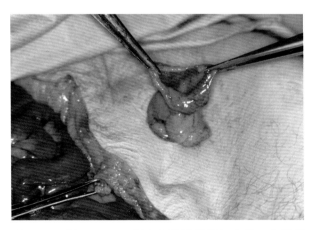

图 96-6　用 Babcock 钳夹起近端结肠钉合线，将肠管提出腹壁。腹部切口关闭后即打开结肠

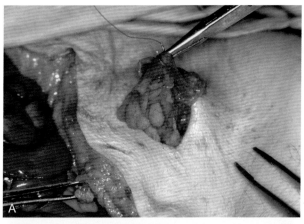

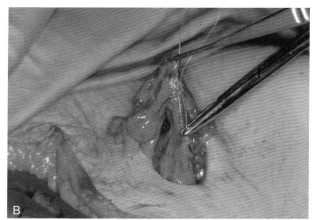

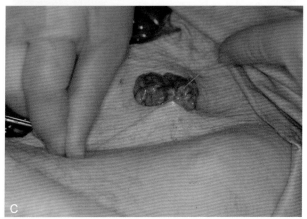

图 96-7 用 3-0 可吸收缝线环绕切口缝合断端（A），距断端 3 cm 浆膜缝合处（B），皮缘（C）

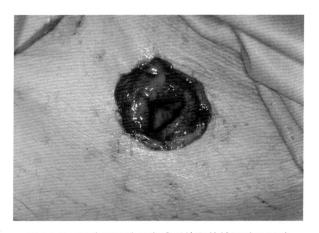

图 96-8 图片显示造口完成后外翻的结肠壁及肠腔

大肠的肠道准备

在手术操作有可能损伤大肠时，需进行术前肠道准备。在肠道吻合口确实及术后进行抗感染治疗的情况下，术前行肠道准备较不进行肠道准备是否存在优势，现仍存在一些争议。即便如此，下面为肠道准备提供了合理的指导：①术前一天，患者自己用一袋 Fleet 灌肠剂灌肠，并且 10 小时重复 1 次；②吞服 3 L 含电解质的聚乙二醇，10~12 小时后再吞服 1 L；③另外要加用口服抗生素，下午 2 时、3 时、10 时口服 1 g 新霉素及 1 g 红霉素，红霉素也可用甲硝唑 500 mg 替代。

（姜可伟 译 王 杉 校）

第 97 章

原发性及复发性直肠阴道瘘修补术

Mickey M. Karram

在产科或妇科见到的直肠阴道瘘大多继发于产伤。继发于产伤的直肠阴道瘘多位于阴道下 1/3。成功修补直肠阴道瘘的关键在于充分分离直肠阴道间隔至直肠盲端达无张力缝合。需要良好的止血及围术期正确应用抗生素来预防感染。

大多数的直肠阴道瘘可在阴道窥诊时见到或三合诊时触到瘘管口。有时需要用探针证实瘘管及了解瘘管的走行（图 97-1）。

下面描述非放射损伤性原发直肠阴道瘘的经阴式修补术、经直肠内推进皮瓣修补术，以及复发性直肠阴道瘘内置生物补片或游离带血供脂肪垫修补术的手术步骤。

一、原发性直肠阴道瘘的阴式修补术

1. 将术者的非优势示指放在直肠中，以帮助识别瘘管并评估会阴部切口的长度。放在直肠中的手指也将有助于在适当的平面上进行解剖。

2. 初始切口取决于瘘管的解剖位置，大部分直肠阴道瘘的切口最好取会阴部近似倒 "U" 形的切口（图 97-2）。这种切口有利于阴道后壁与直肠前壁分离，同时也有利于会阴体重建。如果肛门外括约肌未受损，则不必破坏它。如果瘘管位置较高，但会阴体完整，则可以直接在阴道后壁瘘管周围做切口。

3. 牵引阴道后壁和直肠中的手指以提供直肠壁的支撑，锐性分离阴道直肠间隔，将阴道后壁充分与直肠前壁分开（图 97-3 和图 97-4）。

4. 当阴道后壁完全从直肠前壁分开后，整个瘘管被切除。切除周围瘢痕组织，此时直肠前壁的缺口将会扩大。切除直肠前壁坏死的组织，直到见到

新鲜的组织（图 97-4）。

5. 用术者的示指评估直肠前壁，缝合直肠前壁时，最好能缝 3 层，第 1 层用 3-0 或 4-0 可吸收缝线缝合（图 97-5），缝合应在黏膜外，不碰到黏膜，但应包括部分黏膜下肌层。

6. 第 2 层缝合是沿着第 1 层反向进针缝合（图 97-6）。缝线完全沿第 1 层缝线缝合直肠，最理想的状态为，缝线没有穿透直肠腔。

7. 如果有可能，最好缝合第 3 层，将关闭的肠腔前壁表面的筋膜缝合（图 97-7）。

8. 关闭阴道壁，如果有必要可行会阴重建（图 97-8）。

图 97-9 是直肠阴道瘘保留完整会阴的修补术的所有步骤。

二、经直肠内推进皮瓣修补术

1. 患者取俯卧位，臀部抬高（图 97-10A）。

2. 经肛门确定瘘的位置，使用小型探针沿瘘管进入阴道（图 97-10B）。黏膜下注射 0.5% 利多卡因和 1∶200 000 肾上腺素溶液以减少局部血供。沿着瘘管边缘 0.5~1.0 cm 距离切除直肠部分的瘘口。

3. 游离形成一包含黏膜、黏膜下层和环形肌的宽基底皮瓣并向远端推进。在将皮瓣缝合至瘘管上方之前，将瘘管上皮层切除，并将直肠肌层用可吸收缝线缝合（图 97-10C）。

4. 用可吸收缝线间断缝合皮瓣（图 97-10D）。瘘管的阴道侧保持开放，以便于手术部位的引流。

尽管有多位术者报道此方法有很高的成功率，但是仍需留意直肠的黏膜层不要被推进太远，以免导致黏膜外翻及 "肛门潮湿"。

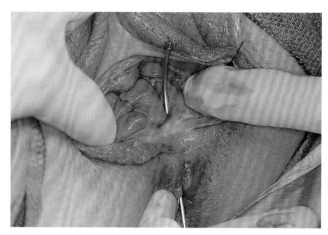

图 97-1　通过探针证实直肠阴道瘘及瘘管走行，瘘管的末端位于阴唇系带后方

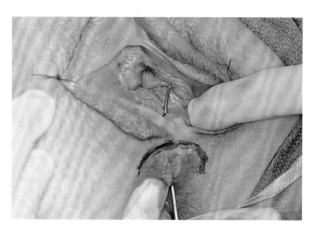

图 97-2　通常采用会阴区倒"U"形切口进行瘘的修补术，如果肛门外括约肌未受损，则不必破坏它

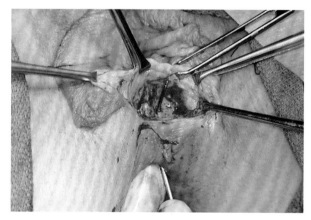

图 97-3　将手指经肛门放到瘘管处，锐性分离阴道直肠之间的间隔

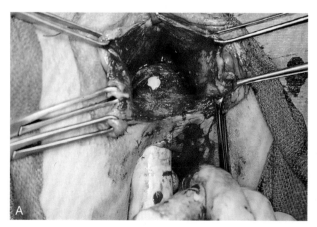

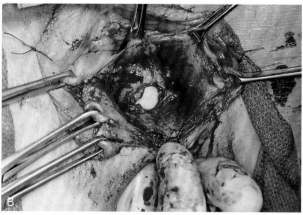

图 97-4　A. 锐性分离阴道后壁与直肠前壁使之完全分离，分离面必须足够大至缝合无张力；B. 当瘘管口周围的瘢痕组织被切除后，看到瘘管口范围扩大

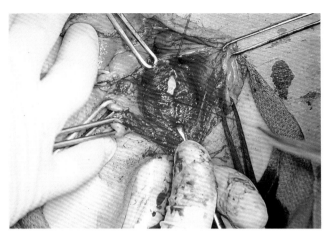

图 97-5 当完全分离阴道直肠间隔，并且切除了瘘管周围的瘢痕组织后，就可以开始关闭肠壁，第 1 层缝线最好用可吸收缝线。笔者更喜欢用 4-0 肠线。瘘管的远端和近端边缘已被标记。缝合时应尽可能地将缝线不穿过黏膜层

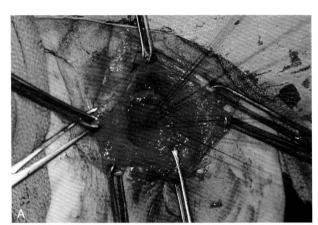
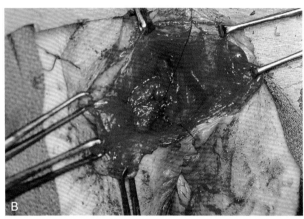

图 97-6 A. 第 1 层间断缝合黏膜外的组织，靠近直肠前壁；B. 第 2 层缝线与第 1 层缝线重合

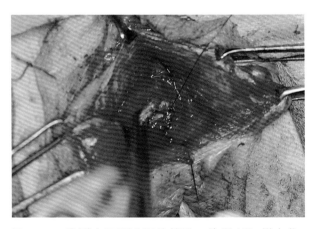
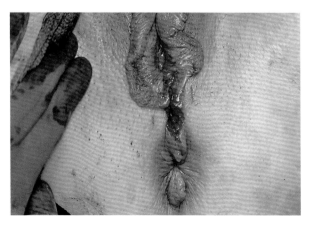

图 97-7 找到直肠阴道间的筋膜，并用 Allis 钳夹住。如果有可能，此筋膜应覆在关闭的瘘管上方

图 97-8 关闭阴道后壁，必要时行会阴重建

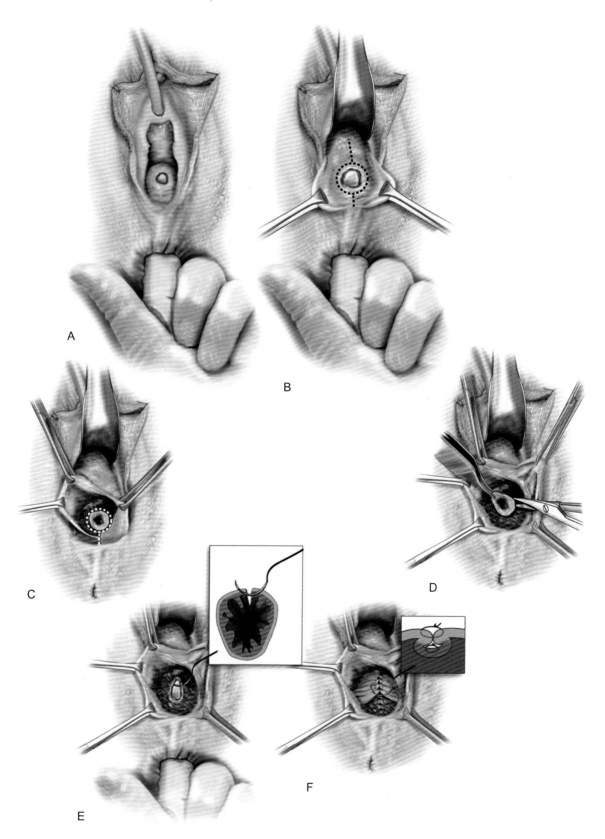

图 97-9　不损伤会阴的直肠阴道瘘修补术。A. 瘘管位于阴道后壁的正中央；B. 虚线显示阴道后壁切口的位置；C. 阴道后壁与直肠前壁分开；D. 切除瘘管周围的组织，直到见到新鲜的肠壁组织；E. 用延迟可吸收缝线在黏膜外间断缝合直肠前壁；F. 第 2 层缝合时，缝线穿过直肠肌层并覆盖在第 1 层缝线上。缝合阴道直肠间筋膜并关闭阴道后壁，手术结束

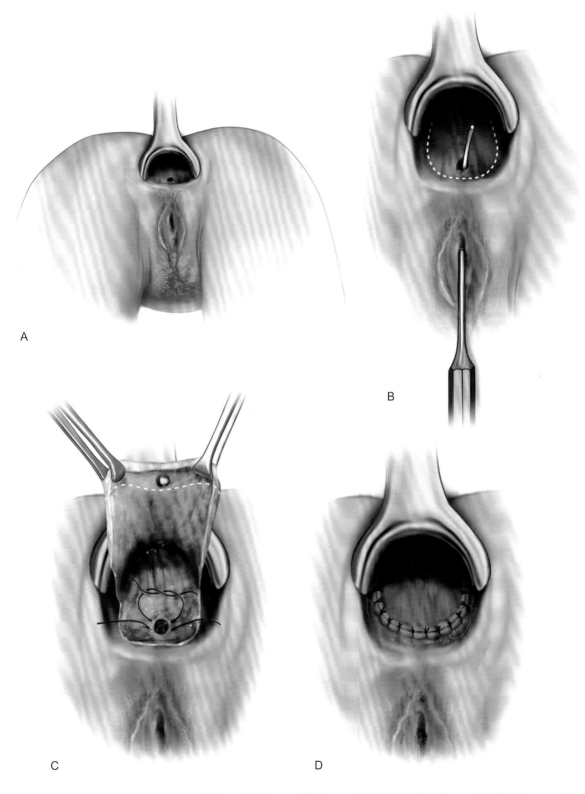

图 97-10　直肠内推进皮瓣修补术。A. 患者取俯卧位且臀部抬高，以备低位或中位的直肠阴道瘘修补术。B. 当患者俯卧时，将直肠窥器置于直肠后壁，使用一小探针由直肠至阴道以确定直肠阴道瘘的位置。虚线为形成推进皮瓣所需要切除的直肠黏膜部分。C. 瘘管的上皮部分被切除，使用可吸收缝线将两侧直肠的肌层缝合。直肠的推进皮瓣已游离，准备将其放置于瘘管上方用于修补。D. 用可吸收缝线间断缝合皮瓣

三、复发性直肠阴道瘘阴式修补术

复发性直肠阴道瘘患者局部组织瘢痕形成且血供较差，对此术者习惯采用内置生物补片结合游离带血供脂肪垫的术式。该方法也适用于接受盆腔内放射治疗的患者。手术步骤如前面所述，需锐性分离阴道直肠间隔，直至阴道后壁与直肠前壁充分游离。然后将瘘管分两层闭合，于上方植入补片（术者习惯采用 MatriStem Matrix 或 ACell MtrixStem 补片），然后游离大阴唇脂肪垫并保证充分血供。根据直肠阴道瘘的发生部位不同，有时还需进行肛门外括约肌修补。图 97-11～ 图 97-20 展示了用于复发性直肠阴道瘘阴式修补术的技术。

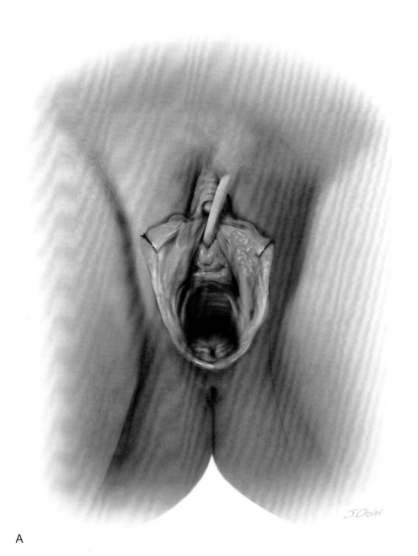

A

图 97-11 A. 瘢痕形成的复发性直肠阴道瘘

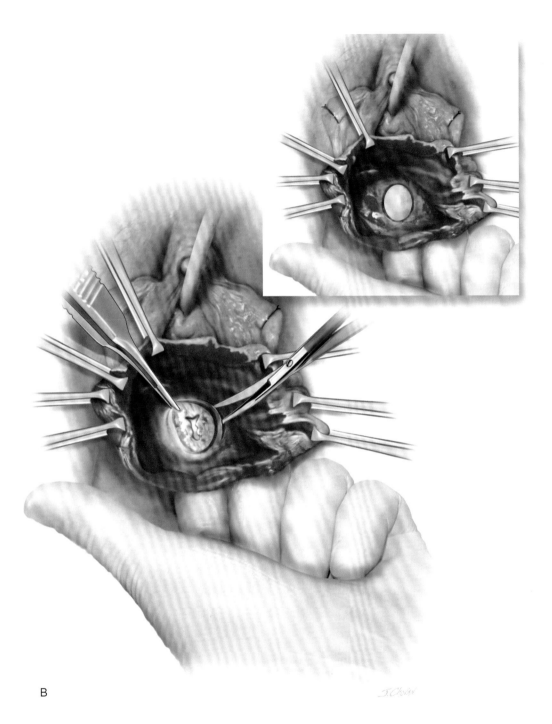

B

图 97-11 续　B. 锐性分离使阴道后壁与直肠前壁完全游离，充分切除瘢痕组织后瘘管直径明显增大

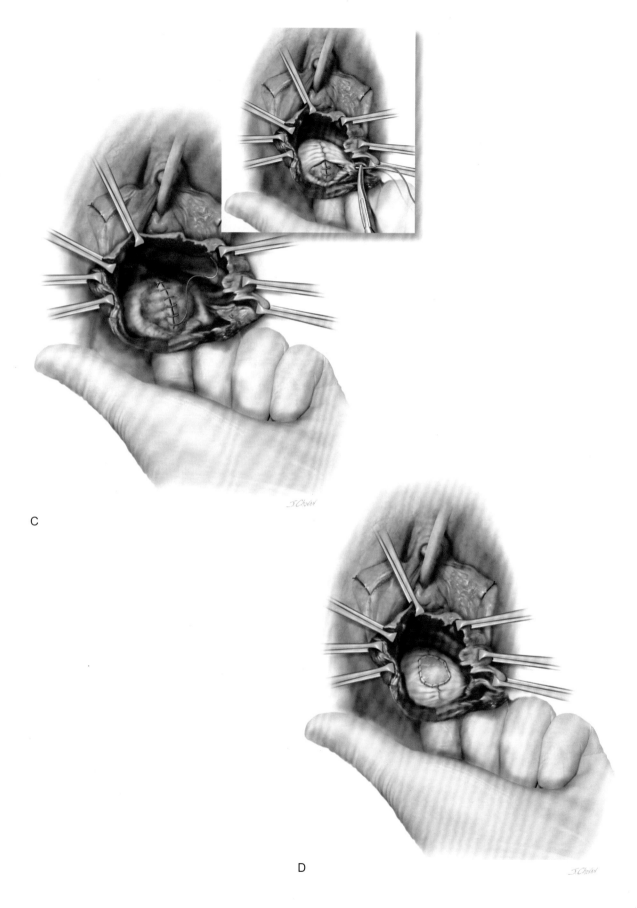

图 97-11 续　C. 分两层关闭瘘管；D. 植入网片，将 ACell 基质补片固定在闭合瘘管上方的直肠旁组织上

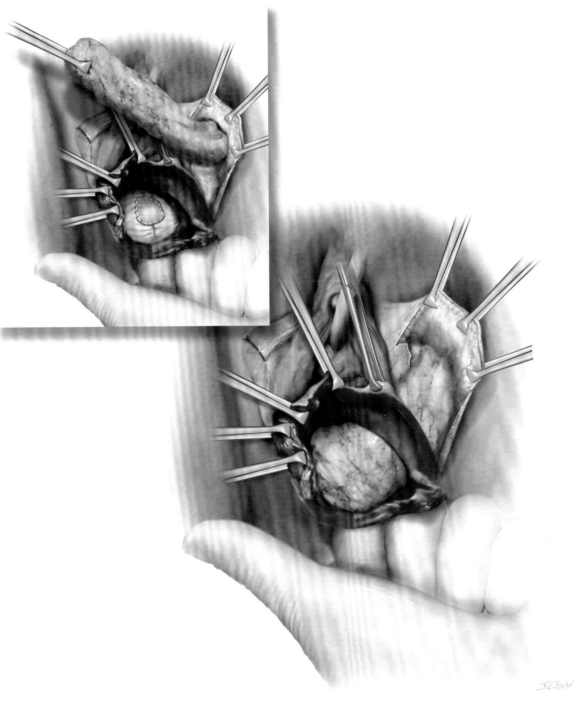

E

图 97-11 续　E. 游离大阴唇脂肪垫并固定于阴道后壁

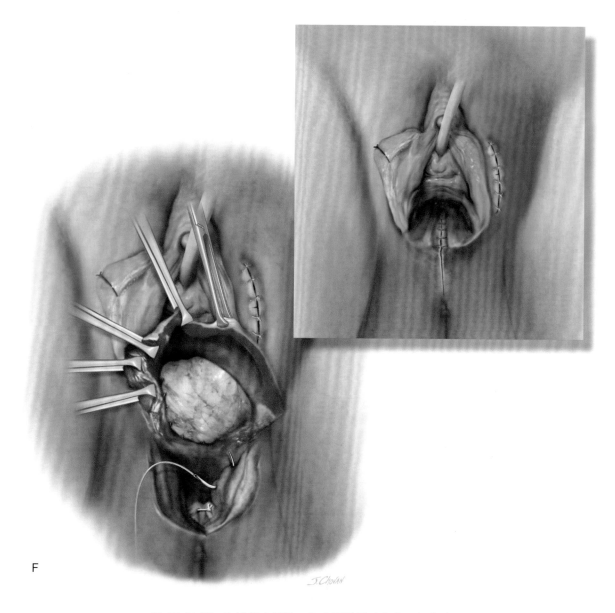

F

图 97-11 续 F. 重建会阴体，闭合阴道后壁和会阴部皮肤

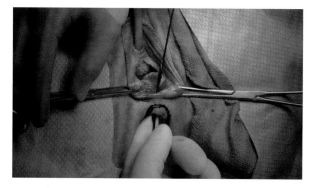

图 97-12 瘢痕形成的复发性直肠阴道瘘伴肛门外括约肌损伤

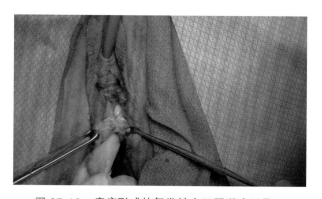

图 97-13 瘢痕形成的复发性直肠阴道瘘近景图

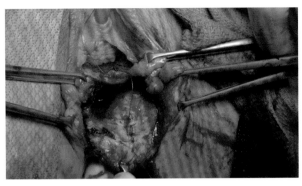

图 97-14　第 1 层缝合关闭瘘管

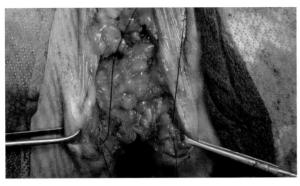

图 97-18　找到肛门外括约肌并进行端 - 端括约肌成形术

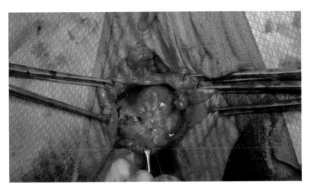

图 97-15　第 2 层用延迟可吸收缝线关闭瘘管

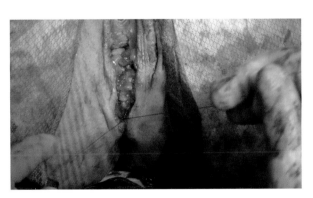

图 97-19　重新吻合后的括约肌

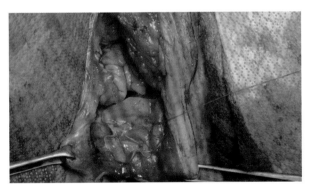

图 97-16　将植入网片（ACell）放置在闭合后的瘘管上方

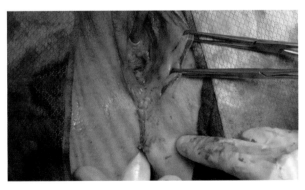

图 97-20　重建会阴体，关闭阴道后壁和会阴部皮肤

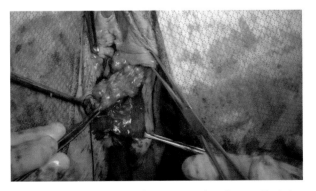

图 97-17　游离大阴唇脂肪垫组织并固定于阴道后壁

（张　琪　译　王建六　校）

第98章

肛门括约肌的修复及会阴重建

Mickey M. Karram

一、直肠和肛门括约肌的解剖

控制排便是一个复杂的过程,是包括排便感觉、直肠顺应性、粪便黏稠度、粪便体积、结肠传输、精神紧张和肛门功能在内的多种因素相互作用的结果。以上任何一种因素改变都会导致气体、液体或固体粪质失禁。该区域正常解剖结构的破坏,如继发于产伤的损伤常可导致一定程度的肛门失禁。肛门内括约肌、肛门外括约肌及肛提肌的耻骨直肠肌部分,其解剖完整性的破坏都可导致肛门失禁(图98-1)。

直肠从其与乙状结肠的交界处延伸至肛门口。直肠平滑肌的分布与小肠相同,内层为环形肌,外层为纵行肌。直肠在腹膜转折处,内层环形肌层增厚,形成肛门内括约肌。肛门内括约肌受自主神经(交感神经和副交感神经)支配,静息时肠腔内85%的压力来自该肌肉。外层纵行平滑肌层主要集中在直肠前壁和后壁,与会阴体和尾骨相连,继而在两侧肛门外括约肌下方穿过。肛门外括约肌由骨骼肌构成,大部分情况下处于兴奋收缩状态,也能主动收缩。肛门外括约肌与肛提肌的耻骨直肠肌部分形成一个整体。肛门外括约肌包括肛门内括约肌、肛门外括约肌和肛提肌的耻骨直肠肌部分(图98-1)。当腹内压突然增加时,脊髓反射会导致骨骼肌收缩。耻骨直肠肌前端肌肉将肛管直肠向前方牵引形成肛管直肠角,在肛管直肠结合部周围将直肠悬吊在后方。直肠纵肌和肛提肌的耻骨尾骨肌融合成一纵行肌肉称联合纵肌,该肌肉在一定程度上将内外括约肌分离。这些括约肌仅在肛管直肠角远端环绕肛管。如上所述,肛管静息压力大部分来自肛门内括约肌收缩。肛门外括约肌受阴部神经的分支痔下神经和

第4骶神经的会阴支支配,肛管最大收缩力主要来源于该肌。目前认为按照解剖修复包括肛门内括约肌、肛门外括约肌等结构,恢复肛管内高压区或许可达到治疗效果。这些结构约厚2cm,长3~4cm。耻骨直肠肌在肛门失禁发生机制中的实际作用尚有一定争议。有学者认为它对肛管直肠角上方的直肠有支持作用,使肠内压力和腹压变化不受括约肌复合体的影响。最近的研究表明大便失禁多与盆膈的去神经支配和肛门外括约肌的损伤及其去神经支配有关。

二、肛门括约肌的修复

当发现括约肌复合体损伤,并且经过检查证明括约肌损伤是导致患者排气、排液、排便失禁的主要因素时,修复括约肌将会显著改善症状。其中,尿失禁最常见于括约肌撕裂或持续会阴破裂的产后患者。而针对括约肌功能缺陷导致大便失禁的老年患者,神经调节治疗是最好的治疗方式之一(第90章)。

以下是肛门括约肌重叠成形修补术治疗大便失禁的方法。

1. 笔者进行该手术时习惯将一手指置入直肠中。首先,在肛门开口上方从9点位至12点位方向,再至3点位方向做一倒U形切口,然后在会阴部的其他区域做一个正中切口并直至阴道(图98-2~图98-5)。

2. 将阴道黏膜从直肠前壁充分分离,以利于显露直肠侧方和上方回缩的肌肉。分离应几乎延伸至坐骨直肠窝水平,因为大多数患者的会阴薄弱,需要在肛门括约肌修补时一起进行会阴修补术(图

98-5）。

3. 侧方游离皮下组织直至显露括约肌末端。通常情况下使用神经刺激器或低能量烧灼器有助于辨别有活力的肌肉，因为有活力的肌肉周围常有瘢痕组织（图 98-6）。笔者更喜欢在肌束中间分离瘢痕，使带有瘢痕的两断端对合。不要在括约肌末端切断瘢痕而是在中间分离瘢痕，这一点非常重要，因为损伤修复完成后瘢痕能增加抗拉强度。

4. 将括约肌末端充分游离以便肌肉重叠修复，用 Allis 钳钳夹括约肌末端。如果肛门内、外括约肌都有损伤，适宜将其一起修复。最好的方法是在进行括约肌成形时带入小块直肠前壁组织。有学者

推荐仅对合肌肉，但在可行的情况下，笔者更喜欢将肌肉断端重叠，施行重叠括约肌成形术。每侧括约肌全长进行褥式缝合（图 98-7）。每侧 3 针，共约 6 针。褥式缝合重叠对合括约肌断端（图 98-8~图 98-10）。在修复的过程中，使用抗生素溶液冲洗伤口。

5. 通常需要进行会阴修补术（图 98-9）。必要时，可施行远端肛提肌成形术以缩小阴道口的面积。修补完成后，肛管应缩紧至仅容纳一示指大小。

6. 用 3-0 可吸收缝线间断缝合皮肤切缘。笔者通常不会在这一位置放置引流管。术后患者应服用缓泻药。

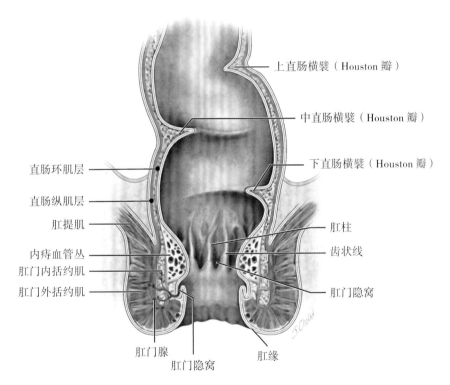

图 98-1　肛管远端区域的正常解剖

上直肠横襞（Houston 瓣）
中直肠横襞（Houston 瓣）
下直肠横襞（Houston 瓣）
直肠环肌层
直肠纵肌层
肛提肌
内痔血管丛
肛门内括约肌
肛门外括约肌
肛柱
齿状线
肛门隐窝
肛门腺
肛门隐窝
肛缘

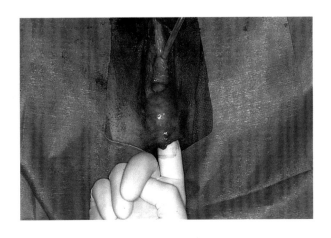

图 98-2　肛门指检显示会阴体薄弱，伴有前方肛门括约肌缺失

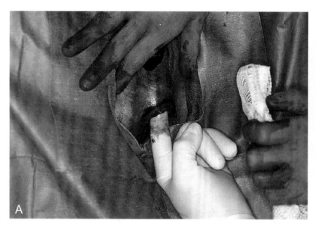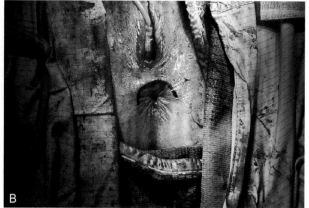

图 98-3 A 和 B. 约从 9 点至 3 点的方向行倒 "U" 形切口，以显露和辨认肛门外括约肌回缩的边缘

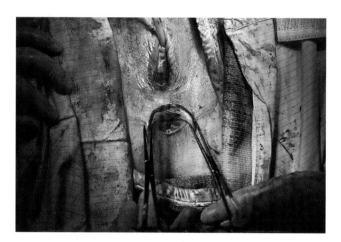

图 98-4 用 Allis 钳牵拉和引导括约肌回缩断端的对合

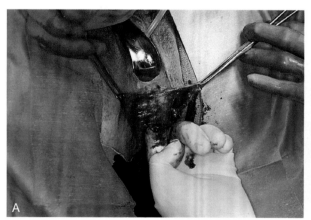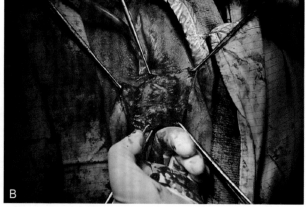

图 98-5 A 和 B. 从直肠前壁上锐性游离会阴皮肤

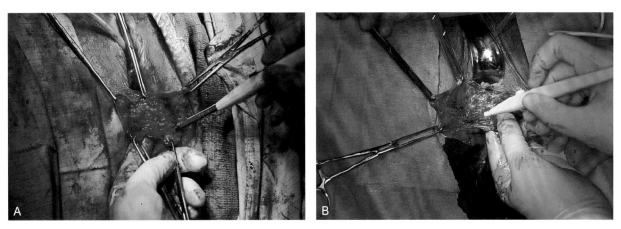

图 98-6　A. 横向扩大分离以显露肛门外括约肌。用神经刺激器辨别左侧肌肉是否有活力；B. 用低电压烧灼器辨别右侧肌肉是否有活力

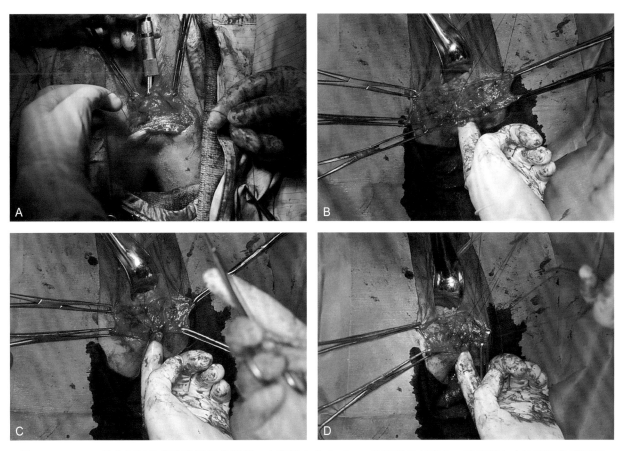

图 98-7　A~D. 缝合肛门外括约肌回缩的断端。在肛管上方 3~4 cm 的距离多点缝合。注意带入小块直肠前壁组织

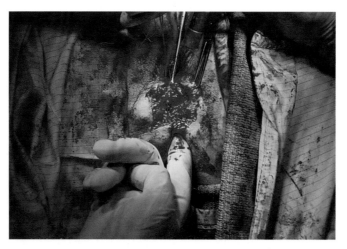

图98-8 注意：肛门外括约肌断端缝合方法。只要条件允许，重叠括约肌成形术应以"叠瓦式"方式操作

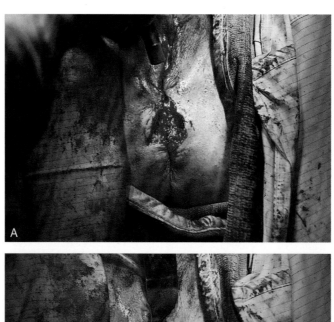

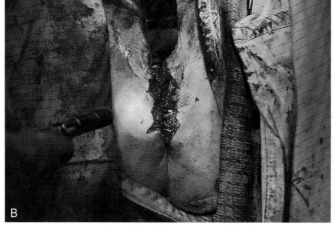

图98-9 A.重建会阴体，在中线上对合会阴皮肤；B.修复完成后，肛管直径应仅容纳一示指

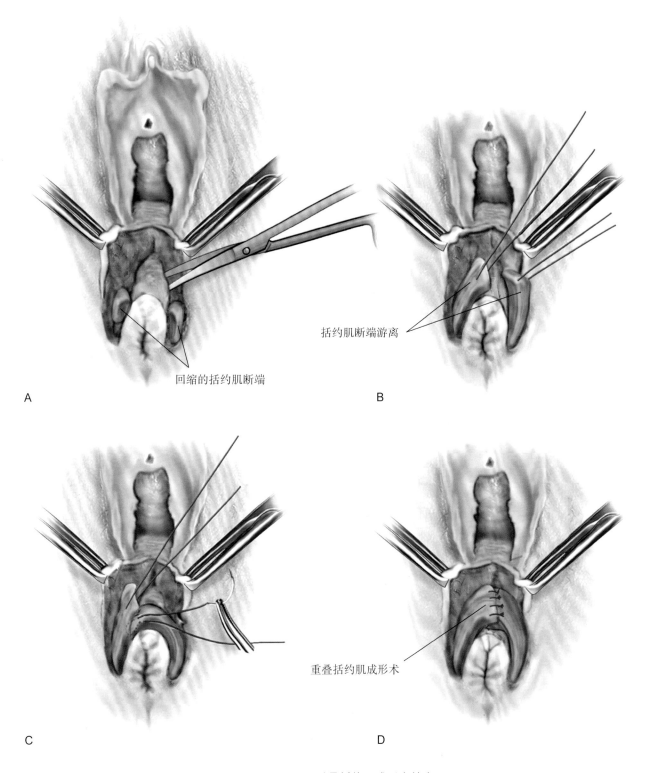

A

回缩的括约肌断端

B

括约肌断端游离

C

D

重叠括约肌成形术

图 98-10 A~D. 重叠括约肌成形术技术

如果肛门括约肌断端明显回缩，则无法实施重叠括约肌成形术。这种情况常见于产时三度或四度裂伤行会阴修补术失败的患者。图98-11描述了用于四度会阴裂伤切开术修复失败后的端-端括约肌成形术。应当注意的是，此时患者会阴体完全消

失，伴有肛门外括约肌的明显回缩。有时，三度裂伤也可能会导致会阴的完全性损伤。图98-12和图98-13描述了不同缺损类型中各种端-端括约肌修补术和会阴重建术的手术方式。

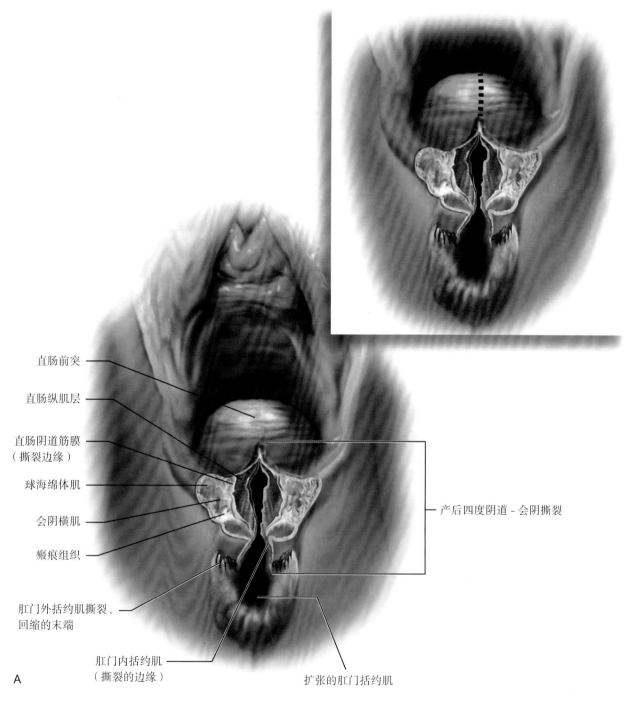

直肠前突

直肠纵肌层

直肠阴道筋膜
（撕裂边缘）

球海绵体肌

会阴横肌

瘢痕组织

肛门外括约肌撕裂、
回缩的末端

肛门内括约肌
（撕裂的边缘）

产后四度阴道-会阴撕裂

扩张的肛门括约肌

A

图 98-11　在四度会阴切开术修复失败的患者中进行端-端括约肌成形术。A. 注意此时阴道裂隙增宽、肛门口扩张，会阴肌肉离断并伴有肛门括约肌末端回缩

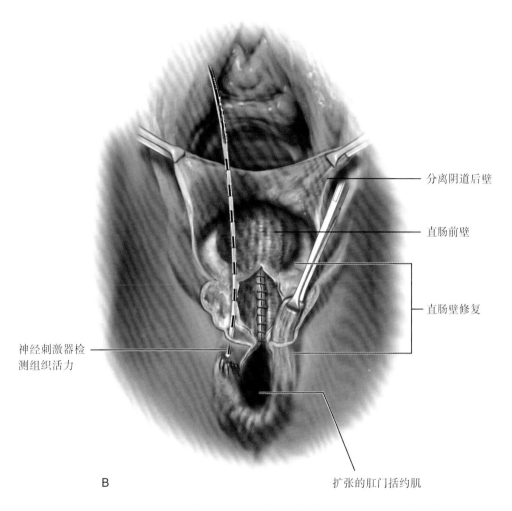

分离阴道后壁

直肠前壁

直肠壁修复

神经刺激器检
测组织活力

B

扩张的肛门括约肌

图 98-11 续　B. 直肠前壁修复后，使用神经刺激器来识别有活力的括约肌

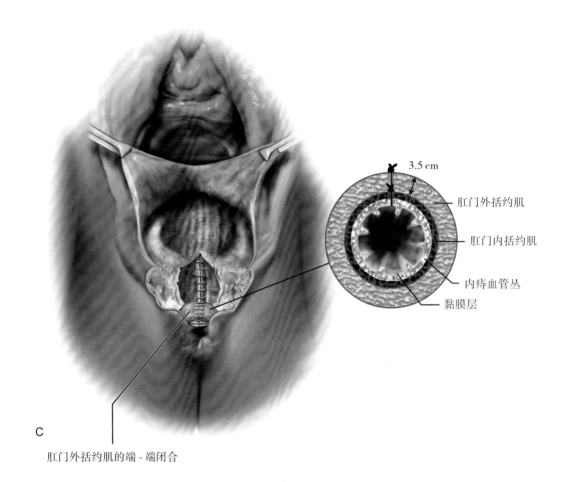

3.5 cm

肛门外括约肌

肛门内括约肌

内痔血管丛

黏膜层

C

肛门外括约肌的端 - 端闭合

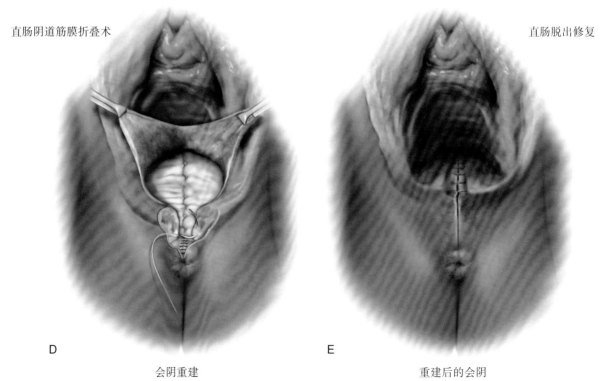

直肠阴道筋膜折叠术

直肠脱出修复

D

会阴重建

E

重建后的会阴

图 98-11 续　C. 进行端 - 端括约肌成形术。D. 折叠直肠阴道筋膜，重建会阴的其余部分。E. 阴道后壁和会阴部皮肤已闭合；注意阴道后壁与会阴之间的垂直关系

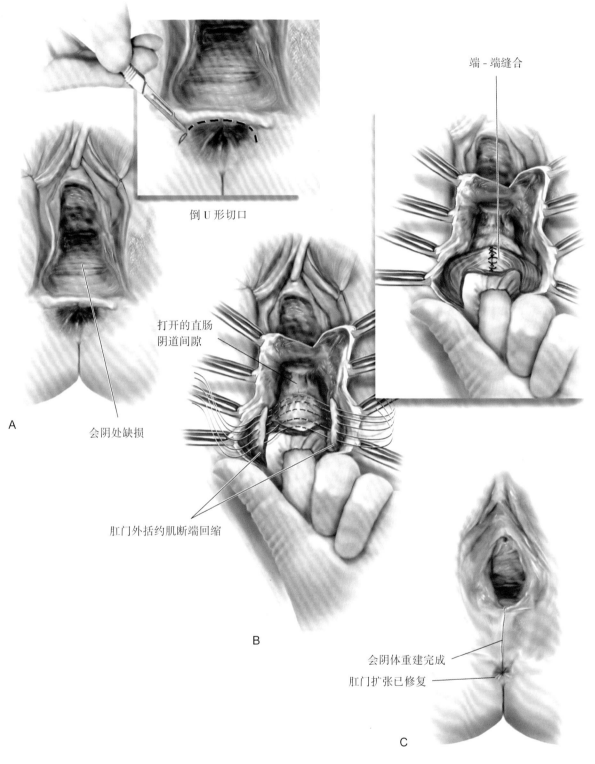

端 – 端缝合

倒 U 形切口

打开的直肠
阴道间隙

会阴处缺损

A

肛门外括约肌断端回缩

B

会阴体重建完成

肛门扩张已修复

C

图 98-12　会阴重建的端 – 端括约肌成形术技术。A. 会阴处缺损，阴道后壁和直肠前壁融合。行倒 U 形或横切口（插图）。B. 沿阴道后壁打开直肠阴道间隙。找到肛门外括约肌断端。在缝合至对侧肛门外括约肌的过程中带入少许肛门内括约肌组织。端 – 端括约肌成形术已完成。C. 会阴重建完成。术毕阴道后壁与重建后的会阴应垂直。图示肛门口皱襞，未见扩张

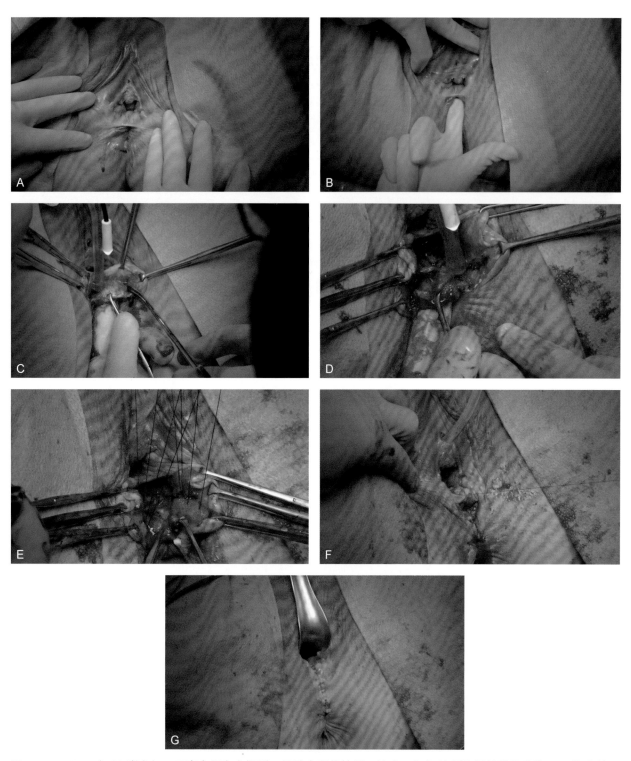

图 98-13 A. 一名 28 岁产妇，三度会阴完全撕裂，导致会阴处缺损。注意：肛门外括约肌的缩回边缘。B. 扩张的肛门口和扩大的生殖器裂隙。C. 将阴道后壁从直肠前壁上锐性分离。D. 横向展开切除以识别肛门外括约肌的缩回边缘。E. 延迟可吸收缝线已穿过肛门外括约肌的边缘，用相同的缝线缝合肛门内括约肌。F. 缝合肛门括约肌的缝线已被系紧，阴道后壁已闭合。G. 会阴已经重建，会阴部皮肤已经重新覆盖

（姜可伟　译　王　杉　校）

第99章

直肠脱垂经会阴切除术

Bradley R. Davis

直肠脱垂是指直肠全层从肛门环形脱出。直肠脱垂的原因被认为是盆腔中的组织形成滑疝从肛提肌裂孔中脱出（图99-1）。形成滑疝的组织包括骶骨固定点、多余的乙状结肠及其肠系膜、阴道直肠隔的前壁、松弛的肛门括约肌。直肠脱垂的治疗目标是：解决临床症状，将直肠固定于盆腔中，以及还纳滑疝。尽管有效治疗直肠脱垂的手术方式多种多样，大致上可将其分为两类：经腹手术和经会阴手术。

经腹手术（腹腔镜或开腹）主要适用于大多数能耐受手术的患者，这种方法术后复发率较小，并且术后肠功能恢复较好。

本章主要介绍经会阴的手术方式，这种手术主要适用于年老体弱、不能耐受麻醉或腹部手术的患者。这些患者往往年龄较大，尤其是住在疗养院或生活不能自理、患有多种合并症的老年患者。任何经会阴的手术入路都是切除多余的直肠、乙状结肠，闭合直肠子宫陷凹，修补肛提肌。由于经会阴直肠脱垂修补的几种手术方式的手术效果及术后复发率无明显差异，因此，是否采用直肠全层切除术（如经会阴直肠切除术或 Altemeier 术）或直肠肌层切除（如 Delorme 术），取决于术者的选择。

经会阴直肠乙状结肠部分切除术（Altemeier 术）

1. 此手术可行椎管内麻醉，若认为全身麻醉更安全，也可行全身麻醉。大多数肛肠外科的医师更习惯采用蛛网膜下腔阻滞，将患者置于俯卧折刀位置，双臀分开。如果患者需要同时进行阴道手术，则首选截石位（图99-2），这样就无须重新定位患者。重要的是要指出，在任何联合阴道修补的手术中，应首先解决直肠脱垂问题。因为一旦先行阴道后壁修补术，再找脱垂的直肠就很困难。

2. 当摆好体位后，直肠会自然从肛门脱出，使用牵引器使肛管外翻（图99-3A 和 B），显露肛管齿状线和肛管移行带（即直肠黏膜与肛管鳞状上皮黏膜移行的区域）。术中保留此移行区域十分重要，因为此部分是用来排气的。

3. 将一手指放入肛门中，用电刀环形切开直肠黏膜直达黏膜下肌层（图99-4），切口需足够深，直到显露直肠系膜中的脂肪组织（图99-5）。

4. 在直肠前壁和阴道之间（图99-6A）可发现疝囊或肠疝，应将其打开以利于侧壁和后壁分离（图99-6B）。

5. 笔者一般都喜欢选用双极电刀分离直肠系膜（图99-7A）。但也可以用粗的薇乔线打结并固定好剩余直肠（图99-7B）。切除冗长的肠管直到术野中无松弛的肠管，这时术野中应只能看到乙状结肠或骶岬上方的降结肠肠系膜（图99-8）。

6. 在肠吻合前可先行肛提肌成形术（图99-9）以恢复肛门直肠间的角度。因为恢复此夹角对患者术后控制大便的能力是十分重要的。

7. 切除多余的直肠后（图99-10，图99-11A 和 B），用 3-0 薇乔线间断缝合直肠残端（图99-12~图99-14）。

8. 最后在肛管移行区域上方吻合肠管（图99-15），此时，直肠脱垂被纠正（图99-16）。

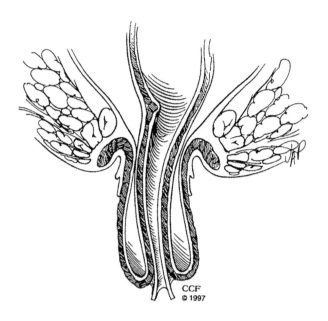

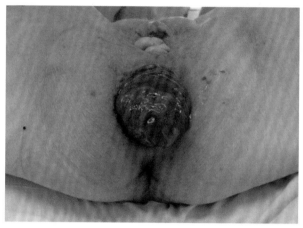

图 99-1 盆腔形成滑疝从肛提肌和括约肌中脱出，注意：这两个不同的管腔，形成直肠黏膜被覆在固有肌层，从里层的肠腔打开肠壁就能看到肠管外层（肠系膜脂肪组织）

图 99-2 图中的患者取膀胱截石位后多余的直肠自然脱垂，此患者还有阴道脱垂

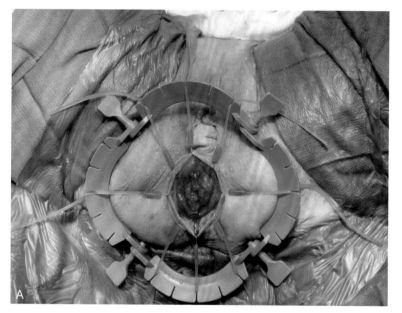

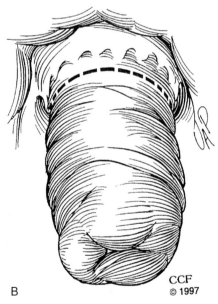

图 99-3 A. Lone Star 牵引器（CooperSurgical 公司生产）在翻转肛管显露直肠黏膜和肛管转化区中非常方便有用。此时肛门扩张伴直肠脱垂便可清晰显示。B. 图中虚线表示的是切除肠管的截面

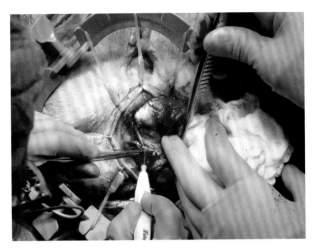

图 99-4 用电刀环形打开直肠，成功的直肠脱垂修补术要求打开直肠全层

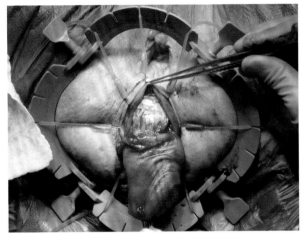

图 99-5 打开肠壁固有肌层，直到显露其下方的脂肪层，也就是肠系膜。这包括直肠的淋巴及直肠血供的血管层也要分离，打开此层后就露出里面肠管的固有肌层

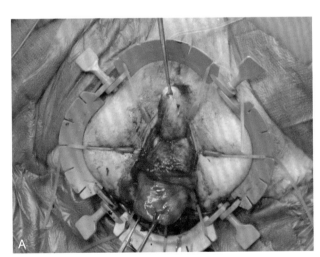

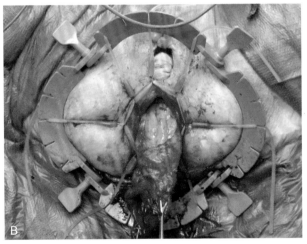

图 99-6 A. 患者合并阴道脱垂。提起脱垂的阴道壁，使阴道壁与直肠前壁分开，继续分离，就会发现肠疝或疝囊。此结构如果要从腹腔中找到就需要打开直肠子宫陷凹。B. 打开疝囊后直肠脱出，腹膜外的直肠部分也随即显露

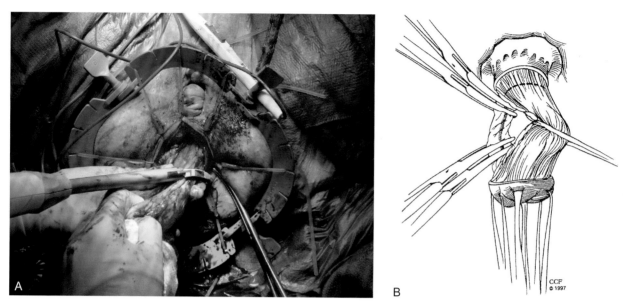

图 99-7　切除多余的直肠时，必须打开肠系膜。可用单极电刀或双极电刀（A），或者可以在两把 Kelly 钳之间夹住结扎（B）

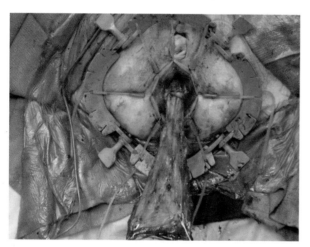

图 99-8　当完全打开肠系膜，脱垂的直肠将完全翻转，显露出直肠顶端，通常看不到乙状结肠。如果还有多余的肠管，则可以在骶岬上方打开乙状结肠系膜。当打开贴近盆壁的肠系膜时必须十分小心，因为盆腔出血可能难以控制。另外，如果打开肠系膜时太接近盆壁，则容易造成肠缺血，不利于肠壁吻合处愈合

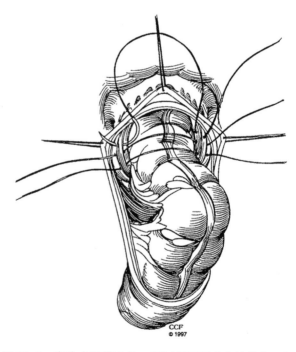

图 99-9　在吻合肠管之前，可以用不可吸收缝线将肛提肌折叠缝合。如果在直肠后方缝合肛提肌、减少直肠间隙的面积，就能恢复直肠肛门之间的角度。此操作能减少直肠脱垂的复发率。术中要仔细操作，避免直肠缩窄，至少有一个手指能够轻松地在直肠与肛提肌之间通过

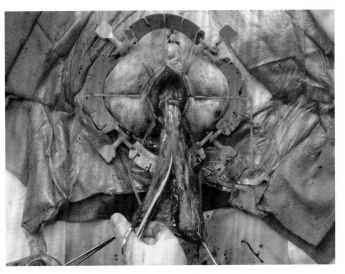

图 99-10 拉直直肠并固定直肠的方向，避免直肠扭曲。为了保持此方向，可在肠管壁上方打开肠壁肌层直到要切除的地方。在安全的范围内尽可能地去除直肠或结肠。这样不仅能使剩余的肠管有良好的血供，还能使剩余肠管无张力吻合。在肛管移行区上方断端缝合切口

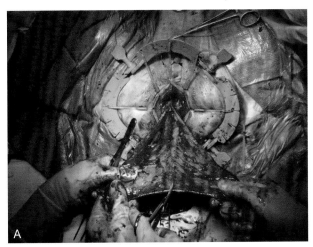

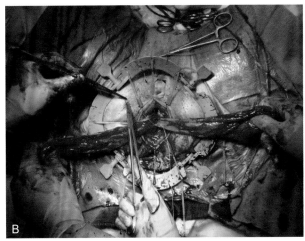

图 99-11 A. 肠管前壁的缝合可以看此图的上部分，第 2 层是在肠管后壁纵向缝合。用这种方法吻合肠管，就不会遗漏部分肠管未吻合，也能保持肠管的方向。B. 在直肠后壁行第 2 层缝合，方法与第 1 层缝合相似

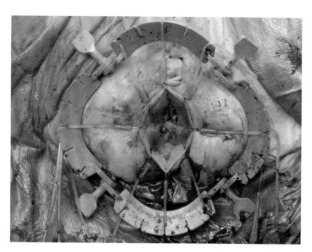

图 99-12　向左右两侧环形切除直肠肌层，并向左右两侧缝合

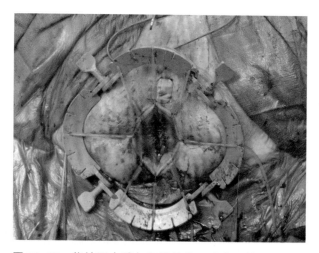

图 99-15　将结肠末端与肛管转化区（直肠袖口）做吻合。肛管转化区主要是用于排气。尽管保留肛管转化区不能保证患者完全恢复控制排便的功能，但是大部分患者都能改善症状

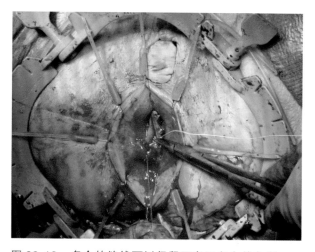

图 99-13　多余的缝线可以保留固定于各自的象限，一般 2~3 根缝线就已足够。通常结肠末端和直肠袖口处可能不能完全吻合，此时可贴着吻合口沿这种阶梯式的方向处理

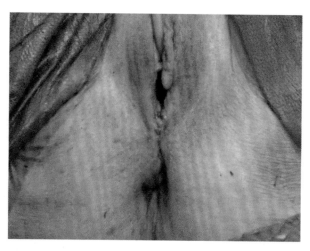

图 99-16　经过上述处理，直肠脱垂就已被修补完成，不再看到直肠脱垂。在肛管边缘黏膜区可见手术切口，但未及皮肤组织，说明此手术患者将承受很轻的术后疼痛——这就是此种手术方法的优势

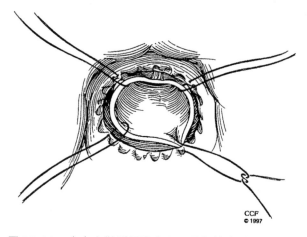

图 99-14　吻合应做到无张力且无局部缺血的表现。轻柔的肛查可发现一些可被额外缝合修补的缺陷处，有助于确定是否达到合格的吻合效果

（张　琪　译　王建六　校）

第十五部分

美容和变性手术

第100章

阴唇肥大整形术

Michael S. Baggish, Mickey M. Karram

由于个体差异，小阴唇的大小和形态有所不同。一般情况下，小阴唇对能否正常进出前庭区域起着重要的解剖学作用。小阴唇可保持前庭皮肤黏膜湿润，并防止外部物质进入阴道下段和前庭区。

少数情况下，小阴唇过度肥大可导致卫生问题（图100-1），肥大的阴唇还可能被衣服刮伤和撕裂。同时，慢性刺激可造成皲裂和（或）溃疡。以上这些异常情况是行小阴唇整形术的指征（图100-2和图100-3）。这一手术是去除过多的组织，将小阴唇缩小后整形（图100-4）。但即使在有指征的情况下，也很少完全切除小阴唇。

阴唇整形术的其他指征包括单纯美学和（或）心理因素。对所有要求行阴唇整形术的患者均需进行宣教，使其了解外阴的解剖结构和对称性的变化，以及正常小阴唇形态均存在变异。单纯切除肥大的阴唇组织，即阴唇楔形切除术，可作为一种手术方式，这一技术结合了皮瓣的应用理念。应用皮瓣技术的优点是手术保留了小阴唇正常的边缘，因此术后皮肤颜色和质地的改变很小。图100-5A~C 显示"Z"形整形术。图100-6~图100-16 展示的是楔形切除进行整形的操作步骤，患者是一名年轻女性，因阴唇肥大，常被牵拉、刺激、影响生活而要求手术。

由于重建手术领域手术种类繁多，小阴唇整形手术对患者和手术医师均存在许多的风险，手术医师术前必须充分与患者沟通，仔细和全面地解释小阴唇组织切除多少、手术过程和术后瘢痕形成的风险。手术医师应仔细询问患者，以确保患者完全了解手术过程、手术风险、并发症和术后恢复过程。必须遵守的重要原则是避免切除太多的组织，如有必要，可以再切除，要知道切除过多后再也不能恢复到之前。小阴唇上部构成阴蒂系带，切除时必须远离此区域。将小阴唇楔形切除后，缝合阴唇上、下边缘时，必须准确对合（图100-17~图100-24）。

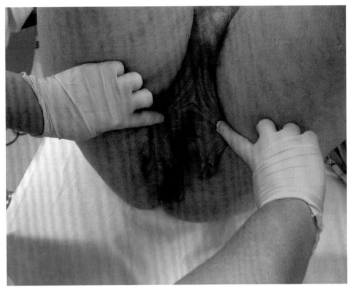

图 100-1   一名年轻的脑瘫患者小阴唇过度肥大

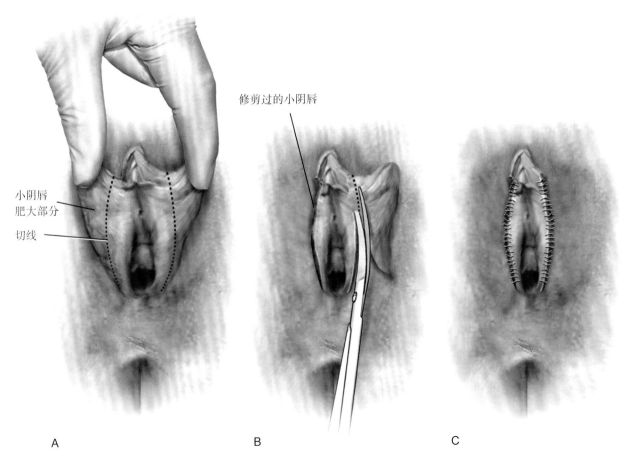

修剪过的小阴唇

小阴唇
肥大部分

切线

A   B   C

图 100-2   手术单纯切除肥大的小阴唇皮肤。A. 标记出拟切除的多余皮肤；B. 多余皮肤已切除；C. 将阴唇边缘断端缝合

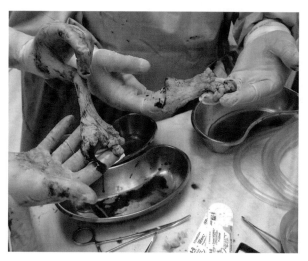

图 100-3 切除的肥大小阴唇组织标本

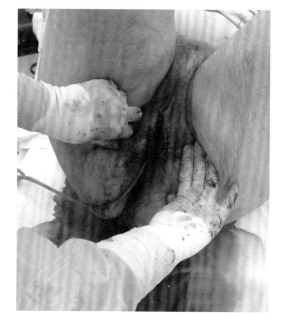

图 100-4 缝合整形术后的小阴唇，不再影响会阴清洁，且保持小阴唇正常的形态和功能

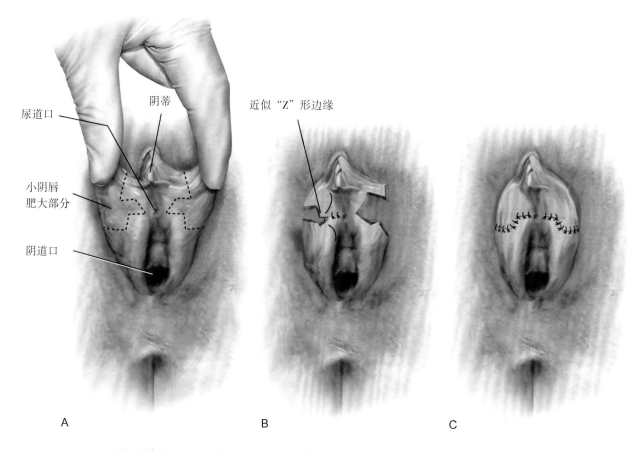

尿道口

阴蒂

近似 "Z" 形边缘

小阴唇
肥大部分

阴道口

A

B

C

图 100-5 "Z" 形整形术。A. 切除多余皮肤；B. 将切缘重新对合后间断缝合；C. 完成缝合整形术后的外观

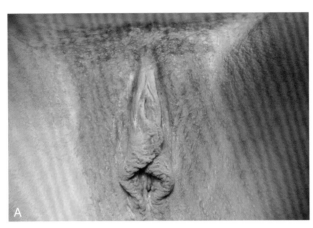 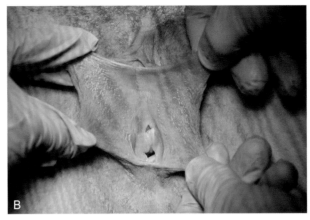

图 100-6　A. 中度小阴唇肥大；B. 将小阴唇向两侧拉开，可见其肥大的程度更明显

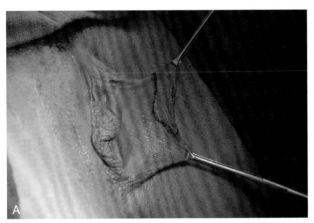 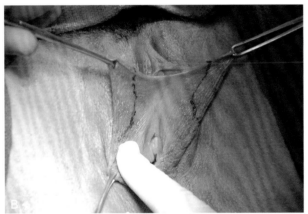

图 100-7　A. 用标记笔在左侧小阴唇上标记出拟楔形切除的界线；B. 两侧楔形切除的范围形态需对称

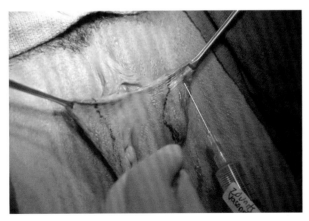 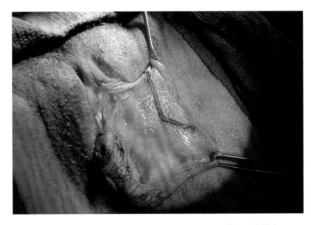

图 100-8　将稀释的 1：100 血管升压素溶液注射至小阴唇，以减少出血

图 100-9　在左侧小阴唇内侧面，沿标记楔形锐性切开

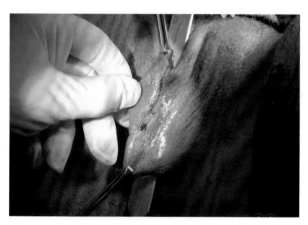

图 100-10　在左侧小阴唇外侧面做与内侧面相同的楔形
切开，两面的切口边缘可精确对合

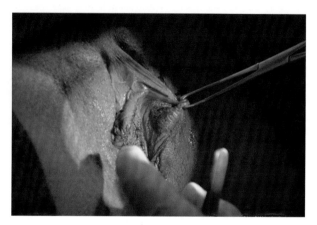

图 100-11　楔形切除多余的阴唇组织后，用 Allis 钳夹持，
将剩余小阴唇的上、下两部分对合

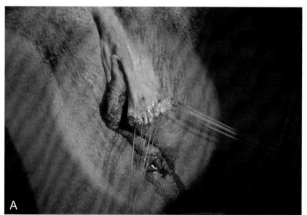

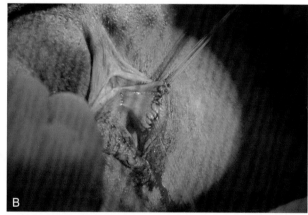

图 100-12　A. 将重新对合的上、下两部分的外侧面以 4-0 薇乔线缝合；B. 切口的内侧面缝合方法相同

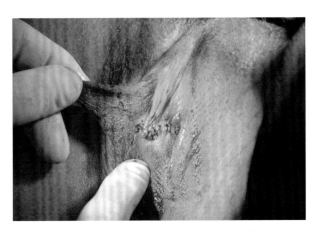

图 100-13　再进行右侧小阴唇的操作

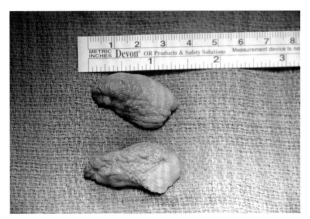

图 100-15　将两侧切除的小阴唇组织行病理检查

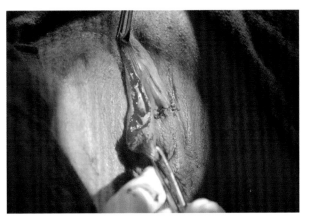

图 100-14　以与左侧相同的方式，从右侧小阴唇楔形切除部分组织

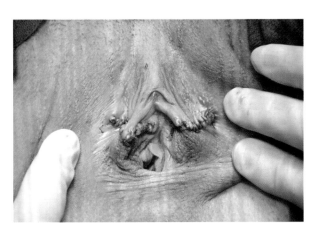

图 100-16　小阴唇整形手术完成后

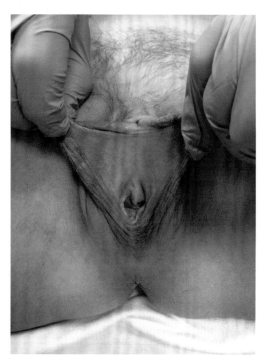

图 100-17 小阴唇明显肥大，导致该女性不适，并对其日常生活造成不利影响

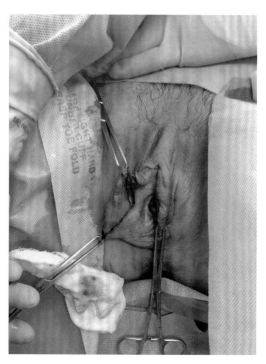

图 100-19 在手术显微镜辅助下使用 CO_2 激光，可以更精确地沿标记线进行切割。切割前在双侧小阴唇注射 1∶100 血管升压素溶液，小阴唇组织的切除由激光刀和 Stevens 剪刀联合完成

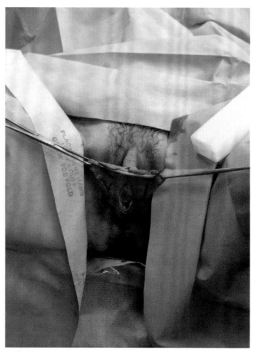

图 100-18 右侧小阴唇明显大于左侧，设计切口线时在右侧标记拟切除更多的组织，而左侧标记相对较少的组织

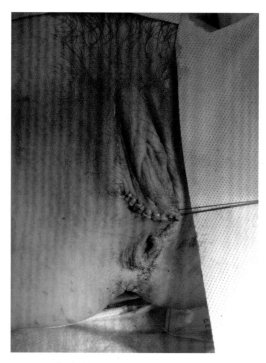

图 100-20 将右侧小阴唇两侧切缘拉拢，首先在前缘，然后在外侧面，用 4-0 薇乔线间断缝合

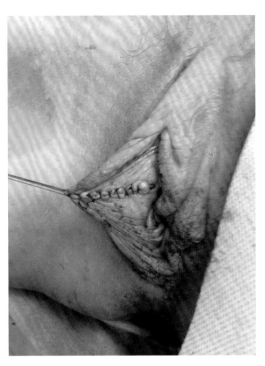

图 100-21　接下来，用相同方法缝合小阴唇内侧面

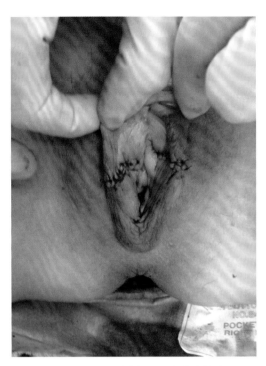

图 100-23　两侧小阴唇均成功缩小

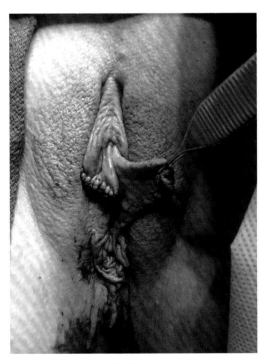

图 100-22　右侧小阴唇整形术后。左侧同前，但应切除更少的组织

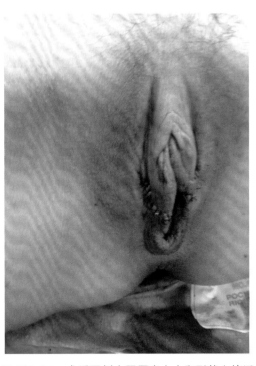

图 100-24　术后两侧小阴唇在大小和形状上接近

（李静然　译　王建六　校）

第 101 章

阴道成形术、会阴重建术及在阴道和外阴能量设备的应用

Mickey M. Karram

本章讨论用于治疗阴道松弛、阴道干涩、性交痛和外阴皮肤疾病的各种手术和非手术干预措施。

阴道成形术这一概念可以泛指阴道重建的所有手术，本章中尤指重建会阴、缩紧阴道口和阴道，或为了美观、功能重建而进行的阴道成形手术。

阴道成形术通常包括切除部分阴道前壁和（或）后壁黏膜的阴道修补术，重建阴道及阴道口。但目前各种手术方法尚未标准化。阴道重建手术的目的是重建具有合适长度和宽度、支撑良好的阴道，其阴道的轴向正常，阴道穹窿稍向后朝向骶骨凹方向。重建后的阴道宽度应可容纳两指，阴道后壁和会阴体呈垂直关系。有些妇女在分娩后感觉阴道口变得"张大"或对阴道口和会阴部的外观不满意。手术的目的是单纯缩紧阴道口，最好的方法是从会阴体和阴道后壁去除一片菱形组织（图 101-1）。每一例重建手术都需要根据患者的具体解剖情况进行个体化设计。客观判断参数为阴裂的大小，一般从尿道外口至阴唇系带距离为 3~4 cm 较为合适。

图 101-2~ 图 101-6 是不同患者进行会阴重建和阴道成形手术的情况。图 101-2 是一位有直肠膨出症状、继发性交困难的患者，小阴唇皮肤在阴道口水平重建，术后恢复了阴道后壁和会阴体之间的正常解剖关系，使阴道后壁得到支撑，并缩窄了阴道和生殖裂孔的大小。图 101-3 是一位阴裂过宽、会阴体缺损的患者。图 101-4 和图 101-5 均为经阴道分娩后需要重建会阴的年轻患者，两例患者均有阴道口紧绷和疼痛症状，需要切除阴道和会阴瘢痕组织，然后使用异种移植物（Surgisis；Cook Medical, Bloomington, Ind.）来填充会阴部皮肤缺损。图 101-6 显示一位患者在阴道成形术和会阴成形术

前后的图片，患者期望其阴道口更美观，阴道更紧缩。

最近，许多妇科医师开始将能量设备用于阴道黏膜和外阴皮肤的治疗。应用适应证包括绝经期泌尿生殖系综合征（genitourinary syndrome of menopause，GSM）和硬化性苔藓，以及美容指征和改善性功能。目前使用的能量设备包括点阵 CO_2 激光、铒：YAG 激光，以及各种射频（radiofrequency，RF）设备。这些治疗通常可以在门诊进行，不需要任何麻醉。

使用和研究最多的能量设备是 MonaLisa Touch CO_2 点阵激光（DEKA Medical，Florence, Italy）。激光治疗有用于阴道的圆形探头和用于前庭和外阴皮肤的扁探头（图 101-7 和图 101-8）。最常见的指征是因 GSM 引起的阴道干涩和性交痛。一个疗程为治疗 3~5 次，每次间隔 5~6 周。每次治疗都通过缓慢旋转和回退阴道探头来达到治疗整个阴道的目的（图 101-8）。主观症状的改善与客观上阴道 pH 的改变、成熟指数改善有关，组织学变化与阴道局部应用雌激素的效果一致（图 101-9）。这种特殊的点阵 CO_2 激光治疗的作用机制（MonaLisa Touch）是通过一种特殊的脉冲发射能量模式，并同时考虑阴道黏膜的独特特征。脉冲的初始部分由高峰值能量（a high peak power）组成，用于低含水量为特征的黏膜上皮的快速浅表消融。脉冲的第二部分脉冲持续时间（dwell time）被延长，以产生穿透力更深的热效应，刺激新的胶原蛋白和基质成分的合成。其软件能控制相同的激光斑点（stacking，堆叠）的重复发射，从而穿透更深的靶组织。这可导致组织的炎症反应，刺激新的胶原蛋白产生，从而毛细血管形成，渗出

增加，糖原含量增加，以及由于乳酸菌的存在而使阴道酸性恢复。成功的治疗可以使阴道润滑度增加，改善阴道弹性，并显著减少性交疼痛。一个疗程的治疗，可预期改善症状约 1 年，之后需要每年进行一次治疗。

　　射频也是一种非常常见的能量设备，可用于阴道黏膜和外阴皮肤的治疗。射频被广泛用于身体的其他部位，主要用于紧缩皮肤。其输送给组织大量的热量，希望能诱导新的胶原蛋白和弹性蛋白的产生，

促进细胞代谢，使皮肤变得更紧致、更厚，看起来更年轻。当用于阴道时，通过一根单极或双极治疗头，向组织输送热，将阴道黏膜加热到约 42℃，持续 7~10 分钟。在治疗期间，治疗头来回移动，将能量输送到所需的组织（图 101-10）。射频已被推荐为一种治疗阴道松弛的非手术治疗。目前也正在研究其用于女性尿失禁的可能性。此外，射频也可用于紧缩外阴皮肤。

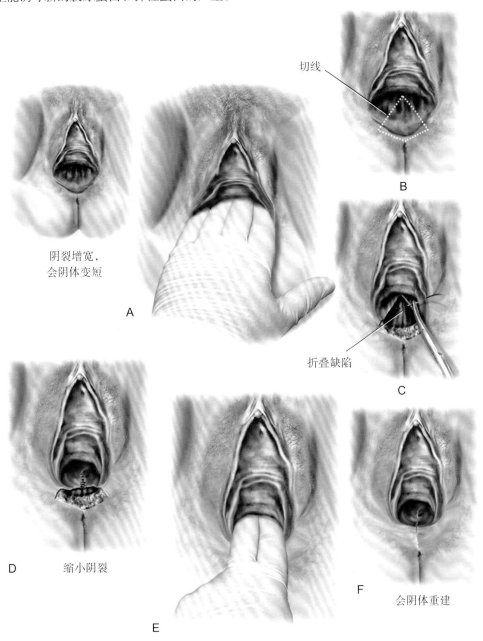

图 101-1　仅缩窄阴道口的阴道成形术和会阴重建手术技巧。A. 注意阴裂过宽，可容纳 4 指。B. 标记出拟切除的菱形区皮肤黏膜。C. 切除菱形区组织，提起并缝合直肠周围筋膜和肛提肌，重建阴道后壁。注意避免形成阴道后壁嵴状突起。D. 缝合阴道后壁上段的黏膜，为会阴重建做准备。E. 会阴重建术后，阴道口仅可容纳 2 指。F. 手术完成后，阴道后壁和会阴体呈垂直关系

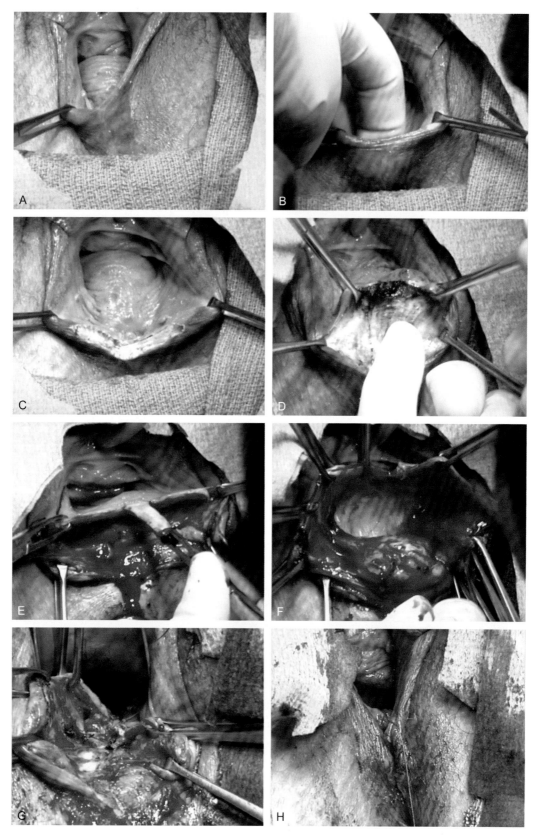

图 101-2　A. 一例会阴裂伤后阴道后壁膨出、性交困难的患者；B. 与会阴正中切开术相似，两侧小阴唇于中线缝合；C. 拟重建的会阴皮肤沿中线纵行切开；D. 锐性分离阴道后壁下段黏膜与周围肌层组织；E. 向上分离并去除阴道后壁正中部分舌状黏膜；F. 分离去除阴道穹窿腹膜外的多余组织；G. 阴道直肠脱垂和肠疝修补，缝合阴道后壁上段的黏膜；H. 重建会阴体，阴道口收紧。注意阴道后壁和会阴体呈垂直关系

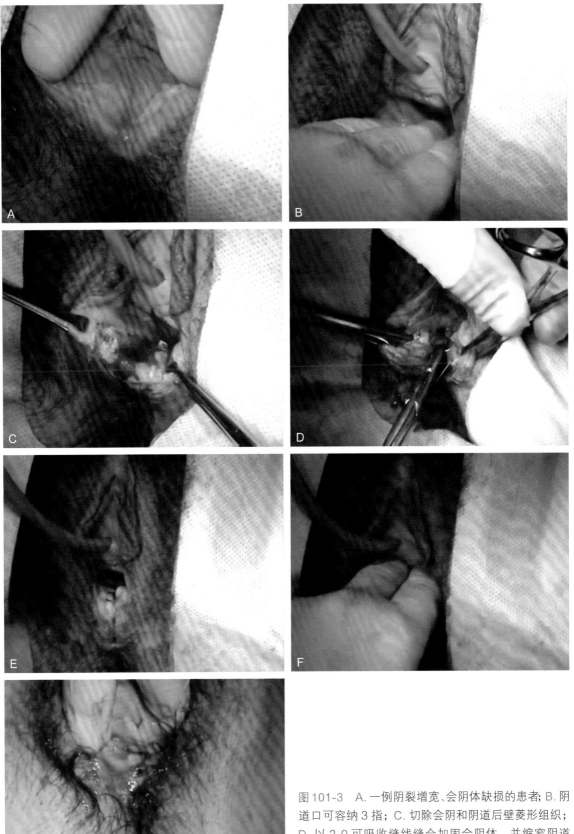

图 101-3　A.一例阴裂增宽、会阴体缺损的患者；B.阴道口可容纳 3 指；C.切除会阴和阴道后壁菱形组织；D.以 2-0 可吸收缝线缝合加固会阴体，并缩窄阴道口；E.以延迟可吸收缝线缝合阴道和会阴切口；F.会阴重建后，阴道口仅可容纳 2 指；G.术后 6 周会阴外观

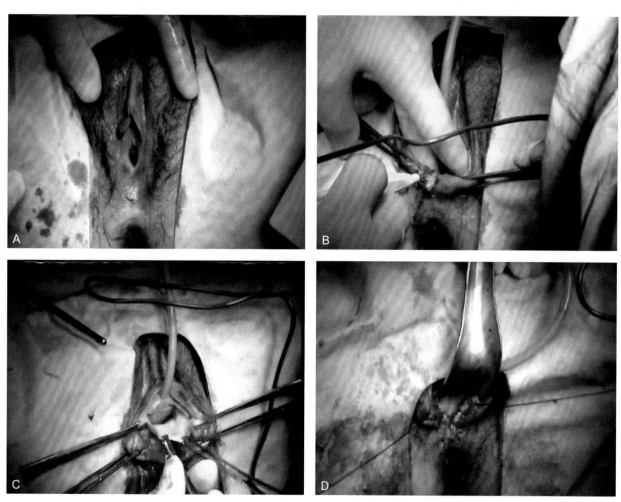

图 101-4　A. 一例会阴正中切开缝合过紧造成阴道口缩窄、性交困难的年轻患者；B. 用单极电刀切开会阴体中线；C. 锐性分离阴道后壁和直肠前壁间隙；D. 以延迟可吸收缝线横向间断缝合切口，以 Surgisis（Cook Medical）补片覆盖缺损的会阴体

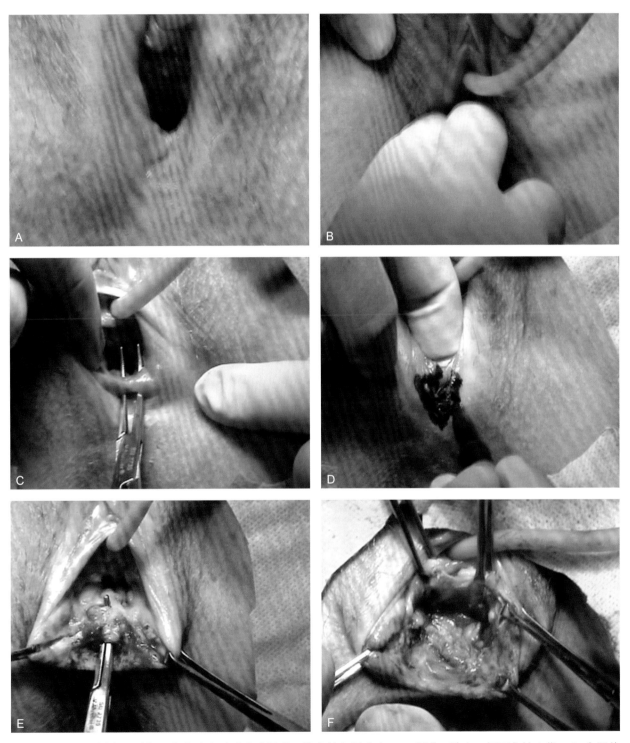

图 101-5　A. 一例会阴裂伤后瘢痕过度形成造成阴道口缩窄的年轻患者；B. 阴道口狭窄，仅可容纳 1 指；C. 会阴体处瘢痕带；D. 标记出拟切除的会阴体瘢痕；E. 切除多余的会阴皮肤，需注意瘢痕的范围；F. 瘢痕组织切除后，分离阴道后壁和直肠前壁间隙

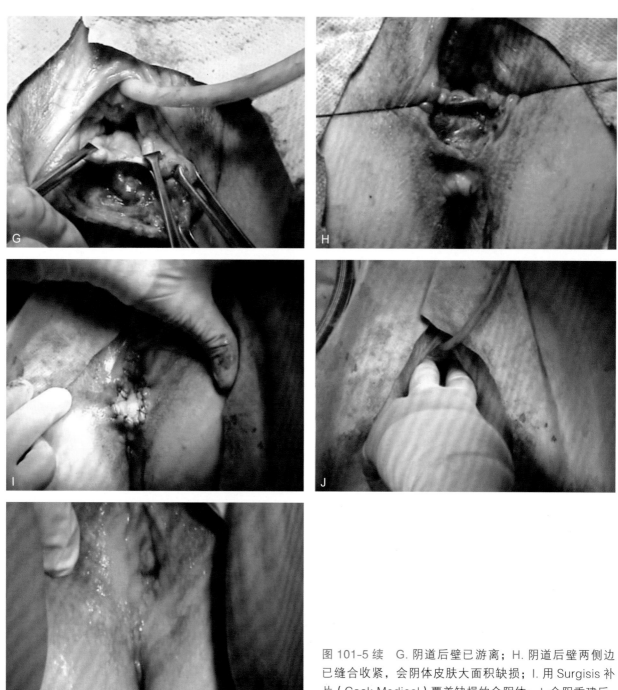

图 101-5 续　G. 阴道后壁已游离；H. 阴道后壁两侧边已缝合收紧，会阴体皮肤大面积缺损；I. 用 Surgisis 补片（Cook Medical）覆盖缺损的会阴体；J. 会阴重建后，阴道口可容纳 2 指；K. 术后 3 个月，Surgisis 补片已和周围皮肤融合，呈正常会阴皮肤外观

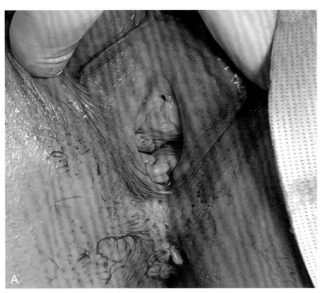 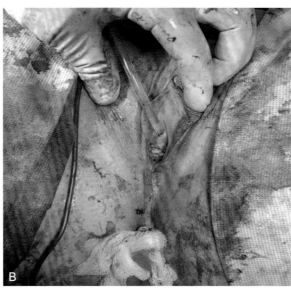

图 101-6　A. 阴道成形术及会阴成形术前阴道口及会阴。B. 阴道成形术及会阴成形术后阴道口及会阴

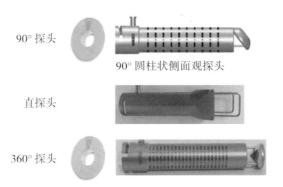

图 101-7　用于治疗阴道黏膜和外阴皮肤的各种 MonaLisa Touch 探头

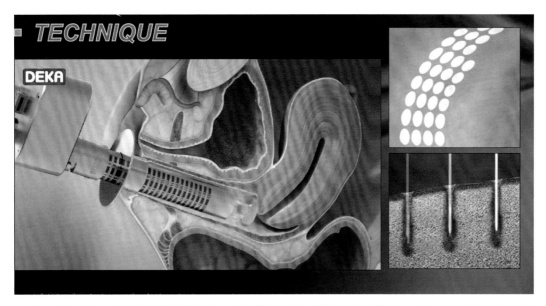

图 101-8　MonaLisa Touch 点阵激光阴道探头；点阵激光通过一种被称为堆叠（stacking）（右下）的机制，以可控的方式穿透组织，产生激光小斑点（右上）

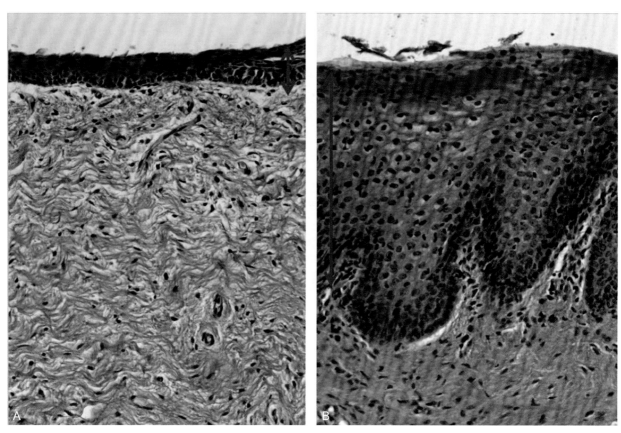

图 101-9　患者点阵激光治疗前（A）和 2 次点阵激光治疗 2 周后（B）的组织学变化。可见复层鳞状上皮增厚，基质中胶原蛋白和血供增加

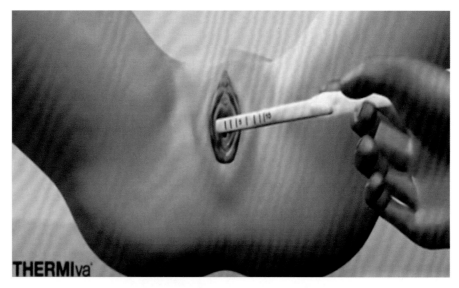

图 101-10　射频能量设备用于阴道治疗的技术。将治疗头置于阴道内，紧贴阴道黏膜。治疗头来回移动，同时监测传输的温度

（李静然　译　王建六　校）

第 102 章

性别重置与临床再造手术（阴道成形术）

Cecile A. Ferrando

一、概述

阴道成形术是一种变性手术，旨在将男性性器官变性为女性（生物性别为男性，自我认同性别是女性），通过变性手术寻求性别认同，从而手术创造一个女性外阴及阴道。该手术涉及男性外生殖器，改变性别解剖结构及性征，创造一个新阴蒂、阴唇、前庭、阴道和尿道。最常见的手术是阴茎内翻阴道成形术的改良。这种手术在 20 世纪 50 年代由 Dr. Gillies 和 Millard 报道，后来由在卡萨布兰卡行医的法国妇科医师 George Borou 推广。

二、术前注意事项

患者必须符合世界跨性别健康专业委员会（the World Professional Association for Transgender Health，WPATH）设定的标准，才能被考虑接受手术。此标准用来作为指导医师对患者的主观的心理意识与客观的解剖生理错位心理治疗。患者自我认同性别标准必须由专业医师正式诊断。其患者必须持有两位心理健康专家的推荐信，其中一位需有博士或医学博士学位。易性癖患者的心理健康状态须有良好的行为记录，所有拟手术的患者均须通过注射雌激素进行至少 12 个月的女性化准备，作为自我认同性别确认标准。符合此标准后患者才能进行手术，术前患者需再次进行全面的术前评估，以确定其在各方面均适合接受变性手术。

三、阴道成形术的方法

全身麻醉后，患者取膀胱截石位，注意下肢不要过度屈伸。术前使用抗生素及术后应用抗凝药物预防下肢静脉血栓（venous thromboembolism，VTE）。直肠灌洗可用碘伏进行，以减少术中污染的风险。这很重要，尤其是直肠内诊时。无菌消毒后，铺无菌手术单。

然后对患者进行标记（图 102-1A 和 B）。根据可移植皮肤的数量进行标记。会阴体被标记为倒 V 形，新建一个会阴皮瓣，该皮瓣用于新建的外阴大阴唇。腹股沟折痕内侧为外侧切口。上切口在阴茎根部下方位置，使皮肤能以最小的拉力向下拉至会阴体。按照这些标记，阴囊皮肤的很大一部分被切除，形成阴囊皮肤移植，用于后面再造阴道内黏膜。将阴囊皮肤保存好，用于阴道再造。之后会被吻合在与预定腔体大小相同的支架上。

如果有睾丸，则行双侧睾丸切除术（图 102-2A~C）。将双侧精索在腹股沟外环的水平处结扎。如果患者之前做过睾丸切除术，可能会出现精索残余或结扎，这取决于它们是否在术前引起患者疼痛，或是否会改变重建的结果。腹股沟环可以用永久缝合线闭合。理论上，这可以降低患腹股沟疝的风险；然而，目前还没有这种阴道成形术后的病例记录。

然后将剩余的阴囊周围的皮肤以对称的方式再自形成两侧大阴唇。下一步，钝性分离阴茎海绵体，并将其切除（图 102-3A~C）。保留阴茎皮肤管，稍后在重建过程中使用。

术中选择在直肠和膀胱之间形成新的阴道腔（图 102-4A~C）。事实上我们在剥离并切除阴茎海绵体前已经完成这项工作。在会阴区进行充分备皮并留置尿管。Foley 球被用作引导解剖的指示。向上牵拉阴茎球海绵体肌来确定会阴的中心位置。可以用刀或电刀切开。继续剥离阴茎海绵体，通常用于会阴前列腺切除术技术。轻柔地牵引尿道，很容易触诊到尿道和前列腺体。在尿道球底部和直肠间做一横切口，在前列腺后方钝性分离出再造阴道的间隙。分离到直肠腹筋膜，也称 Colles 筋膜，它是完成分离的标志，因为我们的目的是分离到筋膜的上端。此时，可以直接进行游离，直到达到足够的深度，通常在膀胱-腹膜反折水平。空腔形成后，立即用油纱布进行填充，直到完成阴茎皮肤的缝合。

然后处理阴茎海绵体。分离出阴茎海绵体和尿道，后切除阴茎海绵体及部分尿道，这在球部尿道切除时尤为重要。接下来，阴蒂皮瓣取自于龟头上。目的是维持背侧神经血管束在阴茎海绵体白膜鞘内。将阴茎浅、深筋膜从阴茎海绵体剥离，然后将阴茎海绵体切除并丢弃（图102-5）。阴茎海绵体后端也可以切除，但这取决于外科医师的选择和技术。

然后将龟头皮瓣折叠起来，形成一个新阴蒂（图102-6A和B）。在井字形骨骼肌群处固定新阴蒂，尽可能接近于女性的阴蒂位置。在导尿管上方切开尿道，尿道外展呈长条形固定，尿道外口形成一个新的尿道。将尿道外展缘固定缝合，上缘与新阴蒂缝合，形成一个新的前庭（图102-7）。

接下来，将阴囊皮瓣缝合在支架上（图102-8），然后将支架与移植物穿过阴茎管，与阴茎管外皮相吻合（图102-9A~C）。此时放置耻骨上引流管。另外，可在手术结束时放置阴唇引流管。然后将支架置入新阴道腔内。注意确保在倒置过程中没有张力。为了避免阴茎管狭窄和外阴结构不清晰，阴茎管开口和会阴皮瓣之间的张力必须最小。一旦皮肤支架管被倒置，支架移除后，新阴道被紧紧包裹。新的阴道移植物的皮肤外缘缝合固定。

创建外阴结构（图102-10A~D）。将阴茎皮瓣在中线切开，露出下面的前庭（尿道皮瓣）和阴蒂皮瓣。皮肤边缘与尿道皮瓣吻合，形成小阴唇和阴蒂。最后，缝合大阴唇切口（图102-11），加压包扎。为了增加压力，它可以被缝到合适的位置。Foley尿管与阴道模具一起保留在原处。

四、术后护理及注意事项

住院时间和住院地点因外科手术而异。一般患者在医院住3晚，然后出院到附近的酒店再住几晚，在那里他们可以接受日常护理。让患者转至下级医疗机构或让患者在整个住院期间都留在医院也可以。

为预防尿路感染和蜂窝织炎，患者每天应用2次抗生素，连用7天。每日给予依诺肝素（Lovenox）以预防静脉血栓栓塞，同时口服镇痛药。

从术后第1天开始，患者可以有规律地进食和下床活动。患者的引流管在术后第2天或第3天根据引流量情况决定拔管。术后第3天，出院前拆除压力敷料。术后第6天取出 Foley 尿管和阴道模具。术后第7天，患者会在治疗室里接受治疗，提供阴道扩张器，并教他们如何正确扩张。给予合理的扩张方案，并告知所有出院预防措施。患者完全理解和学会使用阴道扩张器后可以出院。

规定患者定期随访，以确保扩张后伤口甲级愈合。所有患者均在术后4周和6周接受盆底治疗，治疗术后出现的盆底功能障碍或肛提肌疼痛，并帮助患者进行扩张。同时也帮助患者处理瘢痕及愈合。最新研究术后盆底物理治疗干预是有必要的，提供更有效的恢复措施。

五、总结

常见的术后问题包括阴道扩张困难，可以寻求盆底治疗师的帮助，如前所述。患者还会感觉到阴道分泌物和气味，我们用阴道冲洗方法来解决这个问题。最后，患者有时会出现阴道扩张出血，这通常来自于阴道新生肉芽组织，可以在治疗室电切或切除。主要并发症包括伤口裂开、阴道狭窄和再造阴道瘘或直肠瘘。

值得称赞的是，患者在手术后表现出很高的满意度，且性生活和谐。然而，对于目前存在的以患者为中心的手术结果和术后生活质量方面的更多问题，还需要进一步的研究。

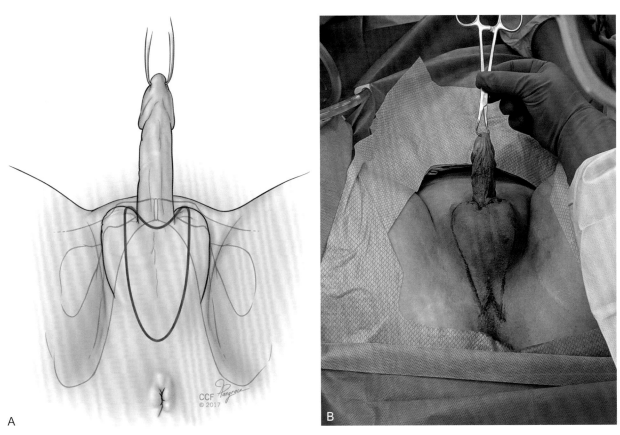

图 102-1　A 和 B. 阴囊皮瓣的皮肤标记

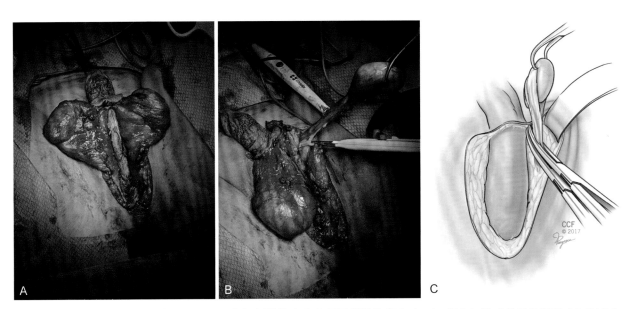

图 102-2　A~C. 切除阴囊皮瓣，显露阴茎解剖结构和阴囊周围脂肪和睾丸（A）；睾丸切除术并结扎精索（B 和 C）

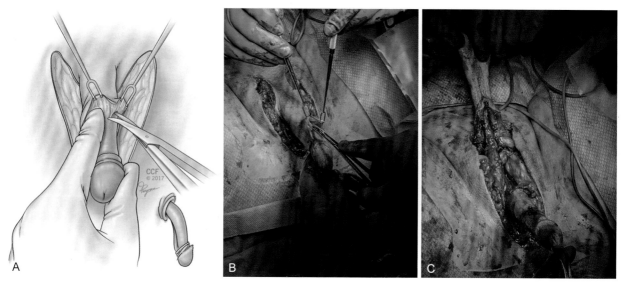

图 102-3   A~C. 钝性分离阴茎皮肤与覆盖阴茎鞘的筋膜，保留阴茎皮瓣

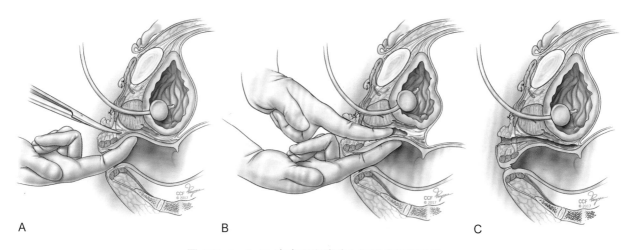

图 102-4   A~C. 在直肠和膀胱之间形成新阴道腔

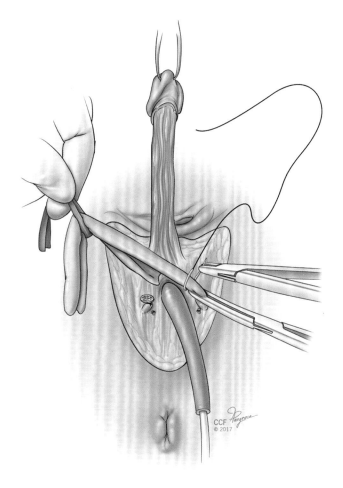

图 102-5 将阴蒂皮瓣与阴茎海绵体分离并切除

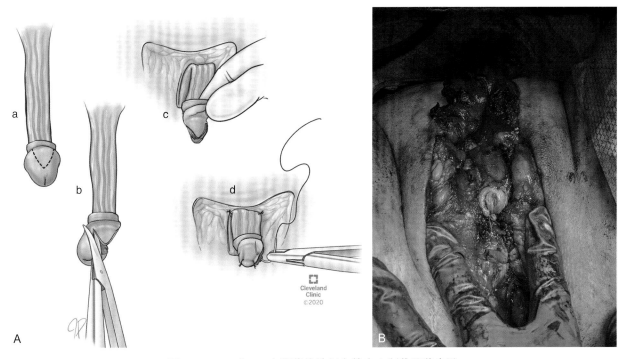

图 102-6 A 和 B. 在阴蒂的神经血管束上制作阴蒂皮瓣

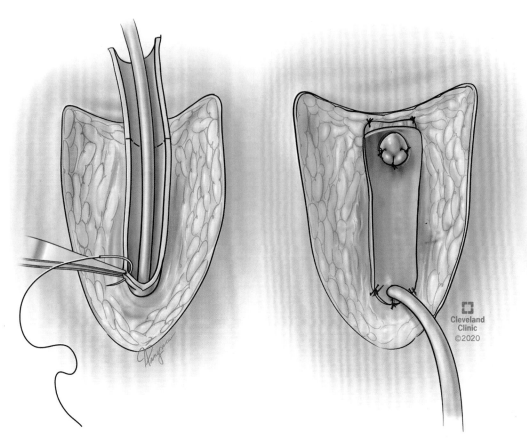

图 102-7　尿道和阴道前庭的形成

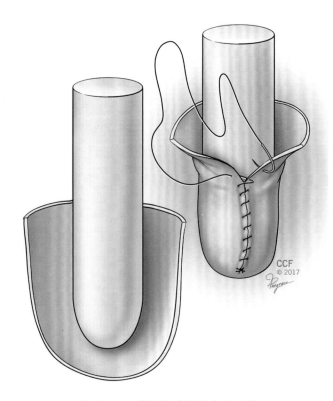

图 102-8　将阴囊皮瓣缝合在支架上

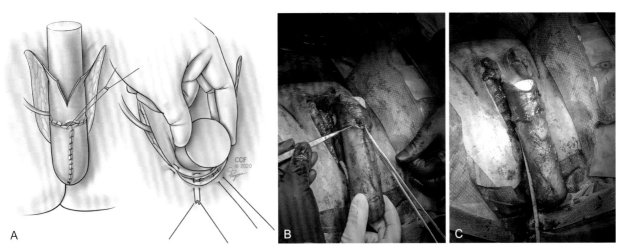

图 102-9　A~C. 阴茎管皮肤包裹于支架，阴茎管皮肤与阴囊皮瓣相吻合

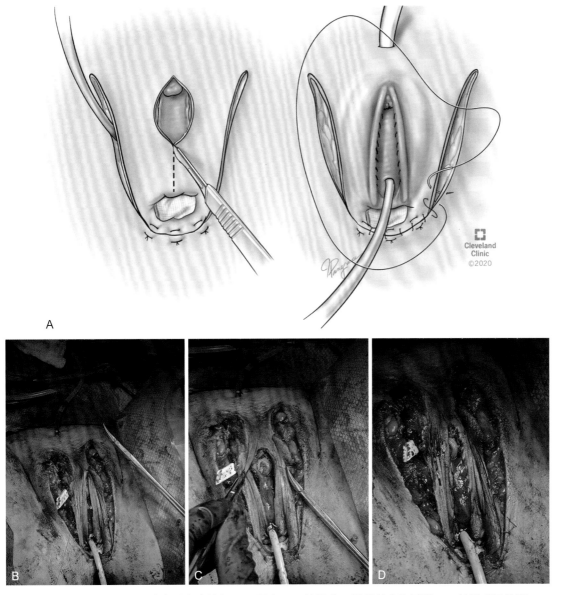

图 102-10　A~D. 将阴茎皮瓣在中线切开，露出下面的阴蒂、阴道前庭和尿道口，就形成了外阴

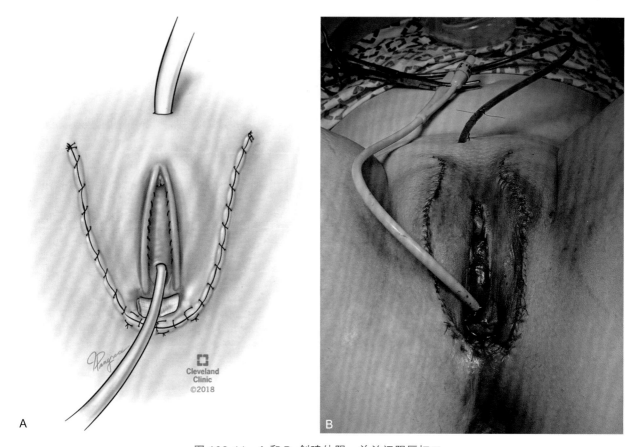

图 102-11 A 和 B. 创建外阴，并关闭阴唇切口

（毕 晔 孙广宇 译 王建六 校）

第十六部分

乳 腺

第103章

乳腺解剖及手术

Donna L.Stahl, Karen S. Columbus, Michael S. Baggish

一、女性乳腺解剖

乳腺是特殊的汗腺，是一种具有特殊功能的顶浆分泌腺。而且乳房是女性重要的性征器官，是社会及个体认可的一种区分性别的重要结构。成年女性的乳房位于前胸壁第 2~6 肋间（图 103-1A），平均直径 10~12 cm，厚 5~7 cm。乳腺从胸骨边缘直至腋中线，一部分乳腺组织延伸至腋窝，即是乳腺腋尾部（图 103-1B）。在解剖学上，乳房位于胸浅筋膜的浅层和深层之间，胸浅筋膜的深层是腹前壁 Scarpa 筋膜的延续。因此，乳房大致为半球形，位于包裹着胸大肌的胸深筋膜浅层（图 103-2）。位于胸浅筋膜浅层和深层之间的纤维束对维持乳房结构和形状起到重要作用。这些 Cooper 韧带组成乳房悬韧带，尤其在乳房下部更为明显（乳房下皱襞）。

乳腺组织位于胸浅筋膜浅层和深层之间，大部分为脂肪，还包括乳腺实质及结缔组织（基质）。脂肪的相对含量保证了乳房在活动时的弹性。随着脂肪含量的增加，乳房的活动度越大，但当脂肪过多时会导致乳房下垂。隆胸所造成的瘢痕也会限制乳房在胸壁上的活动（图 103-3）。

乳腺实质由 15~20 个节段或腺叶或小叶构成，每一腺叶有其单独的乳管，它们呈放射状排列，乳管汇聚至乳头，有 5~10 个主要的乳管开口于乳头。

每个腺叶包含 20~40 个腺小叶，每个腺小叶又由 10~100 个腺泡组成（图 103-3 和图 103-4）。

每个乳房都有一个直径约 1 英寸或稍大一些的圆形色素沉着区，即乳晕。乳头位于乳晕的中央。乳晕的真皮层包含纵向和环形的平滑肌，当肌肉收缩时会形成褶皱的外观（图 103-1B 插图）。

在乳晕的外周可以看到一些凸起的开口，这些是乳晕腺（蒙格马利腺）导管的末端。乳晕腺是特殊的皮脂腺，其分泌物使乳晕保持润滑和柔软。在妊娠期间，这些腺体可能会分泌乳汁样的物质（图 103-1B 插图）。

乳腺的功能单位即腺小叶。它由被血管基质包围的内衬立方上皮和肌上皮细胞的小腺体组成。小叶间导管汇至小叶外导管，再汇入较大的收集管，然后汇至更大的输乳管，引流整个腺叶。在汇至乳头之前，乳管膨大为输乳管壶腹或称输乳管窦。肌上皮细胞收缩和乳晕区平滑肌收缩，有助于输乳管窦内的乳汁排空（图 103-4 插图）。

乳房的大小随着月经周期而改变。乳腺实质受雌激素及孕激素的影响。在月经周期的第 22~25 天，同子宫内膜一样，乳房脂肪中的水含量（水肿）处于峰值。在月经周期的第 4~5 天激素水平最低。

虽然大多数乳房在大小上是对称的，但左右乳房之间的差异也很常见（图 103-5）。

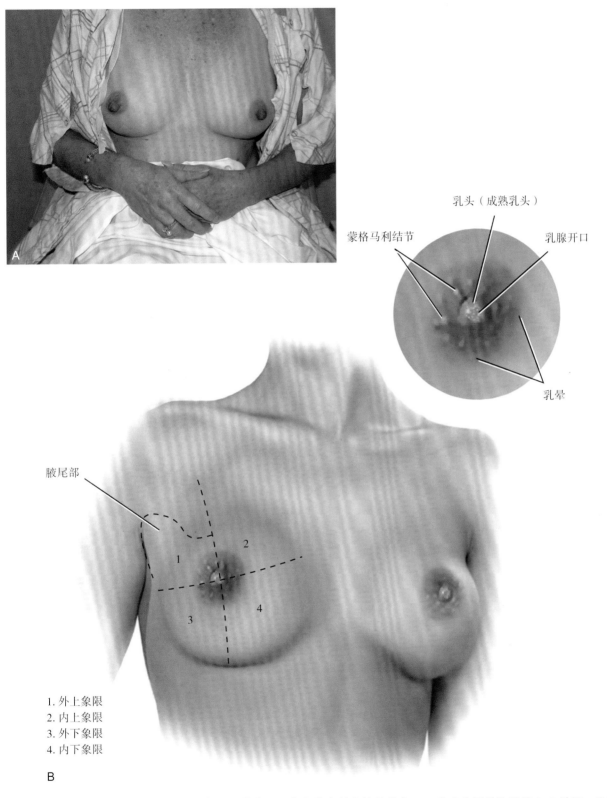

图 103-1　A. 乳房在女性的胸壁上占有重要的位置，它们代表着女性的特点；B. 乳房位于前胸壁第 2~6 肋间。为了描述方便，乳房被分为 4 个象限：上、下方各两个。乳房下皱襞构成半球形乳房的下缘。外上象限的乳腺组织延伸至腋窝，即腋尾部。插图显示乳晕的详细结构，包括乳头、蒙格马利结节及色素沉着的皮肤

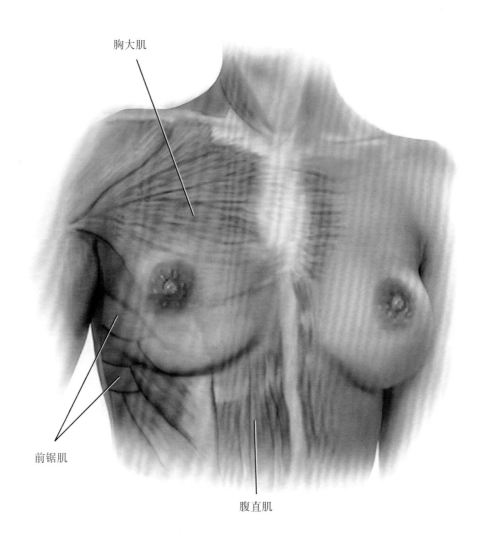

胸大肌

前锯肌

腹直肌

图 103-2 乳腺组织位于胸浅筋膜内，位于包裹胸大肌的胸深筋膜上方。乳房向下直达前锯肌、腹外斜肌、腹直肌表面的深筋膜。胸浅筋膜分为浅层和深层。胸浅筋膜深层与胸深筋膜由疏松的脂肪组织分隔

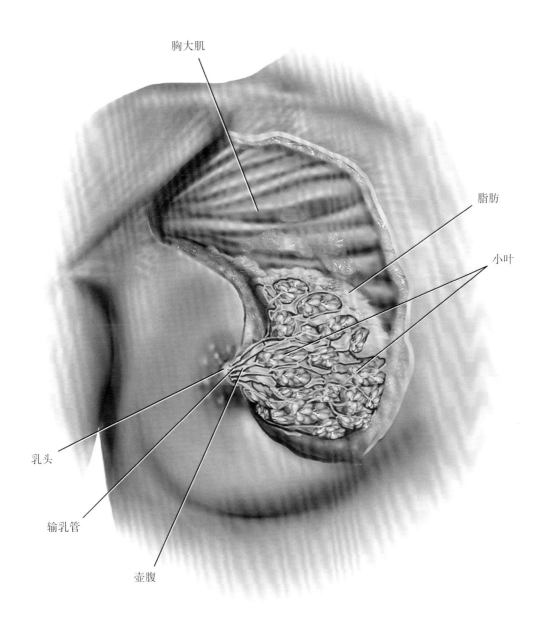

图 103-3　乳房由脂肪和乳腺组织组成。乳腺组织由腺小叶、乳管及纤维结缔组织构成。顶浆分泌腺分泌乳汁，通过一系列乳管汇聚并运输至乳头。乳房的结构框架由位于浅筋膜深层和乳房皮肤真皮层之间的纤维束维持。这些纤维结缔组织又称 Cooper 韧带，很大程度上保持了乳房的球形形状

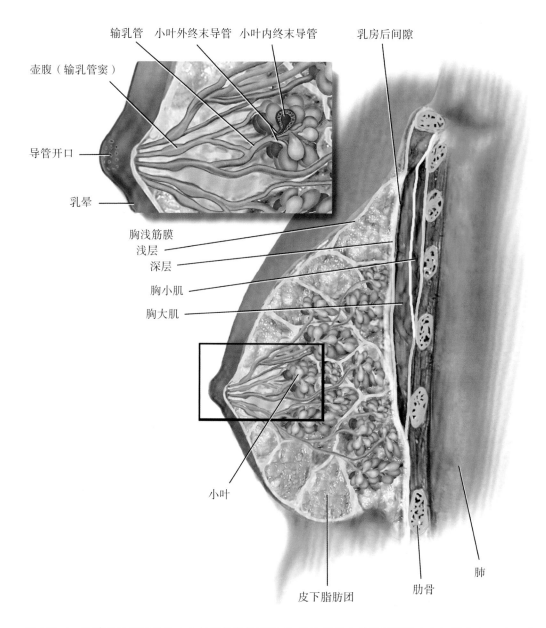

输乳管　小叶外终末导管　小叶内终末导管

乳房后间隙

壶腹（输乳管窦）

导管开口

乳晕

胸浅筋膜

浅层

深层

胸小肌

胸大肌

小叶

皮下脂肪团

肋骨

肺

图103-4　乳腺的功能单位是由小的腺体结构所组成，这些腺体由线性排列的立方细胞和肌上皮细胞所构成并分泌乳汁。乳汁的分泌是从腺泡内向腺泡外终末导管，最终到较大的输乳管这个方向来推进的。在引流至乳头前，这些乳汁被储存在乳晕区输入管壶腹。每个乳腺内泌乳导管引流一个由 20~40 个小叶组成的一个区段

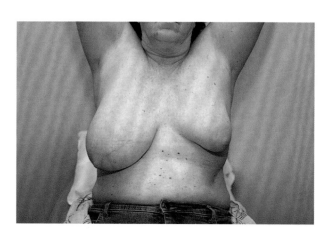

图 103-5　双侧乳房发育得极度不对称。双侧乳房轻度的不对称非常常见，与图片中的情况相反，一般左侧乳房较右侧乳房稍大

二、临床乳房检查

乳房检查是所有女性每年常规例行妇科检查的一部分，是乳腺癌筛查的重要手段。像任何其他体格检查一样，能否早期检查出乳房肿块，依赖于体格检查的质量和彻底性。乳房检查应有充足的时间，这样检查医师才能不会因匆匆进行而有所遗漏。

进行乳房检查的最佳时间是在月经周期的早期增殖期。对于接受激素替代治疗的女性而言，最佳的检查时间是在服用最后一次药后的 4~5 天。

检查从患者坐在检查台一端面向检查者开始（图 103-6）。患者双手自然下垂，观察乳房是否对称、有无乳头内陷及酒窝征（图 103-7）。观察乳房皮肤的颜色，尤其需注意红肿、局部的固定及瘢痕形成。乳晕、乳头区需注意有无乳头内陷、酒窝征、局部变色和溃疡。要求患者身体前倾，这样可以将乳房游离于胸壁而更明显的下垂（图 103-7）。

接下来，要求患者双手叉腰（图 103-8），这个动作会使胸大肌收缩。然后患者高举双手过头，这样可以将乳房抬高到胸壁上（图 103-9）。同样在这个体位下需对乳房进行观察、视诊。

正如解剖部分所述，通常乳房体积的差异很小；偶尔，左右乳房的大小差异（如不对称）可以很大（图 103-5）。

患者保持坐位，分别在患者左侧和右侧进行腋窝检查（图 103-10）。检查者右手托持患者右手，用左手触诊患者右腋窝淋巴结。在患者左侧进行锁骨上区触诊，检查是否有淋巴结肿大（图 103-11）。然后，检查者立于患者身后按压乳房和乳头，检查有无乳头溢液（图 103-12）。

患者采取仰卧位躺在检查床上，检查者用一只手托住乳房的同时用另一只手的指腹在胸壁表面对乳房进行触诊。可以采用多种方法进行查体。常用的方法是将乳房从上到下分为 3 个区域，首先从上方 1/3 区开始触诊，逐渐向内侧触诊直至胸骨。如此反复将 3 个区域完全触诊完毕。乳头、乳晕区单独触诊，并适度挤压检查有无乳头溢液（图 103-13 和图 103-14）。

不要遗忘对乳房下皱襞处的检查，这样，乳房检查才算完整（图 103-15）。可以在坐位或仰卧位检查锁骨上区（图 103-11）。

由于约 5% 的乳腺癌发生在妊娠时或产后，因此不建议在这些时期推迟乳房的常规检查。如果女性正在哺乳期，则应在检查前排空乳汁。

检查结果的记录非常重要。在患者的病历中应详细记录所有的阴性和阳性发现。尤其是在双乳间发现不同的结节或肿块更应详细记录。所有肿块都应记录其大小、形状（以厘米为单位）、位置（精确解剖定位）、固定还是活动、质地（硬、软、韧），以及触感（压痛或无痛）。乳头溢液应根据按压不同的象限后是否出现而定位，并描述颜色和黏稠度。应做愈创木脂试验，将分泌物涂于玻片上，固定后送病理检查。

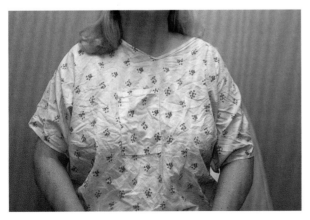

图 103-6 临床乳房检查（clinical breast examination，CBE）从患者坐在检查台末端面向检查者开始

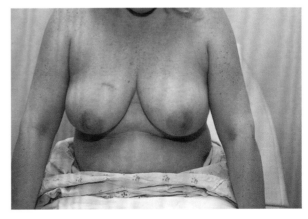

图 103-7 患者双手自然下垂并身体稍微向前倾，这样双乳自然下垂于胸前

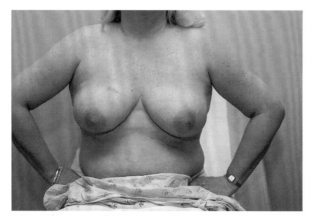

图103-8　患者端坐并双手叉腰,目视检查双乳的对称性、有无回缩、乳头位置和外观。注意其右乳内上象限的手术瘢痕

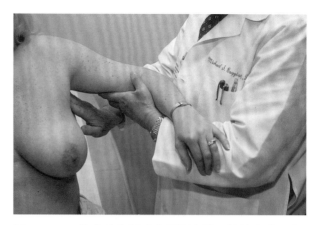

图103-10　检查腋窝以确定是否有淋巴结肿大或压痛。患者上肢由检查者托持以使胸肌松弛,检查者另一只手触诊腋窝并紧贴胸壁

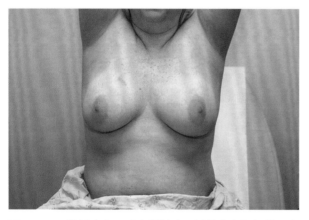

图103-9　指导患者双手高举过头,以使乳房组织处于张力状态。观察乳房皮肤的颜色变化,有无水肿、皮肤增厚、溃疡或酒窝征。记录乳头形态,如凸起、内陷或偏斜

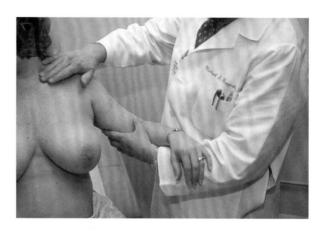

图103-11　接下来,检查锁骨上区是否有淋巴结肿大

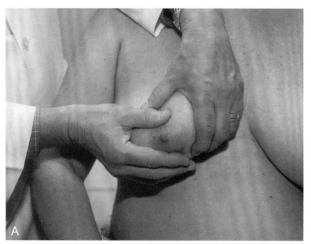

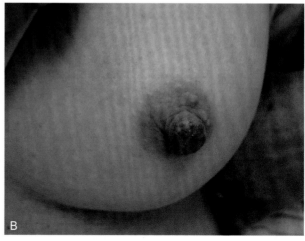

图103-12　A 和 B. 检查者站立在患者的侧面和身后,按压乳头和乳晕以确定是否有乳头溢液。通过挤压不同的象限,可帮助判断乳头溢液存在的相对位置

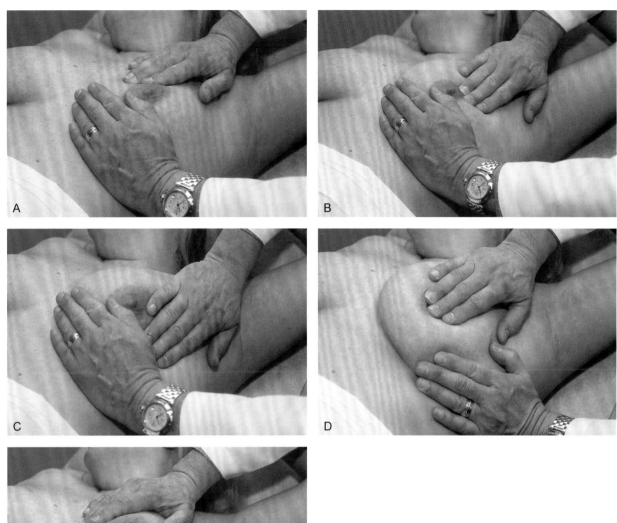

图 103-13　A~E.患者取仰卧位，同侧上肢置于头顶。检查者用他（她）的指腹抵住胸壁触诊乳房。我们推荐将乳房分为 3~4 个区域。从内侧向外侧的次序逐步触诊直至腋中线。如此进行，对每个区域重复检查并覆盖从锁骨上方到肋弓下缘的所有区域。乳头和乳晕区分别加压检查，观察是否有溢液

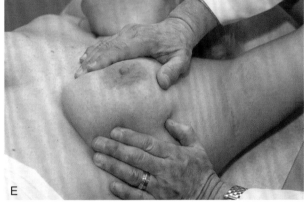

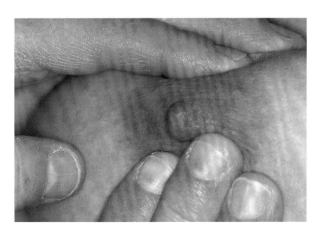

图 103-14　挤压乳头和乳晕，检查是否有乳头溢液

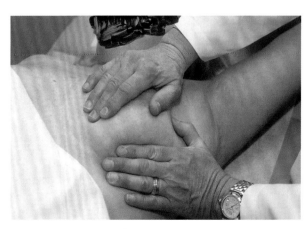

图 103-15　乳房下皱襞处应仔细触诊。乳房检查结束

三、细针穿刺检查

细针穿刺检查（fine-needle aspiration，FNA）结合细胞学检查是一项可以在诊室内安全进行的诊断操作。可以通过直接穿刺或通过超声引导下穿刺来进行。单凭触诊可能无法鉴别实性肿块还是乳房囊肿，而细针穿刺可以用来鉴别囊性和实性肿块。诊断性乳房X线检查应在穿刺前进行（图103-16）。

FNA诊断的准确率可达95%。FNA结果的准确度依赖于细针穿刺获得足够的细胞，以及有经验的细胞病理诊断的医师。要记住，FNA结果阴性并不能完全排除进一步接受活检的可能。

细针穿刺的技术比较简单。肿块表面的乳房皮肤用乙醇消毒，一只手固定肿块，另一只手将带有22号针头的10 ml注射器穿刺入肿块中，同时回抽针栓。如果肿块是囊肿，则可将囊肿内容物抽出并送病理检查，抽吸后触诊肿块会完全萎陷而不可触及。如果在FNA后肿块仍存在，可能需要进一步活检（图103-17～图103-25）。

想要进行FNA检查的妇产科医师需要接受专门的培训。

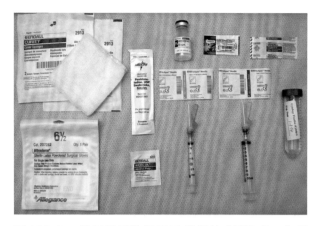

图103-17　该图显示进行FNA所需的必需物品，包括碘酊或乙醇、局部麻醉药、局部麻醉用注射器和针吸用注射器、针头、细胞病理检查工具、抗生素药膏和敷料绷带等

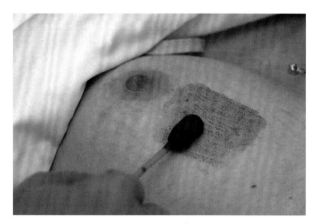

图103-18　在怀疑有囊肿的乳房皮肤处用碘酊或乙醇消毒。一定要注意无菌操作

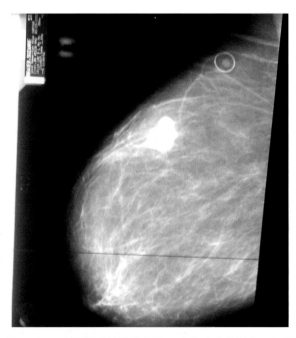

图103-16　该乳腺X线片显示，在乳房上象限有一可疑恶性肿块，需对该肿块进行活检

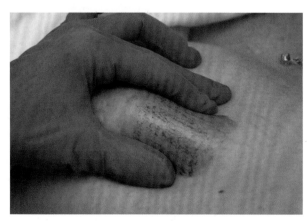

图103-19　必须用一只手的手指固定乳房肿块的位置，直至穿刺抽吸完毕

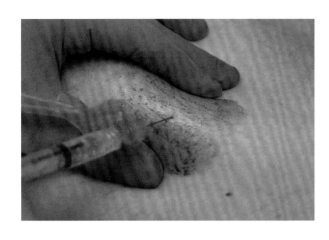

图 103-20　在计划穿刺部位的皮肤用 25G 针头注射 3~5 ml 的 1% 利多卡因实施局部麻醉

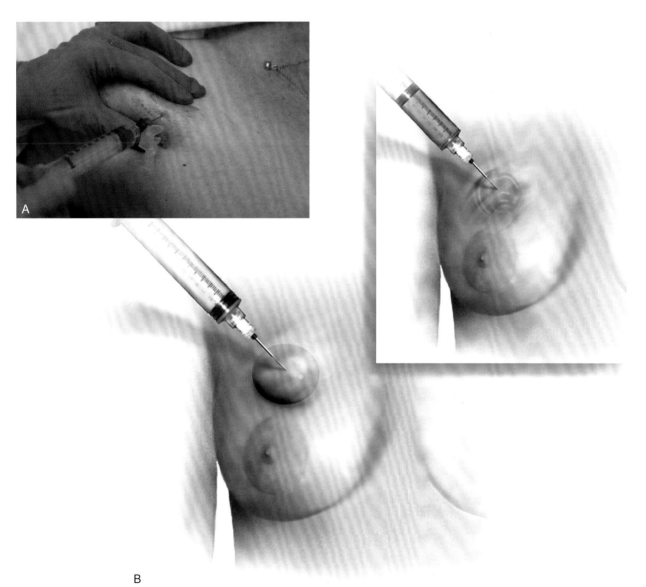

图 103-21　A. 用 10 ml 注射器和 22G 针头进行 FNA。抽吸前在注射器中保留 1 ml 的空气。如果抽到液体，则将囊肿完全抽空。如果囊液是血性（非创伤性）或浑浊，需行细胞学检查。此外，如果抽吸后肿块并未消失，穿刺液也需送细胞学病理评价。对于实性肿块，操作者固定肿块，应从不同角度多方向穿刺抽吸。在每次抽吸中，都需保持穿刺针的负压状态。B. 穿刺抽吸病变。图片显示为"蓝顶"囊肿。病变是囊性的，当抽吸出液体后肿块将萎陷

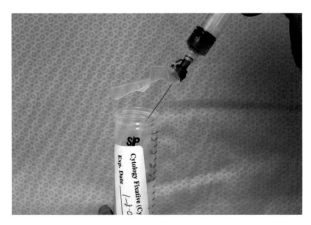

图 103-22　穿刺抽吸物应放置于细胞学检查装置或涂在玻片上做细胞学涂片。病理获取的方法应由外科医师、妇产科医师和病理科医师共同选择决定

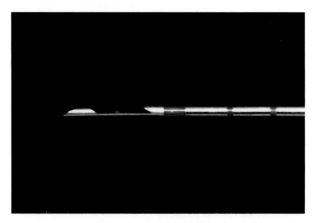

图 103-24　这是空芯针穿刺尖端锐利的斜切割面

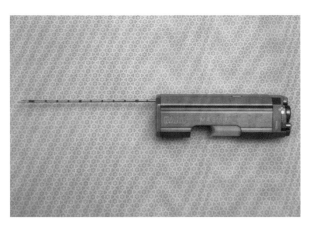

图 103-23　实性肿块可采用空芯针穿刺。图中所示设备是空芯针活检装置

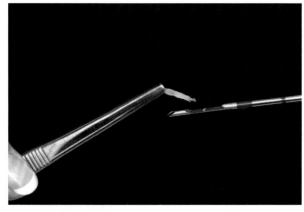

图 103-25　空芯针穿刺到可疑实性肿块组织后，可将其包埋固定送病理检查

（彭　媛　译　程　琳　校）

第五篇

内镜检查与内镜手术

第十七部分

宫 腔 镜

第104章

宫腔镜手术器械

Michael S. Baggish

与诊断性宫腔镜一样，操作手术宫腔镜时必须先膨宫以显露子宫腔内的潜在空间，以使术者视野清晰。虽然有多种器械，但宫腔镜检查和操作时便于操作的器械并不多。

第一，最重要的装置是镜头，以看清宫腔内的情况。常用的是带有柱状透镜或光纤传导单元，外径（O.D.）为4mm的硬镜（图104-1A~C）。

第二，是宫腔镜的套鞘，将膨宫介质注入宫腔。如果是简单的检查，可以使用5mm O.D.的套鞘。手术宫腔镜则使用外径更粗（7.5~9.0mm）的套鞘（图104-2A和B）。套鞘兼具各自独立的入水和出水两个管道。使宫腔内得以持续灌注（图104-3A~D）。有些套鞘是特殊的，比如切割用套鞘是专为电切手术设计的（图104-4A~C）。

第三，大功率（首选氙）的光源发生器提供高强度的光源（图104-5）。与光源发生器一起使用的还有视频采集器和监视器，因为大多数的现代宫腔镜是由术者和助手通过监视器观察术野（图104-6A和B）来完成操作。应当有记录图片、视频或数码图像的数据记录装置以记录术中所见和手术操作（图104-7）。

辅助设备可分为非能量装置和能量装置。非能量装置包括剪刀、抓钳、活检钳和灌注套管（图104-8A和B）。能量装置包括单极和双极的针状电极、球形电极和激光纤维（图104-9A和B）。手术宫腔镜经常使用的特殊套鞘是电切镜。它包括一个灌注套鞘、一套双臂的单极电极和一个使电极自套鞘伸出及回缩的弹簧触发手柄（图104-10）。如此繁多的器械仍然是便于整合的，这是由于它可移动、可拆卸，便于存放（图104-5）。

最后，宫腔镜膨宫介质［如32%右旋糖酐-70（Hyskon）、甘氨酸、甘露醇和生理盐水］是血管活性物质，进入血液循环后产生不同的压力（图104-11和图104-12）。因此每一次手术宫腔镜操作应当准确计算入量和出量。最准确的计算水量的方式是使用防水织物围成的袋子收集流出的液体（图104-13）。

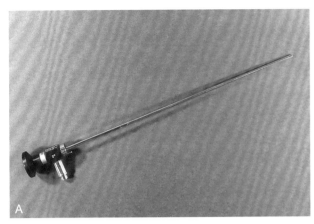
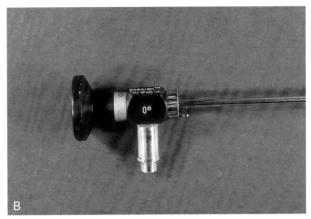
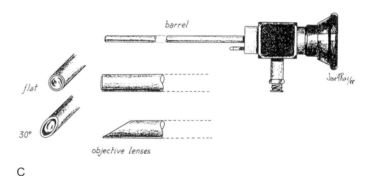

图 104-1 A. 外径 4 mm 的镜头，由光学（视觉）和玻璃的光导纤维构成；B. 图中放大显示的是：镜头的放大目镜部分，以及连接移动光源与镜头之间的光导纤维；C. 手绘部分显示的是镜头的构成。0° 物镜直接成像，30° 镜观察到的物体有一定偏移并成角度。实际上，图像是通过一系列的柱状透镜传递到目镜上

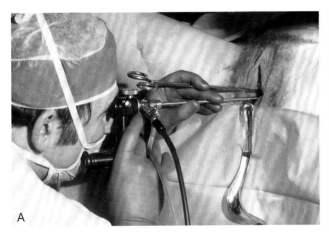
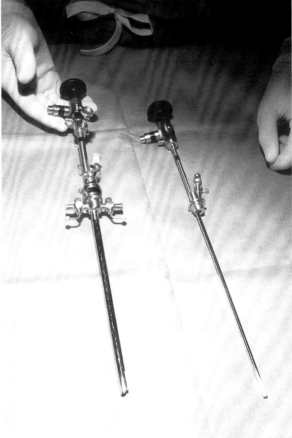

图 104-2 A. 镜头与 5 mm 的诊断套鞘相配，将所选用的膨宫介质通过套鞘注入，使子宫颈和子宫腔膨起。术者将镜头插入子宫颈外口，并在直视下进入子宫腔。B. 并排展示手术用（左）和诊断用（右）套鞘。与不同套鞘相配的镜头完全相同（外径 4 mm）

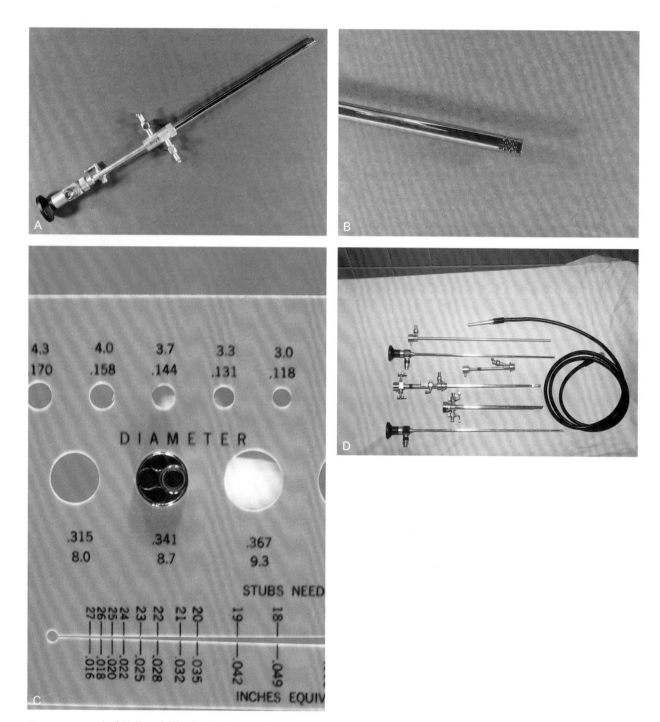

图 104-3　A. 宫腔镜的双套鞘之间是相互隔开的, 以使膨宫介质得以双向流动。向前的阀门是入水口, 向后的是出水口。B. A图中所示套鞘的远端。外鞘上可见侧孔和顶端的大孔, 循环的液体自此流至鞘外。C. 手术用套鞘从测量装置中穿出。孔的直径是 8.7 mm。D. 一套完整的诊断用和手术用套鞘、镜头和光导纤维

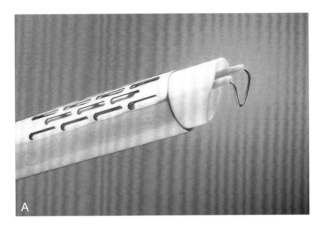

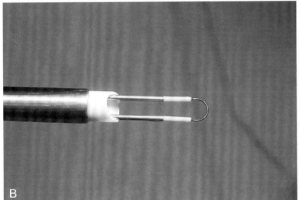

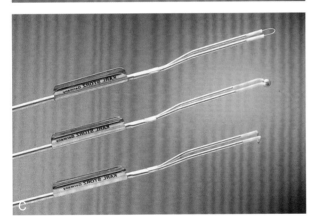

图 104-4 A. 经过特殊改造的手术电切镜套鞘适合于单极电外科装置，这个套鞘是灌流型的（双鞘），电极是双臂支撑的成角度的环；B. 直线型电切环是为切除宫底病灶设计的；C. 用于切割、消融和电凝的各种不同电极

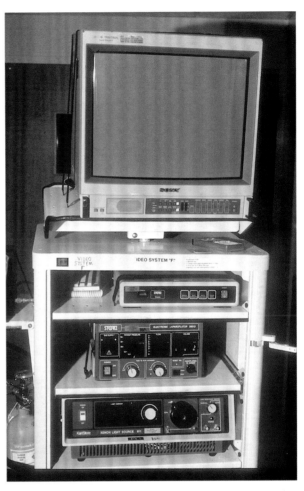

图 104-5 一个大型可移动式辅助用器械柜，带有视频监视器、视频控制器、光导纤维和视频记录仪

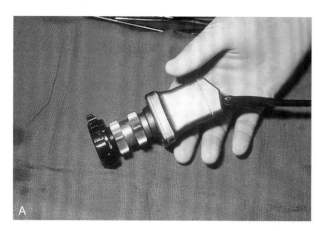
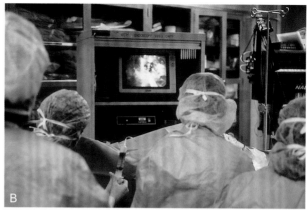

图 104-6　A. 所有现代宫腔镜手术都是通过视频显示器监视术野来完成操作的。一个连接镜头目镜的小型内镜适配器。B. 由于可通过电视监视器观察术野,因此术者可以坐直身体来完成宫腔镜手术。当然,助手和术者看到的是同样的画面

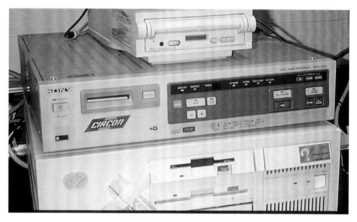

图 104-7　数码打印机可以使术中记录的图像作为图片和幻灯片永久保留

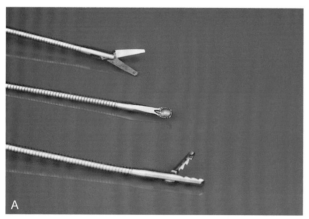
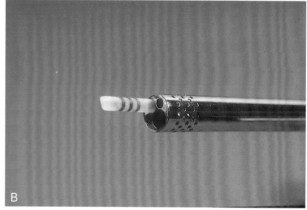

图 104-8　A. 这些非能量装置通过宫腔镜套鞘的操作管插入子宫腔。上方摆放的是剪刀,中间的是活检钳,下方的是鳄嘴钳。B. 一个 3 mm 的吸引套管,用来抽吸子宫腔的血液和组织碎片

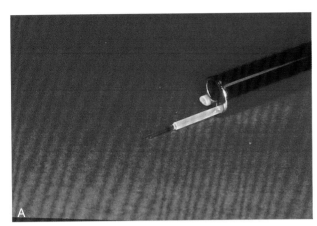
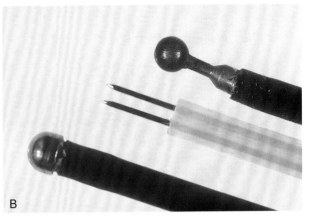

图 104-9 A. 600 μm 激光纤维是用于切割、消融和凝固的工具；B. 3 个可以通过宫腔镜套鞘的操作管插入子宫腔的电外科器械。它们是（自上而下）3 mm 球形单极电极，双叉状双极电极和 3 mm 纽扣样单极电极

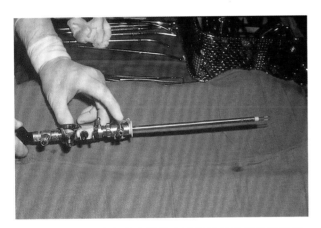

图 104-10 使电极自套鞘伸出及回缩的弹簧触发手柄

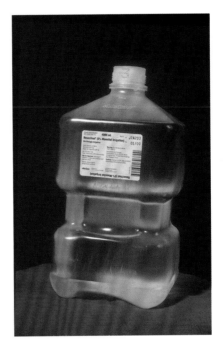

图 104-11 多种宫腔镜的介质都可以用来扩张子宫。使用单极装置时，最安全的介质是 5% 甘露醇，因为它是等渗溶液

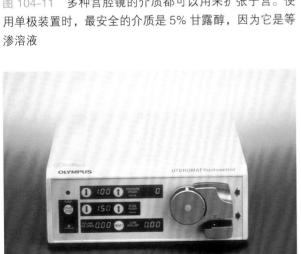

图 104-12 膨宫机可以用来灌注液体。较新型的膨宫机可以记录膨宫压力、灌注量（ml）及膨宫介质的剩余量

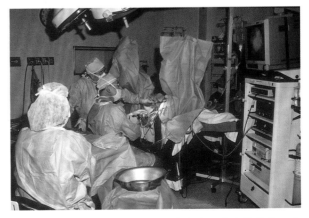

图 104-13 织物袋收集从宫腔镜出水口流出的液体。它也可以收集从子宫颈口流出的液体

（周 蓉 译 魏丽惠 校）

第 105 章

子宫纵隔切除术

Michael S. Baggish

子宫由胚胎期的左、右米勒管发育而成。如果融合得不完全或未融合，将形成子宫纵隔。纵隔将原本宽敞的子宫腔分割成两个较小的空间。完全纵隔可以延伸到子宫颈解剖学内口。不全纵隔之下界可以是自子宫底向下至子宫颈的任何部位。完全未融合时导致双子宫，即两个子宫体及子宫颈完全分开，各自独立。

当出现不明原因的早产时，应当可疑存在子宫纵隔。子宫纵隔不会导致不孕。通过多种方法，包括宫腔镜检查，能够客观地得出诊断。宫腔镜检查是确定性诊断。可以看到在子宫前后壁之间有一柱状的垂直物将子宫腔一分为二（图 105-1）。形态如同从双筒望远镜的一端看到另一端。

宫腔镜诊断子宫纵隔之前通常应进行诊断性腹腔镜检查。腹腔内子宫轮廓的检查可以除外双角子宫的情况。如果是双角子宫，则是子宫纵隔切除术的禁忌证。纠正双角子宫的外科手术已在第 18 章中有描述。同样，在子宫纵隔切除术的同时可以行腹腔镜监护。

子宫输卵管造影术可以记录纵隔的初始结构和输卵管开口的状况（图 105-2）。术后行造影术可以了解手术是否足够满意。

检查之后行子宫纵隔切除术。剪刀是完成该操作的首选工具（图 105-3）。也可以使用电设备，如回拉式电极、针状电极或激光。但是它们都存在较大的造成组织坏死、瘢痕形成的潜在风险。使用剪刀时最大的风险是出血。如果一直沿纵隔长轴的中线剪开，并避免剪入子宫肌层，就可以避免出血的发生（图 105-4）。纵隔被切开后，术者应常规修剪子宫壁，使前后壁不再有可以移动的组织（图 105-5）。搏动性出血意味着切入肌层，提示术者应当停止切割。助手通过腹腔镜观察到宫腔镜的光线亮度加大或聚集时，应当提醒术者（图 105-6）。冷光源可以透过子宫壁显像。

手术即将结束时，应关闭操作套鞘的入水口和出水口，以降低子宫腔内的压力。这种操作有助于术者评估任何明显的出血。

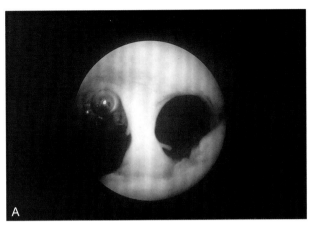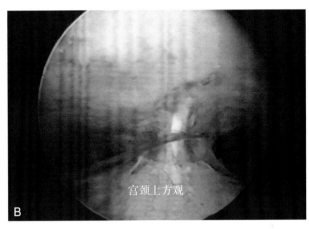

图 105-1 A. 从子宫颈内口上方的一点观察子宫不全纵隔；B. 从子宫颈上方观察双角子宫。注意：未经腹腔镜检查，很难区分双角子宫和子宫不全纵隔

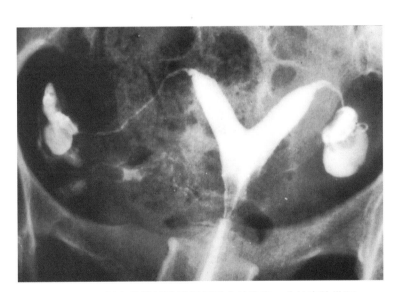

图 105-2 子宫输卵管造影显示融合缺陷和一个较宽的纵隔

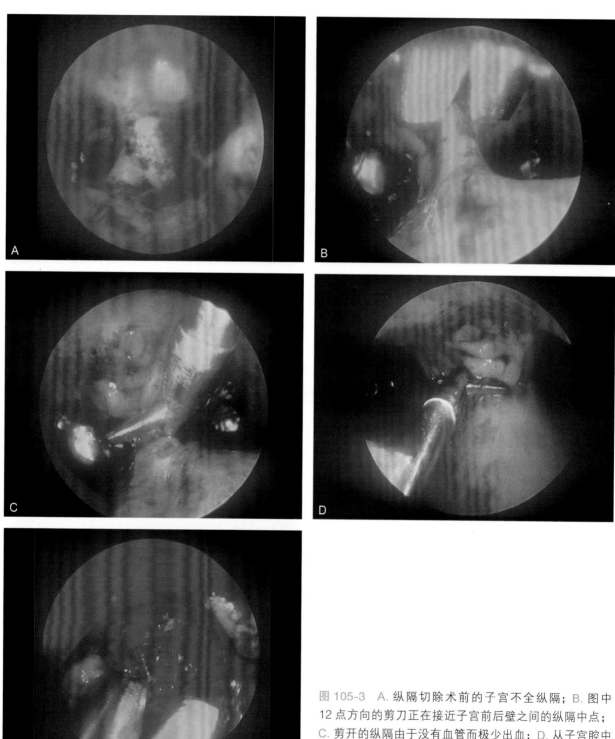

图 105-3　A. 纵隔切除术前的子宫不全纵隔；B. 图中 12 点方向的剪刀正在接近子宫前后壁之间的纵隔中点；C. 剪开的纵隔由于没有血管而极少出血；D. 从子宫腔中部剪开纵隔，剪切位置适当；E. 纵隔已被完全切除，到达纵隔顶端时由于血供丰富，容易导致出血

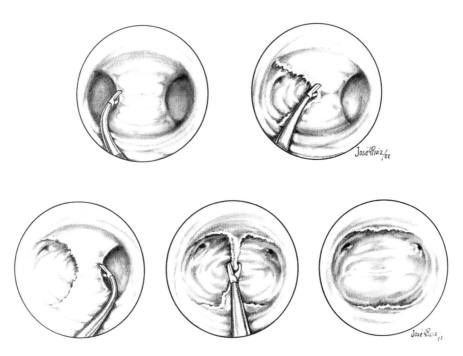

图 105-4 用于切开宽纵隔的技术。剪开纵隔周围的组织，以使较厚的组织变薄

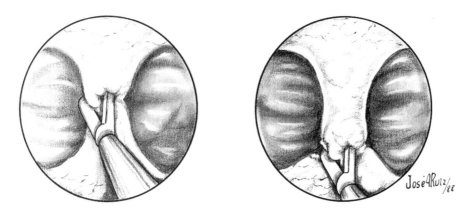

图 105-5 正确的（左）和错误的（右）纵隔切开部位。切口部位过低将不可避免地导致出血

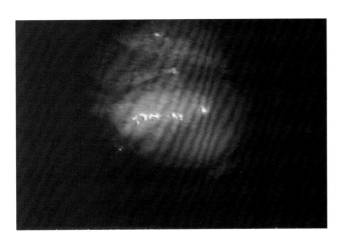

图 105-6 通过腹腔镜，助手如果发现透过子宫肌壁的子宫腔来源的光线变亮，应提醒术者停止子宫纵隔切除术的操作

（周 蓉 译 魏丽惠 校）

第 106 章

子宫内膜消融术

Michael S. Baggish

已经证实：应用微创的宫腔镜技术治疗难治性子宫出血比子宫切除术更加有效且花费低。

手术适用于异常子宫出血患者且同时希望保留子宫或行子宫切除术风险过高时。禁忌证是：患有子宫内膜腺癌、子宫内膜不典型性增生、尚未逆转的良性子宫内膜过度增生、痛经或新发附件肿物患者。

"消融"（ablation）一词具有特定的含义。可以将它理解为组织气化，主要是通过热效应来实现。当组织细胞被加热到100℃时，细胞中的水分由液态转变成气态，导致细胞体积膨胀，细胞及其内容物进出，造成细胞实际上的消失。当温度迅速达到100℃时，即发生快速气化。鉴于上述原因，激光或射频（RF）电外科技术（图106-1A 和 B）可以使消融手术达到最佳的效果。

最常用于子宫内膜消融术的激光是钕钇铝石榴石（Nd-YAG）激光。该激光能够穿透液体介质，并同时发挥凝结作用。它通过一根 1 mm 的纤维，经宫腔镜的操作套鞘通道送至子宫腔，穿透子宫内膜及浅肌层来发挥作用（图106-2A~C）。

所选择的电外科装置是球形电极。它可以穿过宫腔镜手术套鞘直接安装，也可以使用一种专门设计的、带有"滑进 - 滑出"结构的套鞘。电极是单极双臂球、圆柱形或电切环（图106-3）。

不论使用 Nd-YAG 激光纤维还是单极电极，最后一步（组织加热）都是一样的。决定消融术是否有效的关键是功率密度，即单位组织吸收的功率（W/cm²）或能量密度（J/cm²），或某一时间内产生的功率密度（表106-1）。例如，激光在组织上作用 10 秒的能量密度（相关参数列于表106-1）是 8333×10 J/cm² 或 83,333 J/cm²。

应用 Nd-YAG 激光消融术前 1 个月开始使用促性腺激素释放激素（GnRH）类似物（曲普瑞林）预处理子宫内膜。子宫内膜已在术前取样，病理结果提示良性（图106-4A 和 B）。患者取膀胱截石位，常规消毒，铺巾。扩张子宫颈，将连有内镜摄像机的手术宫腔镜经子宫颈插入子宫腔，同时打开膨宫介质入水阀门。此时，选择 0.9% 的生理盐水作为膨宫介质（图106-5）。

检查子宫腔后，经操作套鞘将 1200 μm 的激光纤维插入子宫腔，使光线到达子宫内膜（图106-6A 和 B），从前壁开始消融术。直视下推进纤维束，当纤维向宫腔镜移动时，启动激光的脚踏开关。术者通过监视器监视术野（图106-7）。移动激光纤维时将内膜一行一行地消融，有些类似修剪草坪（图106-8A 和 B）。处理完前壁之后，侧向摆动纤维束，处理子宫底和子宫角。最后处理后壁和侧壁（图106-9）。消融范围自子宫底至子宫颈内口上方水平（图106-10）。子宫颈无须消融处理。手术结束前，减少膨宫液入量，并关闭出水阀门。这有助于降低子宫腔内的压力。术者检察子宫腔内的出血情况。最后取出器械。

使用回拉式电切镜和射频电外科探头时，步骤一般与 Nd-YAG 激光一样。只是膨宫介质必须是非电解质液，不能使用生理盐水（图106-11）。最安全的电解质是 5% 甘露醇，它是一种等渗溶液，使得电流集中，有效消融。使用激光时，完成子宫内膜的消融需要制订一个系统的计划。首先处理子宫底和两侧子宫角的内膜是最方便的。然后，使用回拉式电切镜上伸出的电极，按照从左至右或从右至左的顺序，依次处理子宫内膜（图106-12）。先是前壁，最后是后壁（图106-13A 和 B）。处理前后壁子宫内膜的技巧是：将电极伸出，远离目镜，接触子宫内膜后，在回拉电极时启动（图106-14）。

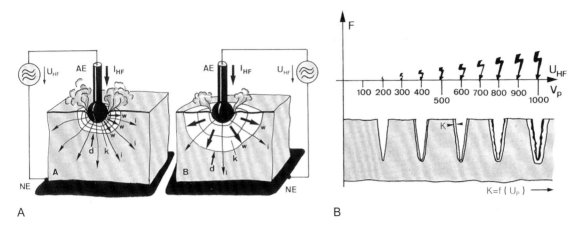

图 106-1　A. 左图球形电极达到气化时温度的速度快于右图的电极。右图电极温度较低（如凝集），但致热范围较大。B. 当快速达到气化温度，电极产生高功率密度时，产生切割作用。图片显示为相应的电火花大小。电压增高时，气化时的凝集作用更强。AE. 有效电极；F. 弧线密度；I_{HF}. 某点上的电流强度；K. 凝集深度；NE. 中性电极；U_{HF}. 电压；V_P. 峰电压

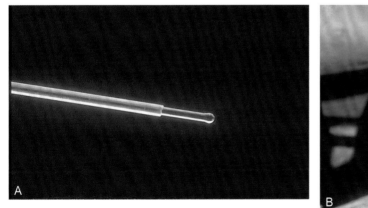

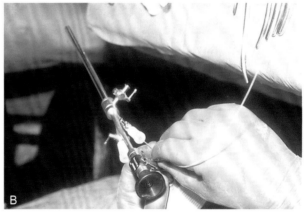

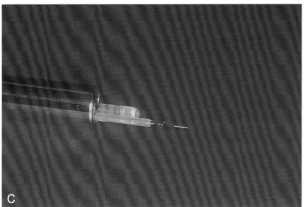

图 106-2　A. 一个 1000 μm 激光纤维（Nd-YAG）顶端。球形的顶端是为子宫内膜消融而设计的；B. 激光纤维被插入宫腔镜上的两个操作套鞘中的一个；C. 1000 μm 激光纤维的顶端位于宫腔镜的绝缘套鞘末端。抽吸套管从第二操作通道突出

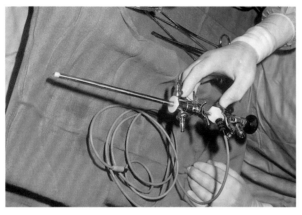

图 106-3 近来，大多数术者采用回拉式电切镜行子宫内膜消融术。如图所示，它的移动有赖于滑动扳机的操作灵活性

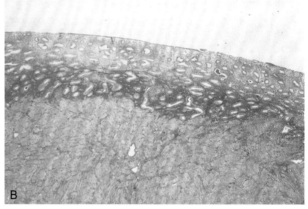

表 106-1 激光作用于组织时的能量密度
瓦特：30
纤维直径：600 μm
$功率密度 = \dfrac{30 \times 100}{(0.6)^2} = \dfrac{3000}{0.36}$
$8333 \ W/cm^2 = PD$
$8333 \ W/(cm^2 \cdot s) = 功（J）$
每 10 秒产生 $10 \times 8333 \ J/cm^2$ 或 $83\,333 \ J/cm^2$

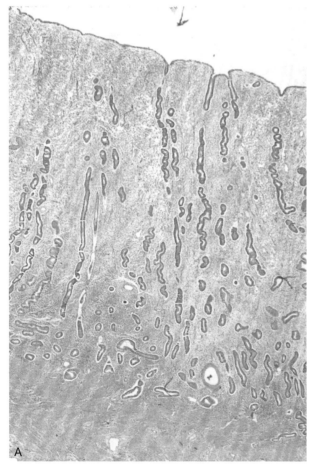

图 106-4 未经预处理的子宫内膜（A），很厚且血管密布，经激素预处理的子宫内膜（B）菲薄且血管较少，两者形成鲜明对比

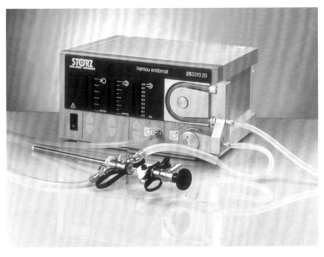

图 106-5 膨宫机能够以固定的流速将膨宫介质送至子宫腔

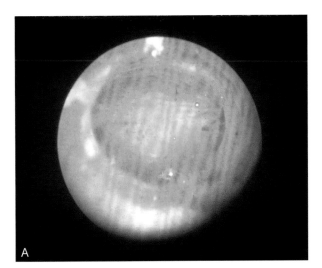

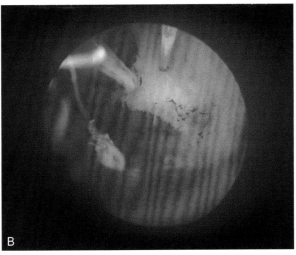

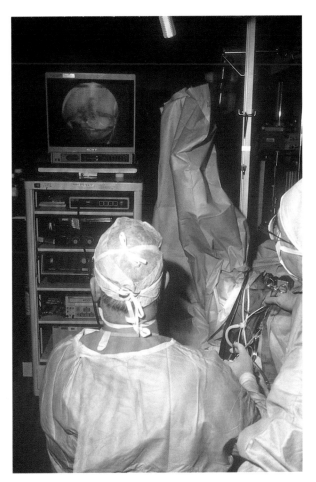

图 106-7 术者通过视频监视器进行宫腔镜手术。助手与术者可以同时观察术野

图 106-6 A. 手术器械放入前可以看到一个预先准备良好的菲薄的子宫内膜；B. 图上 12 点位方向显示为激光纤维。抽吸管位于激光纤维的左侧

子宫内膜切除术在美国的普及程度有限，但在英国和欧洲仍被广泛应用。施术时以环形电极代替球形电极，子宫内膜被切割成条状后取出（图 106-14）。步骤与前边描述得基本一致。此类手术的风险在于一旦切割过深，将导致持续出血或穿孔（图 106-15A～C）。

对于任何一种宫腔镜手术来说，精确控制膨宫介质的入量和出量，都是非常重要的。判断是否存在膨宫液不足，贯穿宫腔镜操作的始终。术后应观察患者的出血量和是否存在水中毒。笔者更喜欢注射醋酸亮丙瑞林 2 剂来抑制子宫内膜再生。

子宫内膜消融术的最终目标是彻底破坏子宫腔的黏膜层至浅肌层组织。组织学检查可以证实破坏的程度（图 106-16）。术后 4 个月时的子宫腔造影显示：由于粘连或其他原因使得子宫腔变小（图 106-17）。

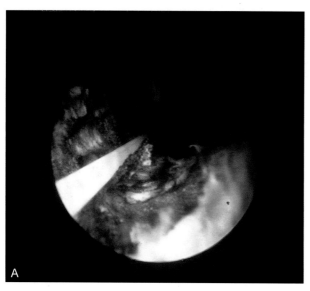
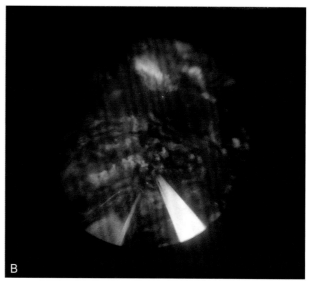

图 106-8　A. 消融术（应用 Nd-YAG 激光）进行顺利，80% 的子宫腔已被破坏；B. 消融术后，抽吸管用于清理碎片和血块

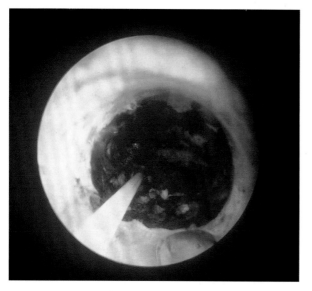

图 106-9　子宫颈内口处的宫腔镜所见子宫腔

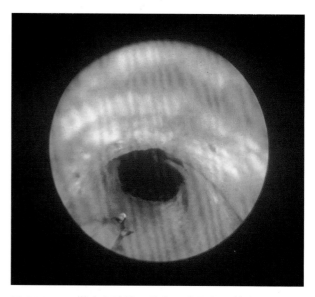

图 106-10　撤出宫腔镜。注意：在子宫颈管内不能进行消融术

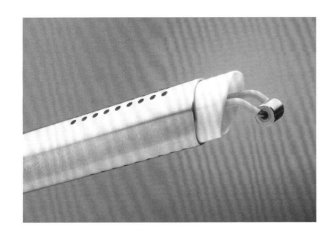

图 106-11 滚球电极比较大，即使在高电压下功率密度也较小。因此，与凝集作用不同，为了达到更好的消融目的，作用于组织的时间应延长

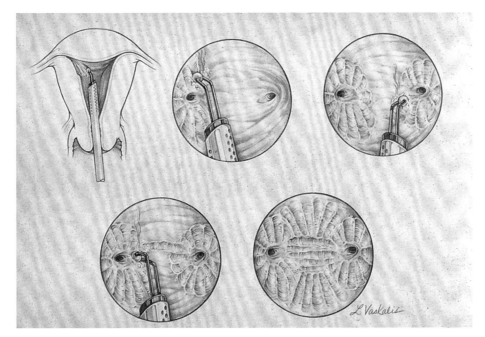

图 106-12 切割消融技术。以较低功率处理子宫底和子宫角。处理前壁和后壁时，可以增加功率

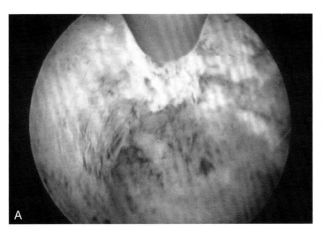

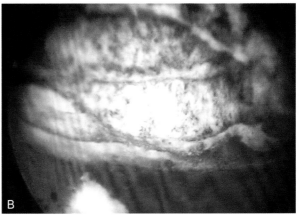

图 106-13 A. 球形电极与子宫前壁接触，电流发生作用。白色区域是发生电凝的地方。黄色区域（肌层）已经消融。B. 已消融的组织（前壁和子宫底的上半部）与完整的子宫内膜间的界线可清楚地显示

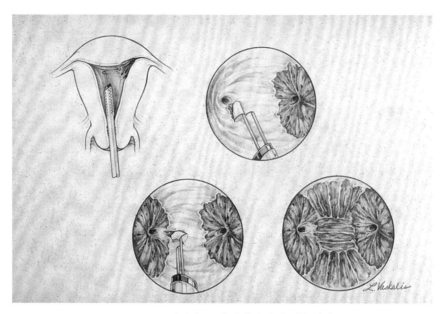

图 106-14   由电切环完成的子宫内膜切除术

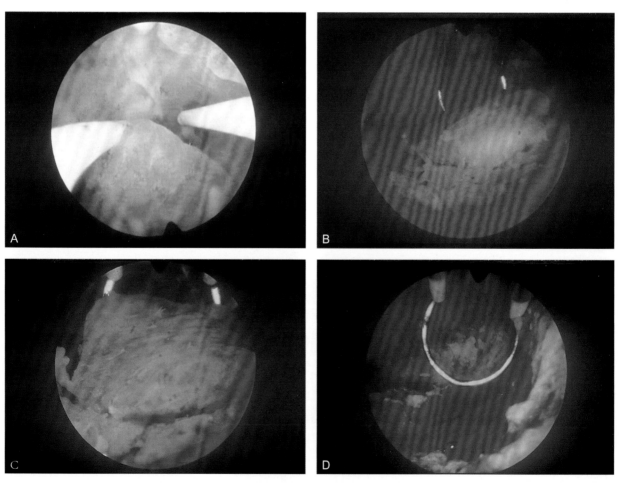

图 106-15   A. 双臂的环状电极已经伸出并远离宫腔镜的目镜；B. 当回拉电极入鞘时，电流工作，环形切割子宫内膜；C. 近距离观察环状电极切割的一片内膜；D. 组织已被切除掉

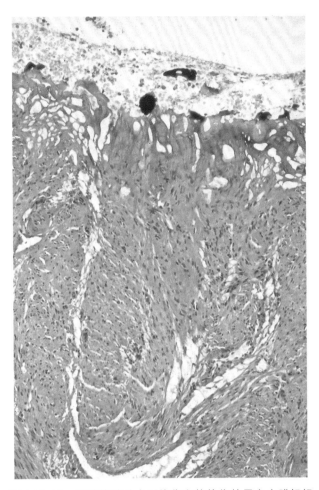

图 106-16   宫腔镜消融术后烧焦和热灼伤的子宫内膜组织

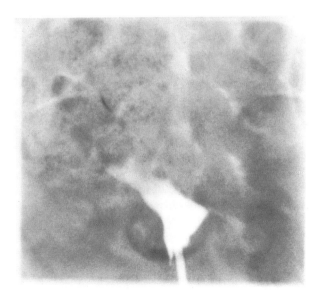

图 106-17   术后 4 个月时的子宫造影显示子宫腔缩小、变形

（周 蓉 译 魏丽惠 校）

第107章

非宫腔镜下的微创子宫内膜消融术

Michael S. Baggish

微创非宫腔镜手术已在很大程度上取代了宫腔镜子宫内膜消融术。妇科医师偏爱这些微创手术是由于以下原因：技术要求不高，无须膨宫，操作时间较短。当用于减少月经量时，它们的疗效通常很好。闭经率通常低于宫腔镜直视下子宫内膜消融术。这种术式的缺点在于操作是盲目的(热球系统除外)，它们适用于子宫腔较小的患者，使用较低的压力，以确保安全。

常用装置如下所述。

Hydrothermablator (Boston Scientific, Natick, MA.) (图107-1A 和 B)。将改良后的宫腔镜置入子宫腔内。将一袋普通盐水作为蓄水池，并充满整个系统。膨胀子宫腔，如果有漏水，将会滴入蓄水池。加热子宫腔外的生理盐水，以以低压灌入子宫腔。通过镜头可以直接观察消融过程。

Microsulis (微波子宫内膜消融术；Microsulis, Hampshire, UK) (图107-2)。这种电外科装置含有一个单极探头，它可以在术中发出兆赫级的射频频率，发挥微波的作用。通过将电能转化为热能来消融子宫内膜。这是最早期的非宫腔镜设备之一，可以追溯到1991年。为了使电极维持65℃，需要一个大功率（如200 W）的输出设备。术中，需要旋转电极，使温度均匀。在整个手术过程中，患者必须佩戴一个大的负极板。

NovaSure (Hologic InC., Marlborough, MA) (图107-3A 和 B)。由一个双极的网状结构组成，它可以被折叠后插入子宫中。插入时，该装置应先定好位置，以使风筝样的框架张开后与倒三角形的子宫腔相适应。从装置尾端的转盘上可以读取子宫腔深度和宽度。用 CO_2 气体对子宫加压，检测子宫腔是否漏气。双极射频以180 W 的输出功率使子宫内膜凝固。

Thermachoice (Gynecare-Ethicon, Somerville, NJ) (图107-4)。这是一个球形装置。术者将一个未充盈的球囊插入子宫腔。球囊内可以充入无菌蒸馏水或盐水，膨胀之。根据所显示的压力，术者可以判断球囊是否完整。球囊内注入约15 ml的盐水并在囊内加热，通过热效应来破坏子宫内膜。子宫腔的形状必须标准，以使球囊可以与子宫的各壁贴合充分。

并发症

表 107-1 [after *Ob-Gyn Management* Volume 19 (9)，2007] 描述了美国食品药品监督管理局（FDA）公布的并发症。每种装置都各不相同。Thermachoice 的主要并发症是由于球囊破裂所致的子宫穿孔（图107-5A 和 B）。HTA 则是热水自子宫颈溢出（图107-6A）。该公司最近开发了一种具有更好子宫颈密封性能的新型套鞘（图107-6B）。NovaSure 设备具有很高的子宫穿孔倾向和透壁性热损伤（图107-7）。微波装置容易发生高频漏电和热损伤（图107-8）。

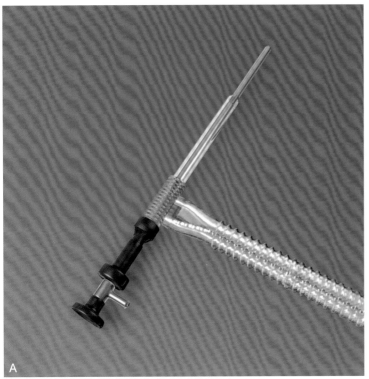

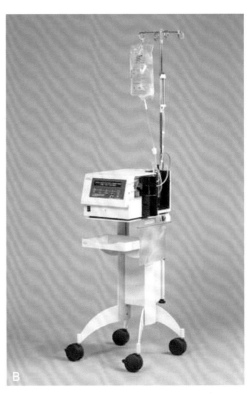

图 107-1　A.带有进水管和出水管的 HTA 套鞘，这些管道使进入子宫腔的液体如盐水得以循环。所带镜头使术者可以观察手术过程。B.整个 HTA 系统包括一个控制器、加热器和一个蓄水池。添加盐水使整个系统充满液体

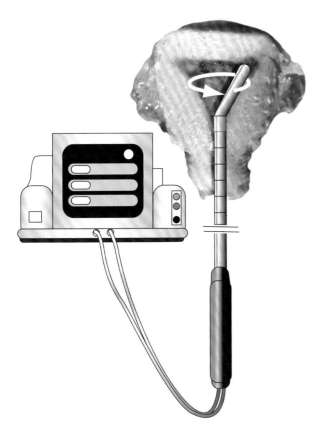

图 107-2　微波探头和控制单元。患者系上负极板。消融时，旋转电极，使温度均匀

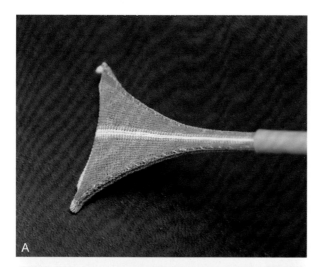

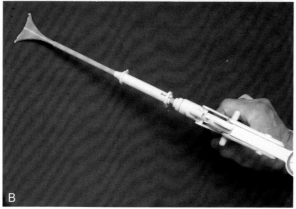

图 107-3　A. NovaSure 是一个倒三角形的框架结构，内部带有双极电极。电极的一端是带电的，另一端是中性电极。B. 该装置在使用时可以被折叠，并在子宫腔内推出。打开的宽度显示在手柄的刻度盘上

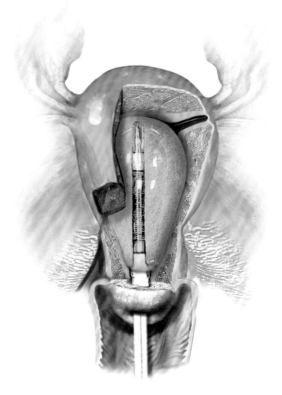

图 107-4　Thermachoice 球囊在未充盈时插入子宫腔。使用时用盐水膨胀，并在球囊内加热。加热后的球囊将热量传至周围的内膜组织，造成凝固性坏死（引自：Baggish MS, Valle RF, Guedj H. Hysteroscopy: Visual Perspectives of Uterine Anatomy, Physiology, and Pathology. 3rd ed. Philadelphia, Lippincott, Williams & Wilkins, 2007.）

表 107-1　与 4 种子宫内膜消融装置相关的并发症

并发症	Hydrothermablator*	Thermachoic	NovaSure	Microsulis
子宫穿孔	2	3	26	19
肠道损伤	1[+]	1[+]	–	13[+]
反流烫伤	19	6	–	–
感染（败血症）	–	1[+]	2	1
瘘（窦道）形成	–	1[+]	1	–
透壁性子宫损伤	–	1	–	–
宫颈狭窄	–	8	1	–
心搏骤停	1	–	1	–
死亡	–	1	–	–
其他	–	3	1	4[+]
合计	22	22	32	20

* 包括笔者的数据；6 例反流
[+] 引自：Baggish MS: Endometrial ablation devices: how to make them truly safe. OBG Management 19(9), 2007.

透壁性热损伤

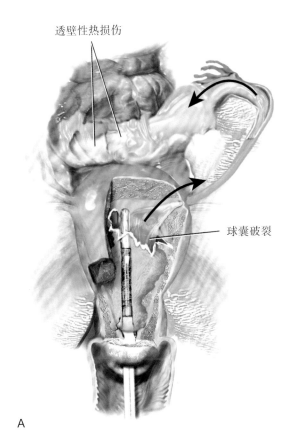

球囊破裂

A

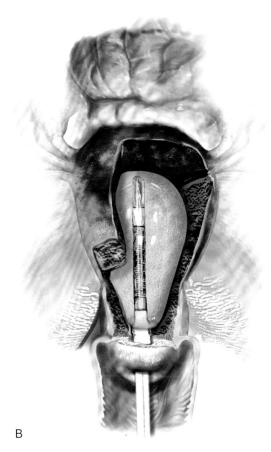

B

图 107-5　A. 球囊破裂后，其内的热蒸馏水或盐水通过输卵管进入腹腔，或通过子宫颈进入阴道；B. 如果肠管粘连于子宫浆膜面，透壁性热损伤还会造成肠管烫伤（引自：Baggish MS, Valle RF, Guedj H. Hysteroscopy: Visual Perspectives of Uterine Anatomy, Physiology, and Pathology. 3rd ed. Philadelphia, Lippincott, Williams & Wilkins, 2007.）

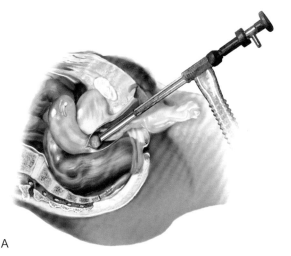

A

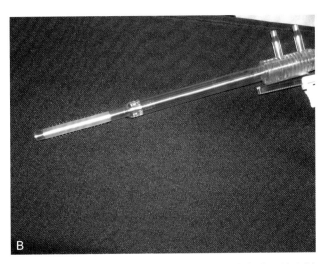

B

图 107-6　A. Hydrothermablator 套鞘与子宫颈之间的封口不严，将导致反流液漏出，烫伤。B. 一种改进后的套鞘使子宫颈密封更严。一个精密的硅胶齿盘状封口（引自：Baggish MS, Valle RF, Guedj H. Hysteroscopy: Visual Perspectives of Uterine Anatomy, Physiology, and Pathology. 3rd ed. Philadelphia, Lippincott, Williams & Wilkins, 2007.）

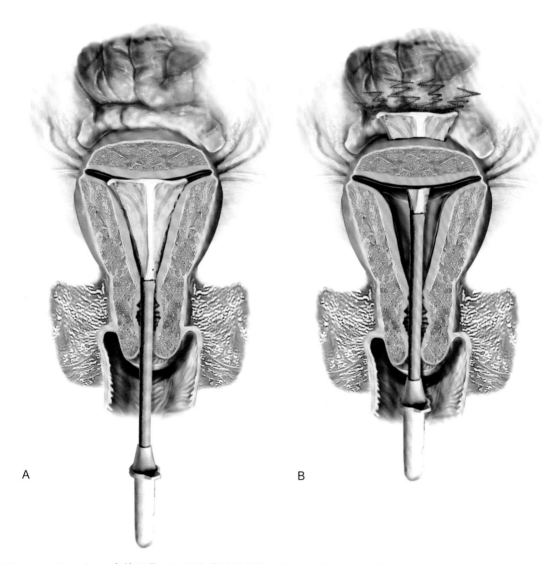

A　　　　　　　　　　　　B

图 107-7　A. NovaSure 安放正常。B. 子宫穿孔的位置。此时工作电极不仅会凝固子宫肌层，而且还会凝固周围的肠管（引自：Baggish MS, Valle RF, Guedj H. Hysteroscopy: Visual Perspectives of Uterine Anatomy, Physiology, and Pathology. 3rd ed. Philadelphia, Lippincott, Williams & Wilkins, 2007.）

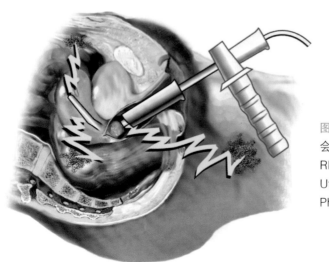

图 107-8　微波电极在子宫颈上方穿破子宫。工作电极会对周围组织造成热损伤（引自：Baggish MS, Valle RF, Guedj H. Hysteroscopy: Visual Perspectives of Uterine Anatomy, Physiology, and Pathology. 3rd ed. Philadelphia, Lippincott, Williams & Wilkins, 2007.）

（周　蓉　译　魏丽惠　校）

第 108 章

黏膜下子宫肌瘤切除术

Michael S. Baggish

　　虽然子宫肌瘤可以发生在子宫的任何部位，但最常引起临床症状的是黏膜下子宫肌瘤。常见的临床表现有月经过多和经期延长。最常用的诊断方法是通过诊断性宫腔镜检查，也可以使用放射显影技术来诊断，如宫腔造影（图 108-1A 和 B）。宫腔镜下识别黏膜下子宫肌瘤很容易。可以见到一个球形突出物（图 108-2）。肿瘤呈白色或粉红色（图 108-3）。肿块轮廓可以是圆形或半圆形，突向宫腔。仔细查看可以发现：大部分肿瘤的表面覆盖的肌壁较薄，可见充盈的血管。常见局部瘀斑和血块黏附（图 108-4）。如果膨宫介质的黏滞度较大，出血部位看上去如同是自破口，或黏膜表面或血窦中喷出的鲜血（图 108-5）。

　　黏膜下子宫肌瘤的治疗可以选择宫腔镜下的肌瘤破坏，首选肌瘤切除。还可以用激光或双极气化的方法使肌瘤气化消失，或者放射介入治疗行动脉栓塞术。与放射性栓塞相比，由于无须行动脉放射性显像，宫腔镜下黏膜下子宫肌瘤切除术具有明显优势。另外，切除的肌瘤标本可以进行病理检查。子宫平滑肌肉瘤并不常见，但仍有存在的风险，它可以与其他良性肌瘤同时存在。

　　宫腔镜治疗的患者应在术前 3 个月肌内注射促性腺激素释放激素（GnRH）类似物（醋酸亮丙瑞林），每个月 3.75 mg。醋酸亮丙瑞林可以使肌瘤变小，肌瘤血供变少，肌瘤周围的子宫内膜萎缩。对于较大的黏膜下肌瘤，在宫腔镜手术的同时应当以腹腔镜监测。

　　在 Yellofin 体位架上，患者取膀胱截石位。所选择的器械可以是配以电切环的回拉式电切镜、一个精细电针或钕钇铝石榴石（Nd-YAG）激光纤维（图 108-6A 和 B）。绝大多数术者以回拉式电切环

切割瘤体（图 108-6A）。因此，应使用非电解质液体膨宫。最常用的是 5% 甘露醇。膨宫液自操作套鞘的入水孔灌入。放置器械之前，应当排净套鞘和连接管中的空气。目镜上连接内镜电视摄像机，直视下将器械由子宫颈插入子宫腔。

　　肌瘤需要被定位，冲掉子宫腔内的血丝和碎片。通过用宫腔镜仔细探查后，确定肌瘤的位置。找出肌瘤的蒂部。需要了解蒂的宽度和部位。同样需要明确子宫角和输卵管开口的位置。将回拉式电切镜的目镜收回，充分显露术野（图 108-7A）。向肌瘤的上部和后部伸出电切环，紧贴肌瘤。向套鞘方向回拉电极时踩脚踏通电，切割肌瘤（图 108-7B）。切下的碎片自电极掉下并在子宫腔内漂浮。将电切环置于肌瘤前次被切割的部位旁边，准备再次切割。启动电发生器，切除下一片组织。重复以上动作，直至肌瘤顶部被削成与周围平齐（图 108-7C）。以同样的方式切除肌瘤的下一层，最后整个肿瘤成为一堆组织碎片，自子宫腔中取出。注意不要切入子宫肌层，即仅切除突出的肌瘤，达到假包膜即可（图 108-8）。

　　关闭宫腔镜上的出水孔和入水孔，尤其是后者，以降低压力。这将有助于术者评估术野内的出血量。用球形电极凝固有活动性出血的部位。最后，冲洗子宫腔，再灌注膨宫液，确认子宫肌壁的完整性。

　　致肌瘤坏死的技术相对容易完成。选用的器械可以是 Nd-YAG 激光纤维或宫腔镜双极电针（图 108-9）。该方法的疗效等同于动脉栓塞术。识别肌瘤并定位。将针状电极或激光纤维刺入肌瘤，深度为 3~4 mm，同时启动激光或电极（图 108-10）。凝集重复 20~40 次或更多，破坏子宫肌瘤。肌瘤坏死，附着于原位。凝集肌瘤表面的血窦，减少了出血，效果更佳。在手术结束时，肌瘤表面将出现多个孔洞。

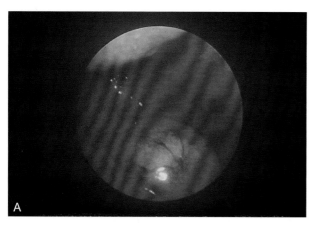
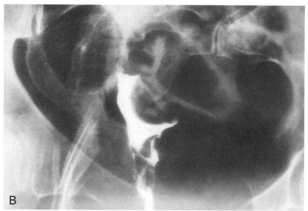

图 108-1　A. 宫腔镜下所见黏膜下肌瘤。宫腔镜是本病最准确的诊断方法。B. 子宫腔造影显示子宫腔内的局部缺损与黏膜下肌瘤一致。平滑的轮廓提示肌瘤，但无法确定诊断

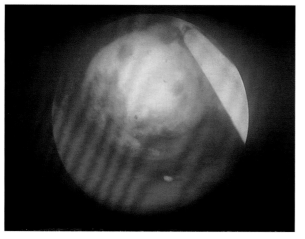
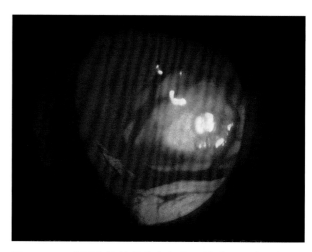

图 108-2　典型的带有瘀斑的圆形突起，同时合并近期出血，诊断为黏膜下子宫肌瘤

图 108-3　表面血管的特殊走行也是黏膜下肌瘤的特点

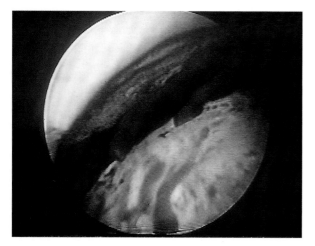
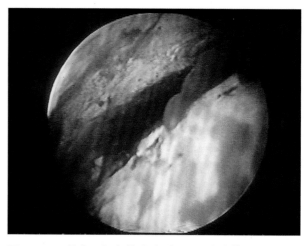

图 108-4　近距离查看表面血管，明确其构成。可见薄壁质脆的血窦管腔充血

图 108-5　其中一根血管壁破裂。32% 右旋糖酐 -70（它不与血液相混）可以在出血的同时保持术野清晰

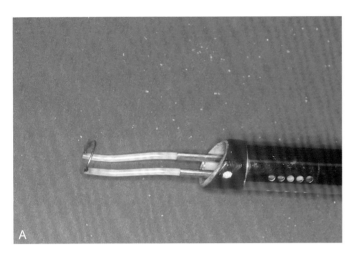
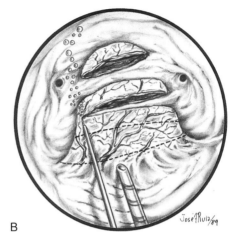

图 108-6 A. 治疗黏膜下子宫肌瘤最常用的器械是带有电切环的回拉式电切镜。这根细环可以产生很高的功率密度，能够迅速气化（切割）组织。B. 可以用钕钇铝石榴石（Nd-YAG）激光切除黏膜下子宫肌瘤

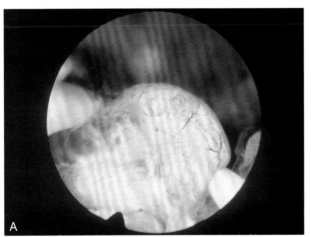
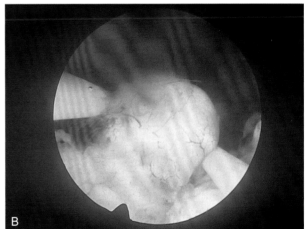

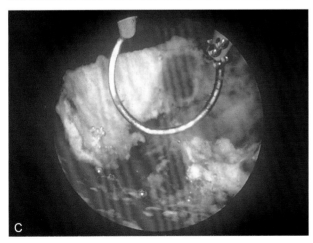

图 108-7 A. 这几张连续的宫腔镜图片显示：回拉式电切镜的电极被伸出，紧贴黏膜下肌瘤的后壁。B. 通电后，电切环切入肌瘤。注意：当电极回拉入宫腔镜时，有血液喷向左侧。C. 肌瘤的大部分已被切除。一些切除的"碎片"漂浮在膨宫液中

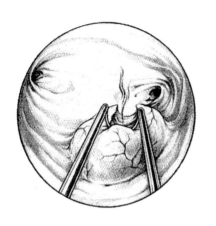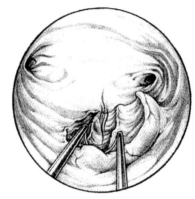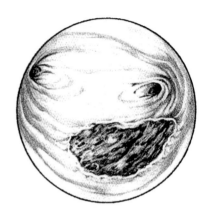

图 108-8　示意图显示图 108-7A~C 中所示的情况。注意要将肌瘤一步步切净至与周围的子宫内膜组织平齐。不建议深挖至肌瘤周围的子宫肌层来切除肌瘤

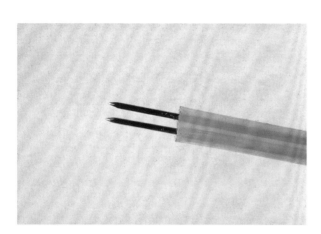

图 108-9　双叉状双极针状电极。一个叉是激活电极，另一个是返回（中性）电极。该电极长 3 mm，可以由回拉式电切镜的操作孔插入

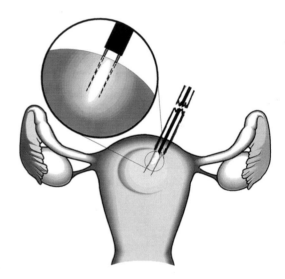

图 108-10　肌瘤气化示意图。双极电针多次插入肌瘤组织。每次插入时都凝固肌瘤组织。最后，整个肌瘤被从内部凝固，发生坏死和阻断血供

　　带蒂的肌瘤，如果蒂较细，可以使用针状电极切割蒂部。肌瘤定位以后，仔细查看肌瘤与子宫壁之间，确定蒂部的位置及与子宫壁的关系，将宫腔镜置于蒂的上方。伸出针状电极，置于蒂的中部（图108-11A）。向下移动宫腔镜时，启动电源，宫腔镜顶端的电极切开肌瘤的蒂部。必要时重复 3~4 次，直到肌瘤从其附着的子宫壁上游离下来（图108-11B 和 C）。扩张子宫颈，放入卵圆钳，依次钳夹、夹碎肌瘤，然后自扩张后的子宫颈口取出。另外，如果肌瘤较小（<2 cm），并且蒂部较细，可以用剪刀将肌瘤切开（图 108-12A~D）。

　　肌瘤粉碎器是应用于子宫内膜息肉和肌瘤切除术中的新器械。它不需要非电解质液作为膨宫介质，在 0.9% 生理盐水的介质中使用效果很好。厚度为 3 mm 的刀片将预切除的组织切成小块，同时将组织碎块吸入收集袋中（图 108-13）。

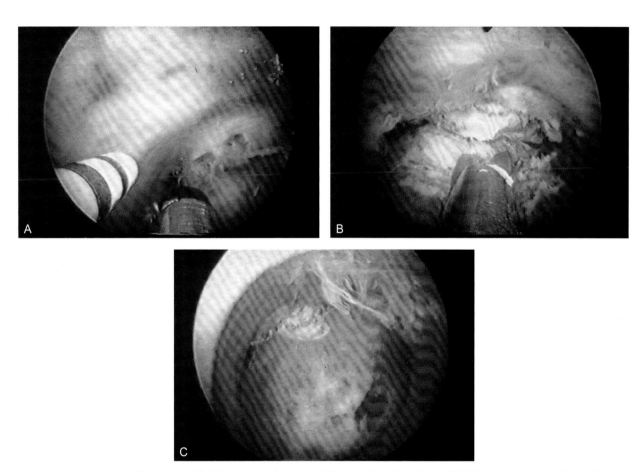

图 108-11　A. 该巨大的肌瘤通过蒂附着在子宫前壁上。针状电极从右侧（患者）将其彻底切除之。B. 电极已将肌瘤蒂部切开，现在用宫腔镜剪刀修剪中。C. 肌瘤已经完全游离并漂浮在子宫腔中

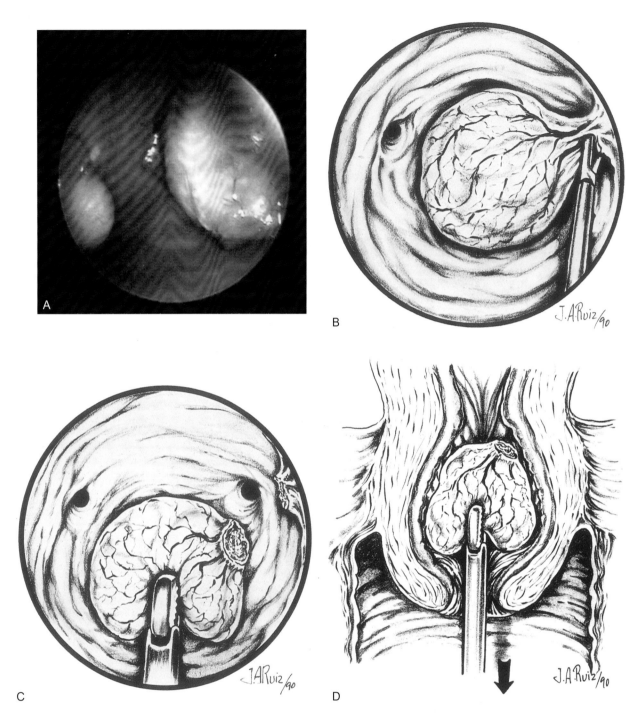

图 108-12　A. 一个很小但很明确的黏膜下子宫肌瘤。有一个相对较宽的基底部（无蒂）附着在子宫壁。对侧子宫壁上可见另一个肌瘤。B. 一个较小的肌瘤以一个较窄的蒂附着于子宫左侧壁。直视下用宫腔镜的剪刀剪除蒂部。C. 用齿抓钳抓取肌瘤。D. 肌瘤经扩张后的子宫颈取出

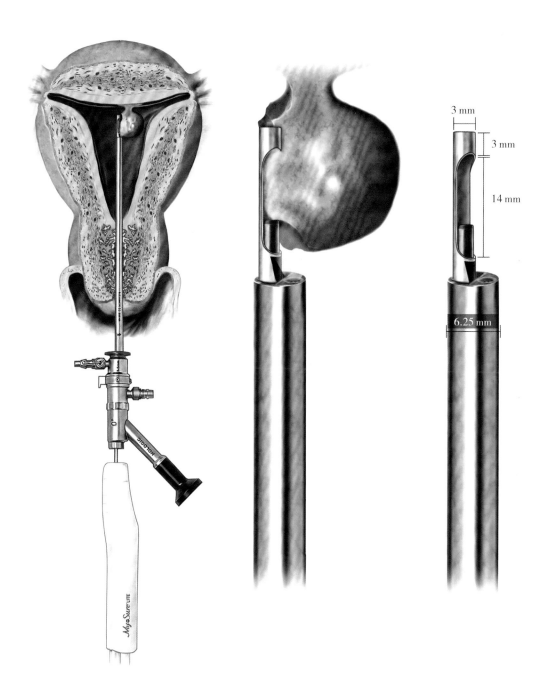

图 108-13 带特制宫腔镜的粉碎器正在切割一个黏膜下肌瘤。它们的商品名为 TruClear 和 MyoSure

（周 蓉 译 魏丽惠 校）

第109章

宫腔镜手术并发症

Michael S. Baggish

手术并发症可以发生在宫腔镜手术的任何时段。显然，最好是避免发生。但是，如果一旦发生，关键是能够及时识别。由于手术套鞘比较粗大，需要扩张子宫颈使器械自由进入子宫腔。扩张子宫颈时可能发生子宫穿孔（图109-1）。术者通过诊断性腹腔镜来决定是否需要修补穿孔。如果在合理的凝血时间后继续出血，则应缝合子宫伤口。宫内手术期间，也可能发生穿孔。使用传统工具时造成（如剪刀）的损伤，可以用腹腔镜检查子宫及周围脏器损伤（图109-2）。如果未发现持续性出血，则无须修补。如果是持续性出血或搏动性出血，则必须缝合止血。能量设备（激光或电外科设备）造成的穿孔，应当行开腹手术（图109-3）。必须仔细且系统检查周围肠管，以确定是否在大肠或小肠造成孔洞（图109-4A和B）。同时检查泌尿系统和大血管有无损伤。

膨宫介质入血后可导致多种并发症。这包括水中毒引起的肺水肿。后者可由于任何一种膨宫介质引起。因此需要密切关注膨宫液的液体出入量（液体流入量：液体流出量）。低渗溶液将导致更严重的并发症——低钠血症。甘氨酸和山梨醇都是低渗溶液，甘露醇是等渗溶液（图109-5和图109-6）。

膨宫机用来将膨宫介质泵入子宫腔。有一些泵采用二氧化碳气体或空气作为助力，将液体泵入子宫腔。一旦高压气体意外入血，可能伤害患者，甚至造成死亡，因此具有一定危险性，应避免使用（图109-7和图109-8）。滚球形水泵安全且有效。

操作部位出血是宫腔镜手术的常见并发症。可通过在子宫腔内留置一个球囊来处理。以无菌蒸馏水缓慢地充盈球囊（不超过5ml），来压迫出血的血管。如果宫腔增大，可以放置更大容量的球囊（图109-9）。

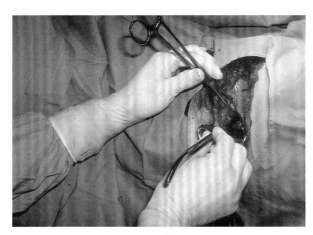

图 109-1 正在扩张子宫颈以便于插入手术套鞘。可能发生子宫穿孔，但很少需要手术干预，也很少遗留远期并发症

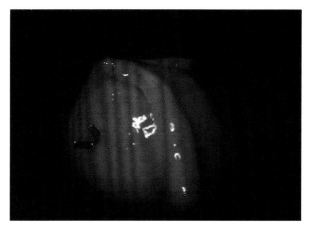

图 109-2 腹腔镜下可见剪刀穿透子宫。同扩宫棒所致穿孔一样，除非出现持续性出血，否则无须处理

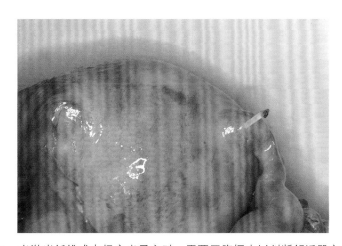

图 109-3 当激光纤维或电极穿出子宫时，需要开腹探查以判断邻近器官是否受损

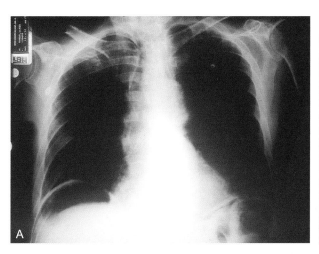

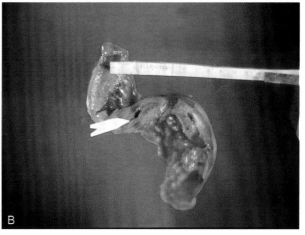

图 109-4 A. 上腹部 X 线片显示：能量器械造成子宫穿孔后出现的膈下游离气体，该图像为宫腔镜手术发生穿孔 3 天后拍摄；B. 宫腔镜穿孔后，单极电极切除一小段肠管，可以看到肠管壁的广泛热损伤，肠管损伤后引起肠内容物及空气渗漏至腹腔

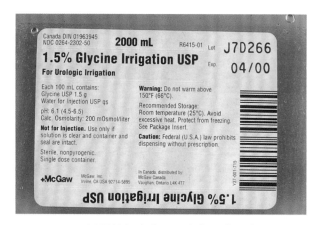

图 109-5　可以用甘氨酸（1.5%）作为膨宫介质，渗透压为 200 mOsm/L。它是一种低毒性的膨宫液，可以使尿素氮下降

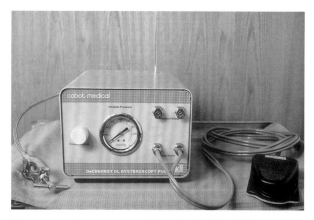

图 109-7　这台 Hyskon 泵以二氧化碳气体做驱动，向子宫内充入 Hyskon。当 Hyskon 蓄水池用尽，球囊的阀门失灵时，高压的二氧化碳气体将进入子宫

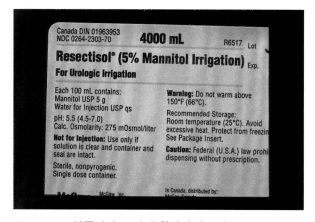

图 109-6　甘露醇（5%）是等渗溶液，渗透压为 275 mOsm/L。作为膨宫液，它比甘氨酸更安全

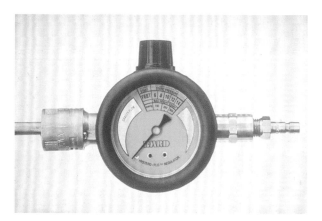

图 109-8　这种氮气驱动的低黏滞度膨宫介质泵已退出市场。当液体膨宫介质用尽、阀门失灵时，可能会发生气体栓塞

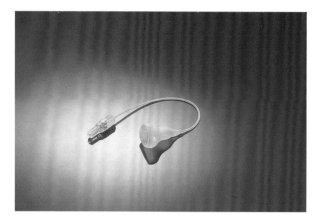

图 109-9　这种专门设计的球囊（Mentor）可以置入子宫腔中，充入 2~5 ml 的无菌蒸馏水。球囊产生的压力施于子宫壁，压迫出血的血管

（周　蓉　译　魏丽惠　校）

第十八部分

腹 腔 镜

第 110 章

腹腔镜下的盆腔结构

Tommaso Falcone, Mark D. Walters

通过腹腔镜观察骨盆的解剖景象可能会在一定程度上使外科医师迷失方向。但是，对于重要解剖结构的理解成为指引。本章对绝大多数盆腔腹腔镜手术中通常能够见到的解剖结构进行概述。

了解前腹壁的解剖结构对腹腔镜所需要的留置套管针步骤非常重要。腹壁下血管解剖，以及其与放置附件接口的关系在留置套管针一章中叙述。髂外动脉有两个分支：腹壁下动脉和旋髂深动脉。腹壁下动脉在腹股沟韧带水平由髂外动脉分出。它延伸至子宫圆韧带进入腹股沟管深环处，然后向前内侧腹直肌方向到达腹膜。由于在这个水平缺乏筋膜，所以很容易被看到（图 110-1）。它形成一束腹膜皱褶，被称为脐外侧韧带。两个静脉经常伴随着腹壁下动脉（图 110-2）。它在肌肉后方上行，到达腹直肌后鞘前方，汇入腹壁上血管。

在套管针穿刺或关闭穿刺口时，可能会损伤两条重要的神经：髂腹下神经和髂腹股沟神经（图110-3）。髂腹下神经起源于第 1 腰神经并穿过腹部肌肉，它前向的皮支在距髂前上棘 2 cm 处穿过腹内斜肌。然后在腹内斜肌和腹外斜肌腱膜之间行进，直至腹股沟管浅环上方约 3 cm 穿过腹外斜肌腱膜。髂腹股沟神经也起源于第 1 腰神经，并在距髂前上棘 2 cm 处穿过腹内斜肌腱膜，在腹外斜肌和腹内斜肌腱膜之间进入腹股沟管，从腹股沟管浅环穿出。这些神经是身体同侧阴阜和大阴唇的感觉神经，其损伤可导致感觉异常。卡压可导致神经分布区的疼痛。在髂前上棘上方进行套管针穿刺时应避免这些损伤。

主动脉分叉约位于 L_4 椎体水平。对于非肥胖患者，在体表基本上位于脐的水平。随着体重的增加，相对于主动脉分叉，脐的位置更朝向尾端。通常，套管针或气腹针成 45° 穿刺，以避免损伤主动脉。然而，在主动脉分叉以下仍可见到大血管——左髂总静脉，其在脐部第一穿刺口穿刺时也可能会受到损伤（图 110-4 和图 110-5）。这个血管是中线上最低的大血管，约位于 L_5 椎体水平。这个区域还包括骶前神经。骶前神经或上腹下丛不是一支神经，而是一束神经（图 110-6）。它位于主动脉分叉处和左髂总静脉前方，所以在骶骨之前。它位于腹膜后，但其覆盖的腹膜很容易被剥除。它主要包含交感神经纤维。

盆腔侧壁的解剖知识对于妇科手术的安全非常重要。子宫内膜异位症切除治疗或子宫切除术通常会涉及输尿管周围的一些解剖。附件肿块有时粘连于盆壁，也需要解剖输尿管。输尿管的解剖结构通常从与盆壁血管的关系上来辨别。第一张图是腹腔镜下的输尿管全景（图 110-4）。该图片可轻松识别跨越骨盆边缘的右侧输尿管。输尿管是一个沿着腰大肌下降的腹膜后结构。输尿管疏松地贴附于腹膜，当腹膜被向上牵引时可被腹膜带起。它在髂外动脉（有时是髂总动脉）前方跨越进入盆腔（图 110-7）。在这个水平，卵巢血管与输尿管非常接近，当卵巢血管朝向卵巢下降时跨越输尿管（图 110-8）。在附件手术中，当电凝卵巢血管时，在这个水平可能会发生输尿管损伤。在输尿管进入盆腔后，它位于髂内动脉前方。在左侧，由于乙状结肠及其系膜的遮挡，在骨盆边缘难以准确辨认输尿管。

输尿管在腹膜外疏松组织中从骨盆边缘下降。它位于髂内血管及其前向分支前方的区域。外侧它邻近闭孔内肌筋膜。在盆腔内卵巢血管下方切开腹膜后，可以很容易地辨认出输尿管。它通常贴附于阔韧带（腹膜）的内侧叶（图 110-9）。它位于髂内

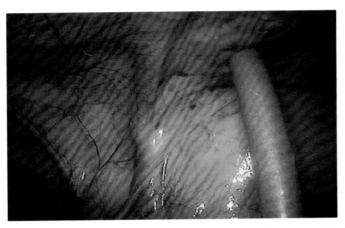

图 110-1　套管针位于右侧腹壁下血管的外侧，腹壁下血管在所见到的腹膜皱褶内

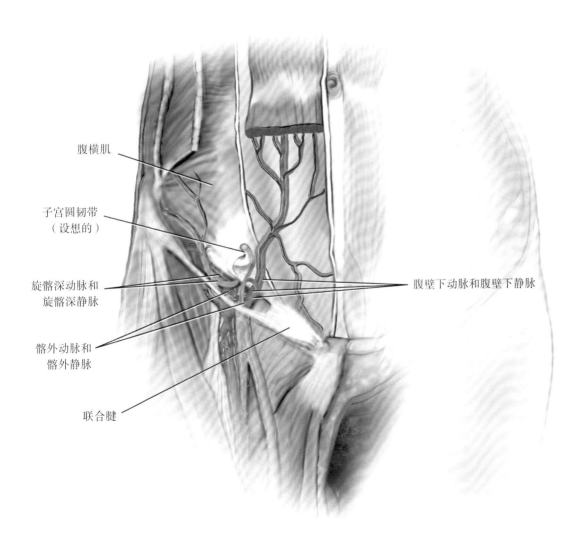

图 110-2　右侧的子宫圆韧带已被切断，腹壁下血管（1 条动脉和 2 条静脉）位于其内侧

动脉前向分支（主要为子宫动脉、膀胱下动脉和脐动脉）的内侧（图 110-9 和图 110-10）。在子宫动脉跨越输尿管到达子宫之前，子宫动脉位于输尿管旁（图 110-11）。

　　在进行阴道脱垂和尿失禁手术时，也需要熟悉盆壁解剖。主要结构如图 110-12 所示。这些结构包括闭孔血管、神经和 Cooper 韧带。闭孔神经和血管与髂内动脉分支的关系可以在切开盆壁组织获取盆腔淋巴结的手术过程中看到（图 110-13）。闭孔神经起源于 $L_2 \sim L_4$，在腰大肌内下降至骨盆缘，然后朝向中间位于髂内动脉及其分支旁（图 110-13）。它在闭孔肌处下降并进入闭孔，从大腿穿出。它负责大腿内侧感觉和大部分的内收肌运动。

　　在盆底支持或尿失禁手术中，游离膀胱和阴道时，在盆腔前面可见闭孔神经和血管（图 110-14 和图 110-15）。闭孔血管是髂内动脉的前向分支。然而，许多变异的附属分支由腹壁下血管发出（图 110-12）。闭孔血管在闭孔内肌上并进入闭孔。在 Burch 手术过程中，需要将阴道旁组织缝合到 Cooper(耻骨) 韧带上。附属分支通常位于此韧带处，易受到损伤。Cooper 韧带是一个贴附于耻骨上的强壮的纤维带（图 110-15）。在肥胖患者，这个韧带旁边是髂外血管，在缝合 Cooper 韧带时，如果针偶然偏离过多，可能会造成髂外血管损伤。

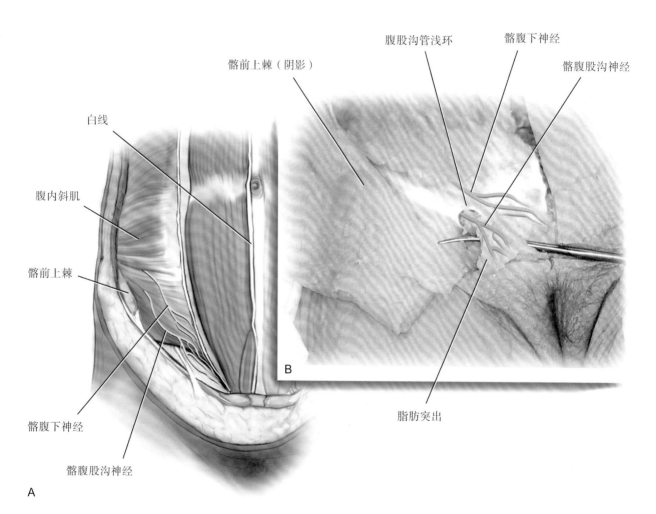

图 110-3　A. 腹外斜肌腱膜已被切除，可见到 2 条神经在右侧髂前上棘旁 2 cm 处穿出；B. 2 条神经的终末支。髂腹股沟神经从腹股沟管浅环穿出

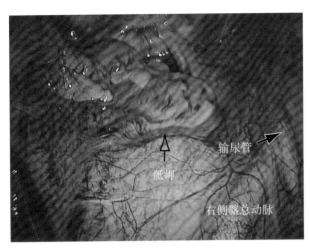

图 110-4　盆腔和骶岬的全景。可见右侧输尿管跨越的右侧髂总血管。肠系膜下血管（空心箭头所示）位于左侧。在这两个结构中间是左侧髂总静脉

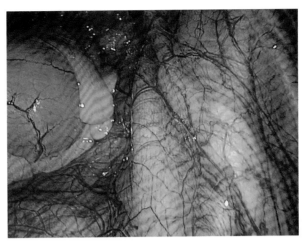

图 110-7　右侧输尿管穿过右侧髂外动脉，在进入盆腔时位于右侧髂内动脉前方

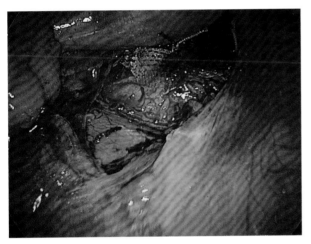

图 110-5　腹膜已从图 110-4 所示骶前间隙中移除，并且很容易看到左侧髂总血管。它位于缝合到骶岬的 mesh 网片上方

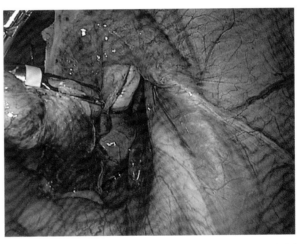

图 110-8　在右侧输尿管跨越骨盆边缘，可以看到右侧卵巢血管邻近输尿管

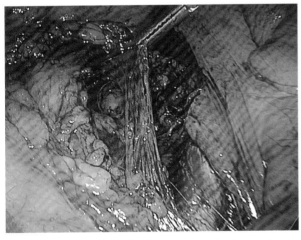

图 110-6　骶前神经被切开，并被器械夹持。可见右侧髂总动脉

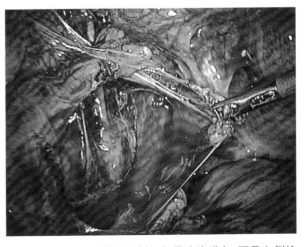

图 110-9　用器械牵拉左侧阔韧带（腹膜），可见左侧输尿管附着在其上。输尿管旁是髂内动脉前向分支，向前腹壁发出脐动脉分支

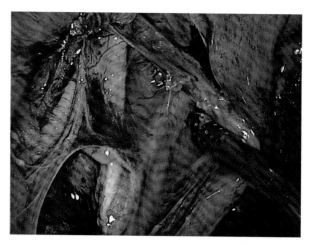

图 110-10　用器械牵开左侧输尿管，可见髂内动脉前向分支及其 2 个主要分支（脐动脉和子宫动脉）。左侧闭孔神经位于脐动脉外侧

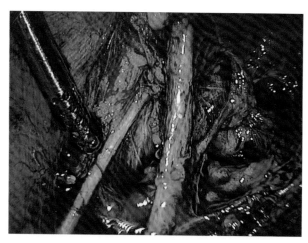

图 110-13　指示闭孔神经的器械使左髂外静脉收缩，脐动脉位于神经外侧

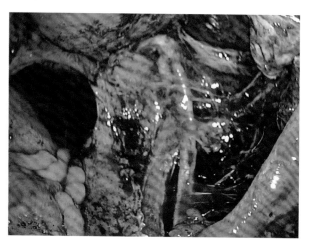

图 110-11　腹膜已被切除，右侧子宫动脉位于输尿管旁，并跨越输尿管进入子宫

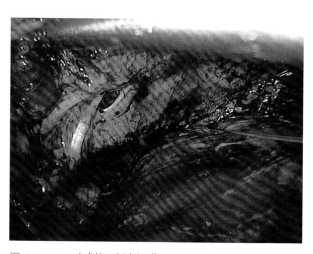

图 110-14　左侧闭孔神经进入闭孔管。可见到阴道旁间隙的缝合

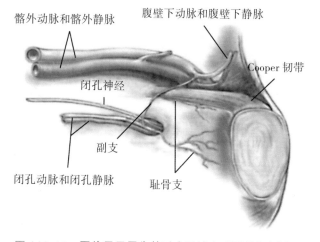

髂外动脉和髂外静脉
腹壁下动脉和腹壁下静脉
Cooper 韧带
闭孔神经
副支
闭孔动脉和闭孔静脉
耻骨支

图 110-12　图片显示尿失禁手术区域内重要的解剖结构

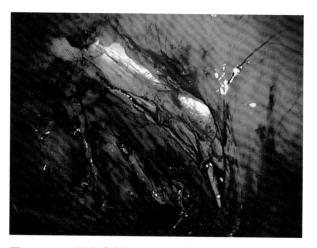

图 110-15　可见右侧 Cooper 韧带是很厚的一束组织。其旁边的脂肪组织中有髂外血管。神经在 Cooper 韧带的下方

（王志启　译　王建六　校）

第111章

手术间和设备

Tommaso Falcone, Mark D. Walters

许多功能性的、整洁的、多学科系统可用于帮助组织手术间。大多数仪器可以放置在塔架或悬臂上，从而可以移动以适应手术部位（图 111-1 和图 111-2）。一个手术间不需要包含所有市场上可获得的工具才能正常工作。安全的腹腔镜手术需要的最基本工具可分为 3 组：腹腔镜吊塔、腹腔镜手术器械台和阴道手术器械台。

一、腹腔镜吊塔

以下仪器通常放置在腹腔镜吊塔上（图 111-3）：

- 监视器。
- 光源。
- 摄像机和摄像机控制单元。
- 高速流气腹机。
- 电外科单元。
- 图像记录设备。

如图 111-3 所示，监视器可以像这样放置在吊塔上。平板显示器可以是独立的单元，安装在天花板上的吊臂上。

高分辨率摄像机现在是手术室的标准设备。氙气光源（300 W）比卤素光源（150 W 和 300 W）具有更好的照明和颜色复制效果。所有的气腹机都有流量和压力控制。压力应始终设置在 15 mmHg 以下。很少需要更高的设置，并仅限于短时间使用。高流量气腹机将使小泄漏变得不那么重要。电外科设备应包括单极系统和双极系统。单极系统应同时产生不可调节（电切）和可调节（电凝）电流。双极器械的源电流将位于钳或剪刀的一个尖上，弥散电极位于另一个电尖上。在单极系统中，设备是电流的源，弥散电极是接地片。

用于腹腔镜手术的手术器械通常放在 1 个或 2 个单独的桌子上，具体取决于手术是否有经阴道部分。

二、腹腔镜手术器械台

- 腹腔镜：3 种尺寸（2/3 mm、5 mm 和 10 mm）（图 111-4）。
- 导光束。
- 穿刺套管针（2 mm、5 mm、10/12 mm）和气腹针。
- 抓取器和解剖器。
- 剪刀。
- 持针器、助针器和打结器。
- 吸引和冲洗设备。
- 双极钳和双极电线。
- 深部送线器。

用于妇科的腹腔镜具有 0° 偏转。你可以看见正前方的组织。有几种尺寸的腹腔镜是有用的（图 111-4）。腹腔镜的直径越大，亮度越大。带有工作通道的 10 mm 腹腔镜会降低亮度。亮度的下降程度取决于工作通道的大小（3~8 mm）。笔者使用 5~12 mm 的腹腔镜进行腹腔镜手术，5 mm 的腹腔镜用于全身麻醉下的诊断性腹腔镜检查，2~3 mm 的腹腔镜用于清醒镇静下的诊断性腹腔镜检查。12 mm 的腹腔镜用于机器人手术，一个 5 mm 的腹腔镜用于所有其他手术操作，包括单孔手术。

有多种抓取器可供选择，但我们使用以下几种：

- 当需要牢固的抓持时，比如抓持卵巢皮质或肌层时，使用 Allis 抓钳。
- 无创抓钳用于抓取精细组织。
- 软性肠道抓钳，用于牵引肠道。

- 马里兰解剖器用于钝性分离或精确的组织抓握。

所有附属器械经 5 mm 穿刺口置入。剪刀应该是一次性的，因为可重复使用的剪刀通常不锋利。冲洗和吸引装置是妇科腹腔镜手术的必备设备。液体袋应加热，因为在长时间的手术中体温过低是一个重要的问题。吸引器和液体袋通常放置在一侧。吸头可以重复使用（5 mm 和 10 mm），但导管和手柄通常是一次性的。

三、阴道手术器械台

- 侧边敞开的窥器。
- 单抓钳。
- Foley 尿管。
- 宫颈扩张器。

- 举宫器：Cohen 套管（Eder Instruments, Oak Creek，威斯康星州），RUMI 举宫器（Cooper Medical, Oklahoma City，俄克拉何马州），Hulka 子宫钳（Rocket, Wolf，加利福尼亚州）。

如果有重要的经阴道手术操作部分，如腹腔镜子宫切除术，阴道手术台可能有其他器械。

在特定情况下，各种其他器械或能量形式可能是有用的。这些在相应的章节中已有描述。我们通常不使用其他的能量形式，如超声刀或 CO_2 激光，因为它们从未被证明比电手术更安全或造成更少的组织损伤或粘连形成。

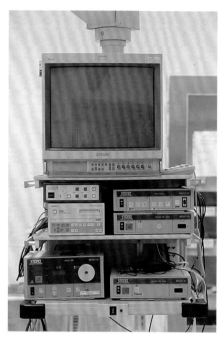

图 111-3　放置在吊塔或吊臂上的设备（Berchtold Co, Charleston, S.C.）

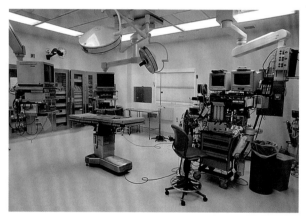

图 111-1　手术室可以结构化，以使设备不占用过多的空间

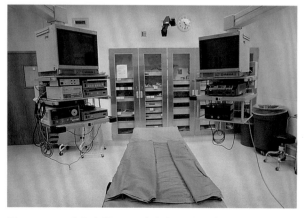

图 111-2　手术室设置。请注意，这里有两个吊塔。每个都有一个监视器，这样所有的医生都可以从一个舒适的位置观察手术视野

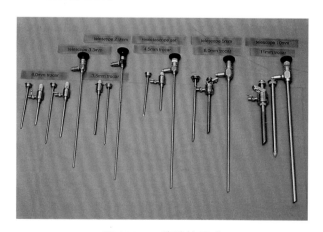

图 111-4　腹腔镜尺寸

（王志启　译　王建六　校）

第 112 章

Trocar 放置

Enrique Soto, Tommaso Falcone

正确放置穿刺套管针最重要的先决条件是掌握腹壁解剖知识。患者的体位对于操作安全非常重要。患者取膀胱截石位时采用有海绵垫的腿架（Allen Medical Systems，艾顿市，马萨诸塞州），以使小腿和踝部得到支持，并可在经阴道部分手术时升起。检查腿部的压力点，上肢在体侧用床单包裹，在压力点放置海绵垫。

患者在麻醉状态下进行查体，并导尿排空膀胱。腹腔镜手术中，留置 Foley 尿管。放置举宫器。对于不孕症病例，我们使用 RUMI（Cooper 医疗，俄克拉何马城，俄克拉何马州）或 Cohen 举宫器（Eder 仪器，橡树溪，威斯康星州）。

有效地将 CO_2 气体充入腹膜腔，在前腹壁和腹腔器官之间形成一个空间，这对妇科腹腔镜手术任何一个操作步骤都至关重要。为了充分吹入 CO_2 气体，术者需安全进入腹腔。进入腹腔最常见的解剖部位是通过腹部。然而，有报道可以通过其他部位进入腹腔，如阴道后穹隆或经宫底入路。

在本章中，我们将介绍通过腹部进入腹腔最常见的方法，分别是从脐部和位于左上象限的 Palmer 点。

我们也回顾了放置辅助穿刺套管针的一般概念。

一、穿刺的解剖部位

（一）脐

由于各种原因，脐通常是进入腹腔的首选切入点：①脐部是从皮肤到腹腔经过的组织最少的（只有皮肤及融合的筋膜层，而无皮下脂肪组织）；②腹中线缺乏大的血管和神经，因此减少了浅表血管及神经损伤的风险；③由于其中心位置及与骨盆的距离，这是大部分妇科手术放置摄像头的理想位置（巨大盆腔肿块及巨大子宫除外）；④术后美观。

对于非超重人群、超重人群及肥胖人群，脐和主动脉分叉的平均距离分别是（0.1±1.2）cm、（0.7±1.5）cm 和（1.2±1.5）cm，所以从脐部置入第一穿刺套管针或气腹针时应格外小心。

（二）左上象限（Palmer 点）

Palmer 点位于左锁骨中线与左肋缘下 3 cm 交界处（图 112-1）。当从脐置入第一个穿刺套管针不可行时，通常选择 Palmer 点作为替代（见后文）。Palmer 点作为穿刺点禁忌证较少，包括已知的肝大或脾大，这些情况会使该方法的风险加大。

由于胃是距离 Palmer 点最近的器官，因此必须在胃减压后才可以在 Palmer 点置入第一个穿刺套管针。距离第二近的器官是肝左叶。由于 Palmer 点和主动脉垂直于皮肤的距离是（11.3±.02）cm，以 45°（尾部）放置的距离是（16.6±.02）cm，所以当选用 Palmer 点时，第一个穿刺套管针或气腹针应以 45°（尾部）穿刺。

（三）其他部位

也可以选用其他部位进入腹腔，包括：第 9 或第 10 肋间隙、下腹部、阴道后穹隆和子宫（通过子宫底）。当其他部位充气失败时，可以考虑选用这些穿刺点。然而，脐和 Palmer 点使用较为普遍，较少用到其他的部位。

二、选择合适的解剖部位穿刺

脐是进入腹腔的首选入口。以下患者推荐使用 Palmer 点作为第一个穿刺套管针的穿刺部位：

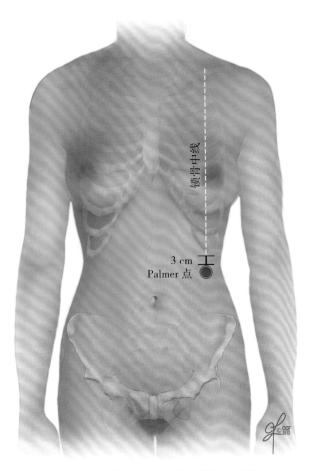

锁骨中线

3 cm
Palmer 点

图 112-1 Palmer 点位于左锁骨中线与左肋缘下 3 cm 交界处（Courtesy The Cleveland Clinic.）

1. 垂直的开腹切口。

2. 脐疝（或脐疝修补史，尤其是在脐水平有过合成 mesh 补片或伤口裂开）。

3. 已知的脐周粘连（在之前腹腔镜或开腹手术处，即使当时已经对粘连进行了松解）。

4. 怀疑有严重的盆腔 - 腹腔粘连（如阑尾穿孔病史、盆腔炎病史、Ⅲ/Ⅳ期子宫内膜异位症史）。

5. 多次腹部手术史。

6. 腹直肌肌皮瓣移植史（如用于乳房重建时）。

7. 妊娠期间的腹腔镜检查（当妊娠子宫位于或超过脐水平）。

8. 病态肥胖患者的腹腔镜检查。

9. 脐部充气失败。

在置入套管针之前，在脐部进行腹部超声检查有助于明确在脐周是否有肠粘连。一些技术已被报道使用，如内脏滑动试验或脐周超声引导下注入生理盐水。

要考虑到粘连可能位于现有垂直皮肤切口的

头侧，这一点非常重要。对于有过垂直切口的患者（尤其是皮肤切口边缘距脐＜2 cm），我们选择 Palmer 点进入腹腔。

三、第一个穿刺套管针进入腹膜腔的一般原则

如前所述，安全、正确放置第一个穿刺套管针的第一步是术者确认所用于有妇科腹腔镜手术的步骤已经准备就绪。患者在手术台上摆好正确的体位。放置第一穿刺套管针时，应确保患者是仰卧位，而非头低足高位，因为头低足高位会缩短脐与大血管之间的距离。

一般来讲，第一个穿刺口应使用可用的最小尺寸的仪器（气腹针或套管针）（图 112-2）。提起前腹壁，插入第一个穿刺套管针有一定困难。在脐水平使用布巾钳可能对提起前腹壁有所帮助。布巾钳必须要钳夹到筋膜而只是脂肪层。

在进入腹腔的位点注射布比卡因后（脐或 Palmer 点），根据使用穿刺套管针的大小切开皮肤。关键点是第一个穿刺套管针插入的角度。而选取角度的主要决定因素是患者的体质指数。对于病态肥胖的患者，应选取左上象限。

对于非肥胖患者，第一个穿刺套管针或气腹针应以 45° 插入。对于超重患者，应将角度增加至 60° 较为安全。对这些患者，也可以选用开放式腹腔镜技术（Hasson）或从左上象限进入。

建议在放置穿刺套管针时提起前腹壁。采用这种方法时，术者在有或无助手的情况下抬高皮肤切口两侧的前腹壁，以增加皮肤和腹膜后主要血管之间的距离。这可以通过直接用手抓住并提起皮肤和前腹壁，或是在切口的两侧使用布巾钳辅助牵拉来实现（图 112-2）。值得一提的是，并无研究表明放置穿刺套管针时提起前腹壁，会减少内脏或血管损伤的风险。

四、穿刺方法

以下描述了腹腔镜入路的 4 种方法：①直接套管针穿刺；②光纤接入穿刺套管针（直接套管针穿刺的衍生技术）；③气腹针穿刺；④开放式腹腔镜（Hasson）。以上 4 种方法在合适的情况下可以选择脐或 Palmer 点穿刺。

（一）直接套管穿刺

这种穿刺方法无须提前充入 CO_2 气体，术者在不可视情况下直接将第一个穿刺套管针置于腹部。根据使用第一个穿刺套管针的大小，在解剖位点切开皮肤（脐或 Palmer 点）。然后，以可控的方式插入套管针，根据患者的体质指数以适当的角度旋转套管针做半圆形转动（见前文）（图 112-3 ）。

用摄像机直接观察腹腔内器官，以确保套管针位于腹腔内。然后连接 CO_2 气体充气。与气腹针穿刺相比，这种技术较少使腹膜外充气，但仍有可能发生，因为术者可能将大面积的皮下脂肪层混淆为大网膜。

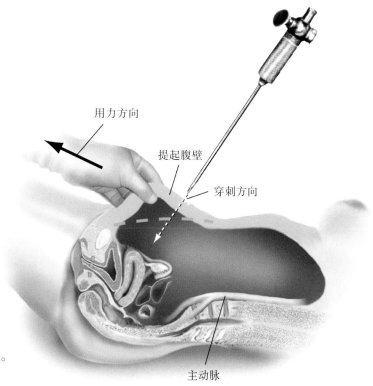

图 112-2　气腹针穿刺时应提起前腹壁。在中线成 45°

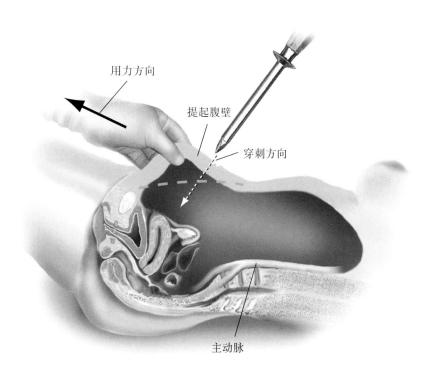

图 112-3　第一个穿刺套管针穿刺时需提起腹壁。另一只手在中线上成 45° 穿刺套管针

（二）光纤接入穿刺套管针

光纤接入穿刺套管针的进入技术与前文描述的直接放置套管针的技术类似。然而这种技术的优势是，术者可以看到套管针穿过不同的解剖层面。这种方法很少使腹膜外充气。尽管此方法将手术过程实时可视化，且穿刺时需要的力较小，但与其他方法相比，并没有证据显示此方法可以减少血管和内脏损伤的发生。

（三）气腹针穿刺

气腹针内部装有弹簧，专门用于腹腔镜手术的入路。气腹针有一尖锐的切割端，一旦针尖处的压力被释放（如进入筋膜和腹膜后），切割端会被弹回并由钝头帽所取代。

气腹针与 CO_2 充气机相连，以确定其末端的压力（称为气腹压力）。进入腹腔时，术者切开皮肤，并将气腹针以合适的角度小心插入腹膜（见前文）；在此过程中，通常会有两个明显的突破感。

前文已经描述了许多腹腔内放置气腹针的安全检查（如自由落下的盐水或通过气腹针注射）。然而，气腹针位于腹腔内最可靠的征象是置入时最初的压力 ≤ 10 mmHg。其他的检查提供的信息有限，因此很少被用到。

置入气腹针后，左右移动气腹针不是一个可靠的检查方法，应避免这种操作，因为这样会损伤腹腔结构，或加剧气腹针对血管或肠管造成的损伤。

确定气腹针置于腹腔内之后，连接 CO_2 气体充气。当充足的气腹建立后（所需的 CO_2 量不同，但肝区叩诊出现鼓音时通常表明气体量足够），移出气腹针，按照之前描述的方法置入第一个穿刺套管针。最后使用腹腔镜摄像机，直视下确定套管针放置在合适的位置。

（四）开放式腹腔镜（Hasson）

开放式腹腔镜技术需要切一深达腹腔的小口（本质上是小型的开腹手术），在此置入 Hasson 套管。Hasson 套管是一种特殊的钝头套管，其锥形套管可留置缝线，以及尺寸可调的套管。

在脐部皮肤上切一小口（大小应能够切开筋膜），然后用牵开器和 Bovie 或 Metzenbaum 剪刀切开皮下脂肪组织，直至显露筋膜。沿中线切开筋膜，筋膜切口的两侧均留置缝线。用两个止血钳钳夹腹

膜，用 Metzenbaum 剪刀锐性进入（确定肠管不在此区域）。小心地将 Hasson 套管和钝性套管芯通过腹膜切口置入，并使用之前在筋膜两侧留置的缝线固定（将切口在锥形套管上闭合）（图 112-4 和图 112-5）。然后充入 CO_2 气体，放置腹腔镜摄像头以观察腹部情况。在手术结束时，将放置在筋膜处的固定缝线打结，以便重新对合这层组织。

五、选择一种进入腹腔的方法

妇科腹腔镜手术可以采用上述进入腹腔的 4 种方法。最近，一项涵盖 28 个随机对照试验的 Cochrane 研究报道，没有证据表明任何一种方法可以预防大血管或内脏并发症。

7 项随机临床试验（$n=2940$）的荟萃分析显示，在腹腔镜手术中，直接套管针与气腹针相比，气腹针引起轻微并发症的风险较高，而且穿刺困难。这

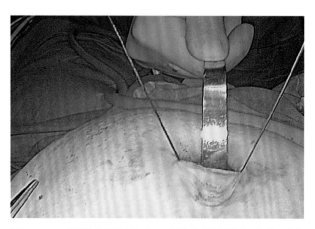

图 112-4　开放腹腔镜技术：皮肤和脂肪用小 "S" 形牵开器牵引。切开筋膜，两角留置缝线

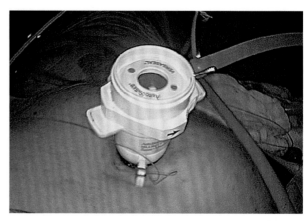

图 112-5　切开腹膜，进入腹腔。放置钝头穿刺套管针。缝线绕在穿刺套管针特殊的凹槽内

些统计学上的显著差异还包括：前腹膜和大网膜的损伤，以及多次插入（>2次）和进入失败。两组之间主要并发症的发生率相似。

虽然妇科腹腔镜医师应当熟悉进入腹腔的各种方法，但每个医师应该有自己喜欢的方法。至少精通一种方法，可以在出现问题时有更好的解决能力。先前的训练和经验将有助于医师选择最为合适的入路。

六、并发症（见第 119 章）

据报道，腹腔镜手术并发症的总体发生率为8.9%，其中大部分都是轻微的并发症（如皮下积液）。腹腔镜手术中出现诸如血管或内脏损伤这种大的并发症较为少见，但值得特别关注。

（一）血管损伤

据报道，在第一个穿刺过程中大血管损伤的发生率约为0.9‰。许多腹腔镜入路的方法和仪器都是在尝试减少腹腔镜手术严重并发症的过程中应运而生。然而，目前还没有一种单独的仪器被证实能够减少这些损伤的发生率。

主要血管损伤的临床表现取决于损伤的大小和位置、损伤的血管和造成损伤的器械类型。急性腹腔内出血伴有低血容量引起的低血压和心动过速，见于明显的大血管损伤；其他损伤可表现为腹膜后血肿扩大，出现的症状和体征比较轻微。

鉴于此类损伤的紧迫性和严重性，必须立即处理。要求同时进行 3 项紧急处理措施：①维持患者的体征平稳；②压迫静脉损伤处；③由血管外科医师进行血管修复或建立侧支循环。维持患者体征平稳的措施包括静脉液体复苏和输注血制品来维持血管内稳态。最好通过腹壁纵切口开腹并用手按压出血点，直到手术。

（二）内脏损伤

据报道，每 1000 台腹腔镜手术就有 1.8 例患者内脏损伤。如前所述，腹腔镜任何一种入路都不能降低肠损伤的风险。

一旦怀疑有内脏损伤时，应当由肠外科专家彻底检查肠管（从 Treitz 韧带到乙状结肠），以发现任何一处损伤。如果在插入套管针时肠损伤明显，则应将其留在原处，只能由肠外科专家移除，过早移除套管会延误损伤部位的识别和修补。

根据肠管损伤的部位、大小、数量及周围组织活力不同，选择的治疗方法也不同。所有的内脏损伤都应立即做相应处理。治疗方法包括：对于小的损伤可以观察、腹腔镜 8 字缝合，或者是部分肠管切除，不论是否通过剖腹切口留置造口。

当套管针 >8 mm 时，发生脐疝的风险增加。大多数现代 5 mm 腹腔镜可提供足够的能见度和照明。然而，机器人摄像机是 12 mm，因此需要更大的套管针。

肠管损伤高风险的患者，如已知的盆腔粘连疾病，应告知术中可能难以避免损伤肠管，可能需要切除肠管。这一点应记录在术前的知情同意书中。

七、辅助套管针插入

器械需要由辅助套管置入。应尽量选择尺寸小的套管针，通常是 5 mm。然而，当插入粉碎器或机器人套管时，需要更大的入口。插入套管针的基本概念始终是可视化的概念之一。必须在直视下控制套管针的插入。

插入套管针的位置通常是下腹部。然而，机器人手术时位置略有升高。通常选用从髂前上棘（ASIS）到脐以下的区域。也可以选用耻骨上套管，但在手术时间较长时，从人体工程学角度来说更具挑战性。既往有剖宫产史的患者膀胱在腹部的位置较高，慎用耻骨上入路。

通常选用下象限插入套管。最需要避免损伤的结构是腹壁血管和前腹壁的神经，具体是指髂腹股沟神经和髂腹下神经。一些血管可以在直视下避免损伤。一定要考虑到深部血管不能被透光试验见到，只可以看到浅表的上腹血管。神经位于下腹部髂前上棘（ASIS）之下的腹外斜肌腱膜和腹内斜肌腱膜之间。因此，套管针通常放置在下腹部髂前上棘（ASIS）之上，腹直肌的外侧（图 112-6）。如果需要额外的套管针，可将其放置于腹直肌外侧脐水平。

在腹腔镜直视下可以看到腹壁下血管，位于圆韧带进入腹股沟管深环处内侧。在肥胖患者可能无法看到，但可以在圆韧带上施加压力以明确。套管针应放置在该点外侧。

八、结论

毫无疑问，成功实施腹腔镜手术最关键的步骤之一是进入腹腔。进入腹腔的第一步有许多方法和可用的器械。目前的证据并未表明某种特定的技术或器械有优势。气腹针的使用使轻微并发症（前腹膜和大网膜损伤）的风险增高，且进入腹腔较为困难（需要多次插入和入路失败的风险增加）。每一个妇科腹腔镜医师应根据训练和经验，选择自己更喜欢的入路。

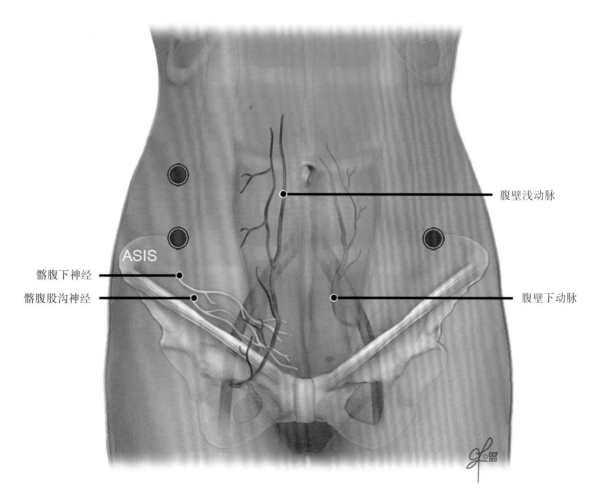

图 112-6　套管针通常放置在下腹部腹直肌外侧髂前上棘之上（阴影区域）。ASIS. 髂前上棘（Courtesy The Cleveland Clinic.）

（王靖元　译　王志启　王建六　校）

第113章

诊断性腹腔镜探查

Tommaso Falcone, Mark D. Walters

一、标准的诊断性腹腔镜

诊断性腹腔镜应在所有内镜手术开始时进行，因此，需要对腹腔进行系统的评估。这在腹腔镜处理附件肿块之前也特别重要。

一般来说，右利的外科医师应站在患者的左侧（图 113-1），助手站在右侧，器械护士或技术员站在患者两腿之间。放置好第一个穿刺套管针之后，患者取头低足高位，观察腹腔来证实没有腹腔镜手术禁忌证。如果腹膜表面出现肿瘤或附件肿块可疑为恶性肿瘤，应进行开腹手术。如果存在难以准确暴露和控制的活动性出血，也应进行开腹手术。

在没有辅助穿刺口的情况下，很难进行全面的诊断性评估。对于大多数诊断性盆腔操作而言，再采取耻骨上穿刺口就足够了。建议的评估顺序如下：

- 盆腔全景观察（图 113-2）。
- 盲肠、阑尾和升结肠（图 113-3）。
- 肝、胆囊和右侧横膈（图 113-4）。
- 横结肠、网膜、小肠和腹膜表面（图 113-5）。
- 胃、左侧横膈、降结肠和脾（图 113-6）。
- 乙状结肠和直肠（图 113-7）。

脾通常难以见到，除非是较瘦的患者或牵拉网膜后。

获得了盆腔器官的详细外观后，应使用探针抬起卵巢，以便观察卵巢窝的外观（图 113-8）。

二、显微腹腔镜

手术向更加微创方向发展，促进了规格更小器械的技术。显微腹腔镜是指这种技术在一定程度上的应用，其最广泛应用于不孕症和慢性盆腔痛。这些手术可以在局部麻醉或镇静情况下实施。

这种手术使用的器械直径为 1.3~4 mm。这些小腹腔镜的诊断准确率评价不一。5 mm 的腹腔镜被认为可以提供最好的图像。如果这种操作在诊室进行，必须对局部麻醉药和镇静药进行全面了解。我们目前在手术室进行这项操作，由麻醉医师给予镇静药物。操作中患者全程清醒。需要以下步骤：

- 术前 2 小时，在患者脐部和耻骨上区域应用局部麻醉乳剂（如 EMLA 乳剂）。
- 患者进入手术间之前排空膀胱。
- 开放静脉通路。
- 将患者送入操作间 / 手术间。灯光较暗。
- 患者腹部和阴道按常规准备及铺巾。
- 进行宫颈旁阻滞，放置举宫器。
- 脐部区域局部浸润麻醉。
- 提起腹壁，插入第一个穿刺套管针（图 113-9）。
- 充气以获得足够的视野。将 CO_2 充气至压力 < 15 mmHg，并间歇开放和关闭，以建立和维持适当的视野（图 113-10）。

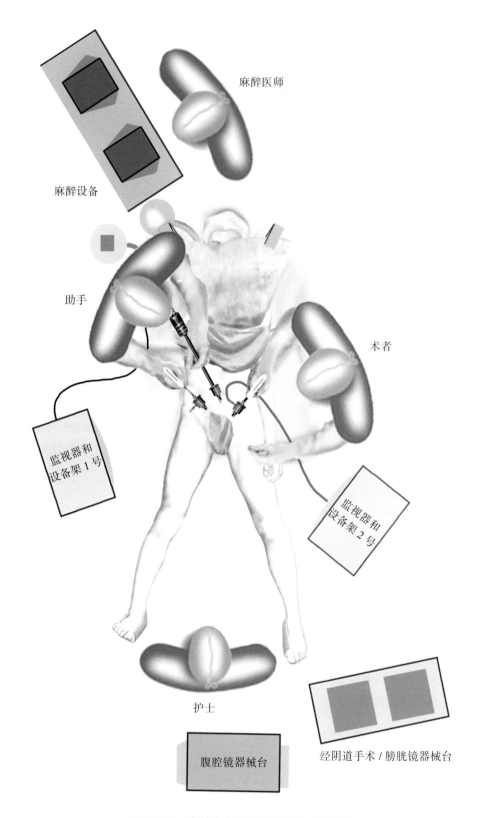

麻醉医师

麻醉设备

助手

术者

监视器和
设备架 1 号

监视器和
设备架 2 号

护士

腹腔镜器械台

经阴道手术 / 膀胱镜器械台

图 113-1　诊断性腹腔镜检查中的布局安排

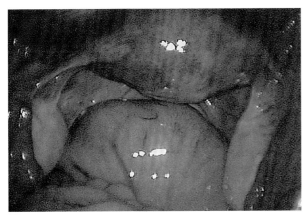

图 113-2　盆腔全景

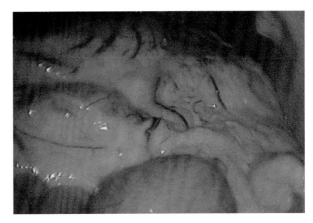

图 113-5　横结肠、网膜、小肠和腹膜表面

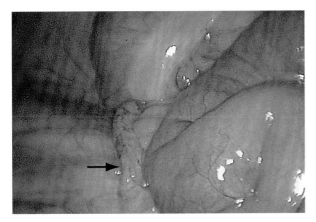

图 113-3　盲肠、阑尾（箭头）和升结肠

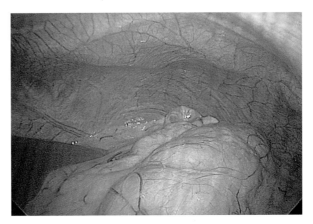

图 113-6　胃、左侧横膈和降结肠；除非是较瘦的患者或牵拉网膜后，通常看不到脾。这名患者可见脾尖

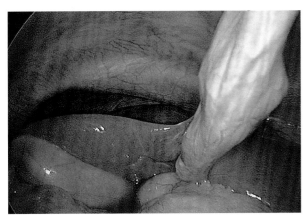

图 113-4　肝、胆囊和右侧横膈

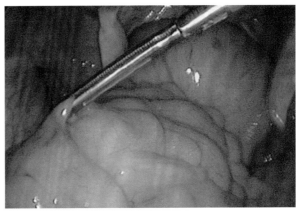

图 113-7　用无损伤钳抓住乙状结肠周围的脂肪

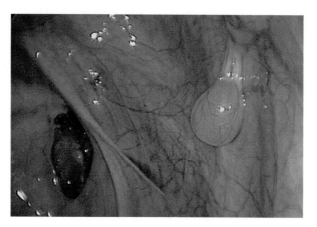

图 113-8　应使用探针抬起卵巢，从而观察卵巢窝的外观。可见到腹膜上的子宫内膜异位病灶，输卵管处可见输卵管旁囊肿。可以见到腹膜下的输尿管

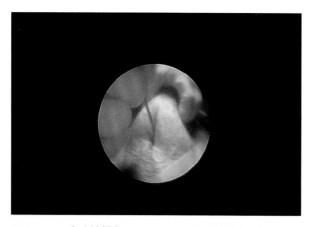

图 113-9　腹壁被提起，置入 2 mm 的套管针（Autosuture MiniPort Disposable Introducer, US Surgical, Norwalk, Conn. ）

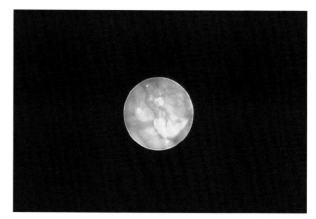

图 113-10　从 2 mm 腹腔镜观察盆腔（自体缝合）

（王志启　译　王建六　校）

第114章

腹腔镜下全子宫切除术

Chad M. Michener, Tommaso Falcone

腹腔镜下全子宫切除术（laparoscopic hysterectomy, LH）在 30 年前作为开腹全子宫切除术的一种替代手术方式引进。当有经阴道子宫切除禁忌时，LH 是开腹子宫切除术的安全替代手术。在克利夫兰医学中心的一项关于腹腔镜辅助下阴式全子宫切除术（LAVH）与开腹全子宫切除的前瞻性随机临床试验中，LAVH 显示出更轻的术后疼痛、更短的住院时间，并且与开腹手术相比，能够更早地恢复正常工作和生活。

腹腔镜下全子宫切除术有很多分类。腹腔镜下切断子宫动脉是区分腹腔镜手术和腹腔镜辅助手术的关键步骤。实际上这种划分是武断的。在实践中，腹腔镜手术过程持续到术者认为剩余的操作可以完全经由阴道完成。腹腔镜下切断子宫动脉并不意味着是更困难的手术或需要更多的技术。通常，该术语旨在向手术室工作人员传达这名患者是否需要准备经阴道手术器械台。

我们不应用口服抗生素或术前肠道准备。在术前，给予患者单一剂量的静脉抗生素，通常是头孢菌素。小腿应用充气加压袜。如果可疑胃扩张，应留置胃管。在麻醉下进行检查，并留置 Foley 尿管。

LH 有两种基本方法：多孔腹腔镜和单孔腹腔镜。多孔腹腔镜技术：脐穿刺孔为 5 mm，两侧下腹穿刺孔均为 5 mm。有时在腹直肌外侧平脐处插入第 4 根套管针。当穿刺设备需要较大的穿刺口时（如取出大子宫或附件肿块），下腹穿刺孔之一或脐孔可以为 10 mm。我们常用一次性双极血管调合器，超声刀或 50 W 电切功率的一次性双极组织切割器。

举宫器非常重要。Koh 举宫器对于腹腔镜下全子宫切除术很有用。其质硬的锥体可以装在 RUMI 举宫器上，并紧贴子宫颈。它用于显示腹腔镜下需要切开的阴道穹窿的形态。该装置还有一个气球可以阻止 CO_2 气体从阴道排出。经阴道器械台应包括阴道壁拉钩和长器械。在手术最后进行膀胱镜检查。膀胱应充盈，以检查膀胱有无损伤。静脉给予靛蓝胭脂红或荧光素钠，也可以用于验证输尿管的完整性。

LH 技术如下：电凝后切断圆韧带（图 114-1）。将子宫向相反方向牵拉。从圆韧带向头侧切开，打开后腹膜间隙到卵巢血管（图 114-2），并向尾侧切开膀胱腹膜。可以见到并继续观察输尿管。腹膜开窗（图 114-3）。钳夹卵巢血管并电凝（图 114-4）。向下切开膀胱腹膜直至发现阴道（图 114-5 和图 114-6）。发现子宫动脉并电凝（图 114-7~ 图 114-9）。在对侧重复相同操作过程。将卵圆钳放置于阴道前穹窿，将阴道向上顶（图 114-10）。环形切开阴道（图 114-11）。从阴道取出子宫，必要时将其粉碎。取出子宫后，CO_2 可经阴道漏出。如果使用 Koh 举宫器，气球可以阻止 CO_2 漏出。如果没有，可以用湿海绵填塞阴道。然后在 CT-1 针上用 0 号聚乙醇酸（PGA）缝线缝合阴道断端（图 114-12）。间断缝合 3~4 针并在体外打结。通常会进行 McCall 穹窿成形术。

患者常在 24 小时内排尿。一些患者在术后 1 周之内恢复正常工作，但是恢复期因人而异。

如果进行次全子宫切除术，则需要对标本进行粉碎。标本可以放入标本袋内进行粉碎，也可以使用奥林巴斯组织取出系统。关闭子宫颈残端，缝合膀胱腹膜并盖于其上（尽管不是必需的）（图 114-13）。

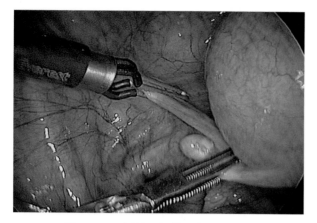

图 114-1　抓持圆韧带，电凝后切断

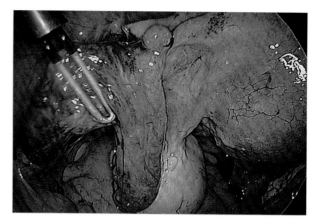

图 114-4　抓持卵巢血管并电凝

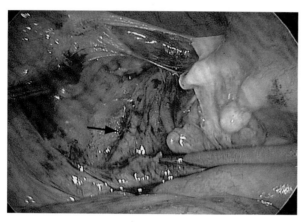

图 114-2　打开后腹膜间隙，发现输尿管（箭头）

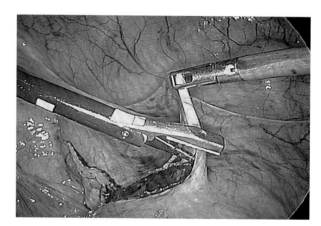

图 114-5　可以用超声能量器械向下切开膀胱腹膜
（ Ultrashears, U.S. Surgical, Norwalk, Conn. ）

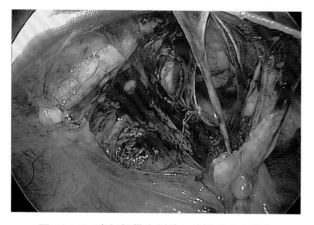

图 114-3　在阔韧带内侧叶、输尿管上方开窗

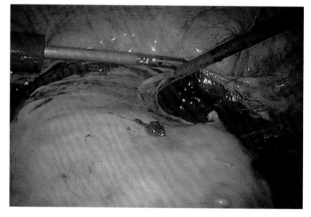

图 114-6　可以用电手术剪刀向下切开膀胱腹膜

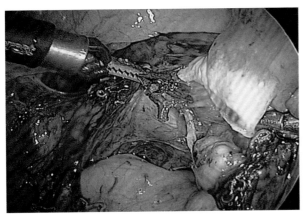

图 114-7　在子宫侧面辨认子宫动脉，电凝后切断

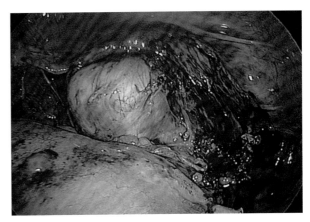

图 114-10　用海绵棒向上举起阴道

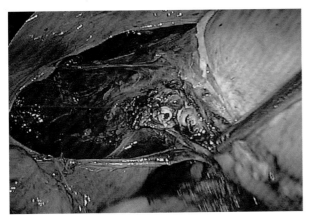

图 114-8　可以见到切断的子宫动脉

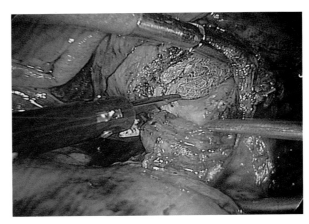

图 114-11　切开阴道。本例中使用超声能量。请注意，子宫颈上的腹腔镜把持钩会移动标本。注意：阴道内的海绵以防 CO_2 漏出

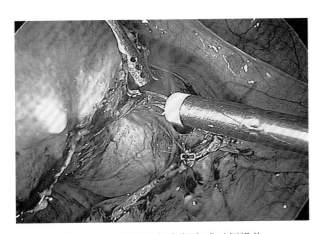

图 114-9　使用双极电凝完成对侧操作

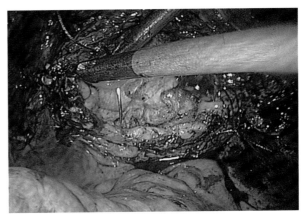

图 114-12　在 CT-1 针上用 0 号聚乙醇酸缝线缝合阴道断端。注意阴道内的海绵以防 CO_2 漏出

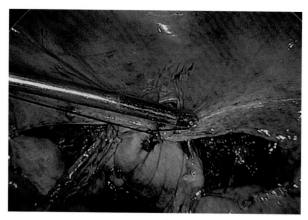

图 114-13　子宫颈残端被关闭，将膀胱腹膜与子宫颈后
方的腹膜缝合。用打结器在体外打结

单孔腹腔镜全子宫切除术

　　腹腔镜下全子宫切除术已经从标准的腹腔镜方法转变为多孔腹腔镜技术与机器人技术相结合，现在无论是使用传统的腹腔镜设备还是机器人技术平台，都可以通过单一的脐孔操作。据报道，与传统腹腔镜相比，单孔（单切口）腹腔镜（SPL/SILS）可提供更好的美容效果，麻醉药使用量减少。然而，与多孔腹腔镜相比，单孔腹腔镜最大的优势是切口的多变性。根据肿块或子宫的大小，可以从不同的部位切开，如果需要摘除大的子宫或不宜粉碎的肿块，也比侧向切口容易扩大，获得更多的空间。在肿瘤手术中，如果考虑患者有早期附件恶性肿瘤或组织学检查怀疑高危的子宫内膜癌且可能出现腹膜病变时，与行标准腹腔镜单纯视觉探查以及剖腹大切口的腹腔内全面探查相比，单孔腹腔镜可以使切口扩到能通过术者的手，从而触摸探查腹腔和腹膜后的器官，成为一种合理的替代方法。

　　对于擅长传统腹腔镜下子宫切除术的医师来说，SPL 子宫切除术的学习并不困难。当器械和腹腔镜通过单孔插入时，会出现器械拥挤和直线视野的问题，器械生产商已经制造出许多有关节连动杆的器械来克服上述问题。我们认为尖端可弯曲腹腔镜是 SPL 最有效的器械（图 114-14），摄像头可以从器械路径中移出，提供各个方向的视野，如俯瞰大的子宫肌瘤、观察主韧带，或是对后壁肌瘤患者从骶前向上行阴道后壁切开术。尽管现在已经有关节连动杆的器械，但大部分 SPL 可以在直杆器械下完成操作，包括子宫颈癌和子宫内膜癌的根治性

子宫切除术。将组织抓钳的手柄朝天花板方向旋转（图 114-15A），术者可以最大程度地避免器械的碰撞，而且可以广泛分离盆腔结构。SPL 最难掌握的可能就是缝合了。然而，可以用 Endo Stich 自动缝合装置（Medtronic, Minneapolis, Minn.）缝合阴道断端，无须标准腹腔镜的横向缝合。也可经阴道缝合阴道断端，一些研究证实与腹腔镜下和机器人全子宫切除术中的腹腔镜下缝合相比，经阴道缝合阴道断端可以降低断端裂开的发生率。

　　开始手术时，我们先在脐的基底切开一个1.5~2 cm 的切口，外翻脐基部，并切开筋膜。延长筋膜切口，并进入腹膜（图 114-14A~E）。脐周粘连可直接分离。然后将单个端口置入切口（图114-14F~I）。一旦气腹形成，就开始用电器械打开阔韧带并横切圆韧带（图 114-15B）。确定输尿管，然后形成膀胱反折。电凝并切断骨盆漏斗韧带（图114-15E）或子宫 - 卵巢韧带（如果原位保留卵巢）。如果在保留卵巢的同时进行输卵管切除术，在切断子宫 - 卵巢韧带之前分离输卵管和卵巢。然后处理子宫动脉并依次处理每条主韧带（图 114-15E 和 F），用单极电钩切开阴道（图 114-15G 和 H）。使用 0 号 PGA 线经阴道间断 8 字缝合或在腹腔镜下用 2-0 倒刺线缝合阴道断端。我们发现单孔手术使用 Medtronic Endo 进行缝合是最简单的方法（图114-15I）。一旦冲洗盆腔且止血确切，我们移除单切口端口，关闭筋膜。由于我们发现单孔手术增加脐疝的发生率。因此现在使用 0 号或 1 号聚二恶烷酮缝线间断 8 字缝合筋膜。用 4-0 可吸收缝线缝合皮肤。术后护理类似于腹腔镜和机器人子宫切除术，大多数患者在手术当日或术后 24 小时内出院。

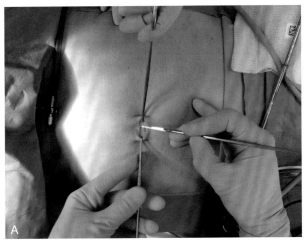

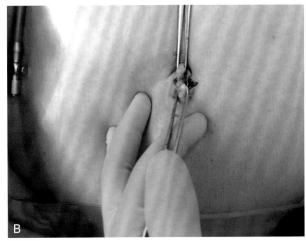

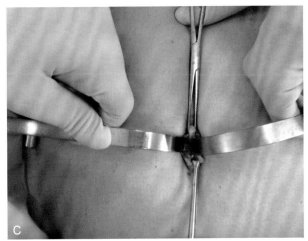

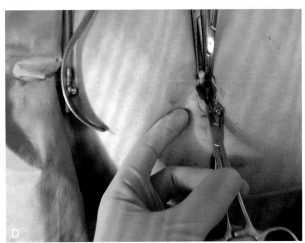

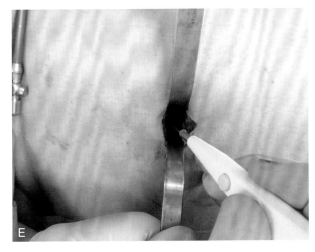

图 114-14　单孔腹腔镜全子宫切除术的切口和端口插入。在 3 点和 9 点的方向牵拉脐，用手术刀经脐切开皮肤 1.5~2 cm（A）。用 Allis 钳牵拉脐根部使脐翻转（B）。切开筋膜。用 S 形拉钩显露筋膜（C），并用 Mayo 剪延长切口。用止血钳提起腹膜（D），剪刀进入腹腔。将 S 形拉钩置于腹腔，提起腹壁远离肠管。用 Bovie 刀将筋膜和腹膜切口延长至 2 cm（E）

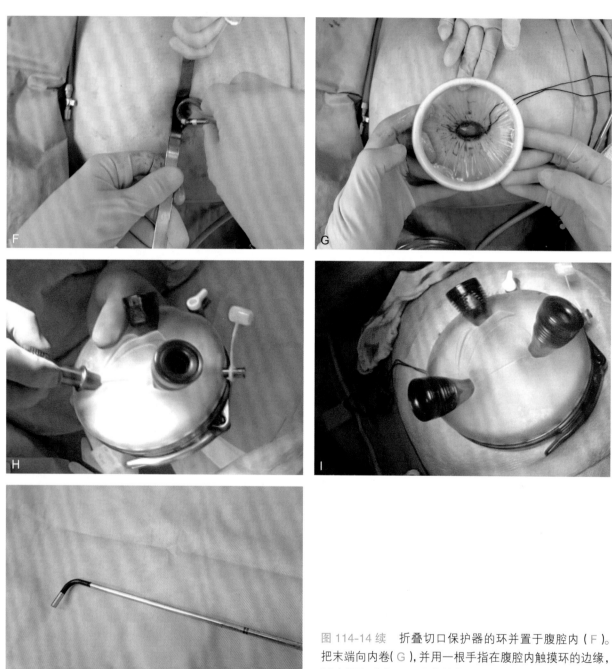

图 114-14 续　折叠切口保护器的环并置于腹腔内（F）。把末端向内卷（G），并用一根手指在腹腔内触摸环的边缘，以确保腹腔内环下没有结构。通过凝胶盖帽插入套管针（H），并将盖帽固定在环上（I）。Endoeye Flex 5 mm 可弯曲腹腔镜（J）（Olympus USA, Waltham, Mass.）

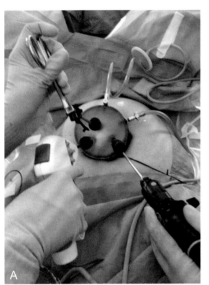

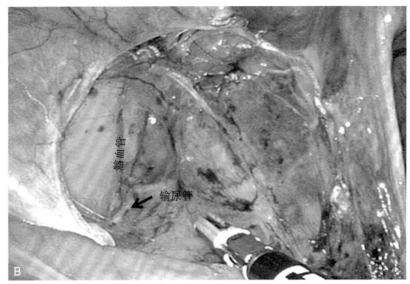

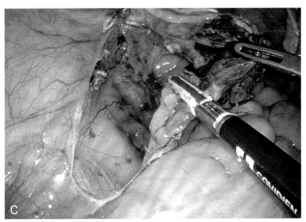

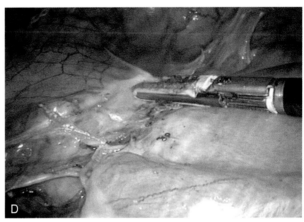

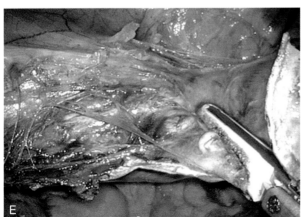

图 114-15 单孔腹腔镜下全子宫切除术的步骤。右利手术者位于患者左侧，手的位置如图所示，此图为站在患者头侧所拍（A）。术者左手持抓钳，其手柄沿着下方的套管移动。从左上套管置入血管缝合器，助手在右上套管置入柔性尖端腹腔镜。首先，烧灼并横切左侧圆韧带，切开阔韧带，显露髂血管和输尿管（箭头）（B）。横切阔韧带内侧叶，烧灼并横切左侧骨盆漏斗韧带（C）。用血管闭合器连续切开膀胱反折腹膜（D），并在子宫颈口上的举宫器穹窿杯处轻度分离。左子宫动脉被烧灼并横切（E）

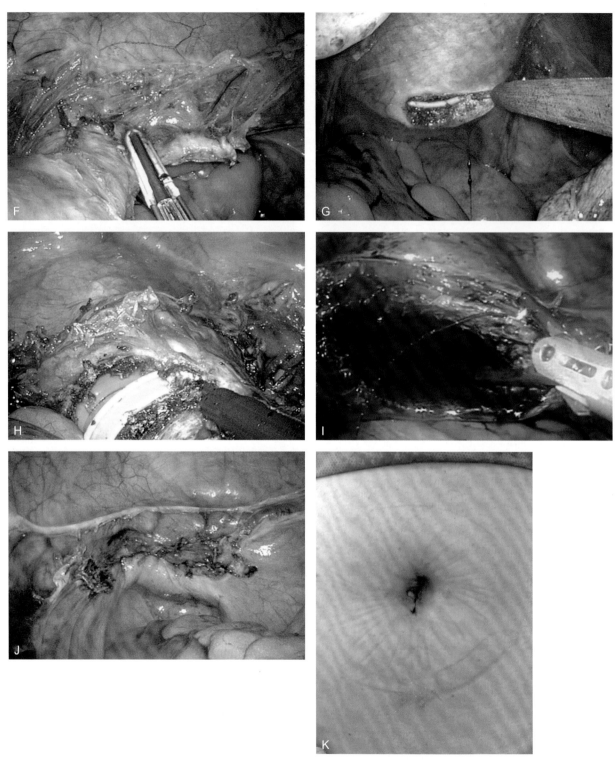

图 114-15 续　沿着主韧带连续切开（F，右侧），直至血管束位于子宫颈穹窿杯的外侧。一旦两个血管缝合端都位于子宫颈穹窿杯的外侧，如果需要，可以进一步分离膀胱，并行阴道切开术。从阴道后方用单极钩切开（G）并在前方完成（H）。使用 Endo Stitch 装置（Ethicon Endosurgery）上的带倒刺缝线缝合阴道断端（I）。经阴道切除子宫，经阴道或腹腔镜下缝合阴道残端。在阴道断端闭合的情况下冲洗盆腔并检查出血情况（J）。用 1-0 可吸收缝线间断 8 字缝合筋膜，用 4-0 可吸收缝线缝合皮肤（K）。对于脐部较深的患者，分别进行两次缝合较为容易，一次从脐根部缝合至表面，然后从脐根部至切口下

（王靖元　译　王志启　王建六　校）

第115章

腹腔镜下附件手术

Tommaso Falcone, Mark D. Walters

一、卵巢囊肿切除术

卵巢囊肿切除是术前评估为良性的卵巢囊肿保守手术的治疗方式。单纯囊液抽吸具有较高的复发率，并且囊液细胞学结果不可靠。经阴道超声被用于评估卵巢囊肿。超声检查对病理诊断提示为高危的信息，如囊实性肿块或腹水，是腹腔镜手术的禁忌证，除非考虑为皮样囊肿或子宫内膜异位症。术前 CA125 水平评估对绝经后妇女囊肿性质有帮助，但对于绝经前妇女无效。Doppler 血流评估也是这样。MRI 无助于良、恶性肿块的鉴别。

应尝试在不破裂的情况下切除囊肿。研究发现，腹腔镜与开腹手术囊肿破裂率相同。皮样囊肿破裂后，如充分冲洗，并不增加任何短期并发症的发生率。I 期卵巢癌术中破裂似乎并不影响患者预后。

如果发现癌症，患者应同意进行开腹手术。小腿穿充气压力袜。如果可疑胃扩张，需留置胃管。麻醉下对患者进行查体，并留置 Foley 尿管。

进行卵巢囊肿切除，采用标准的三孔腹腔镜技术。参照第 113 章进行全面的腹腔评估。应取腹水进行细胞学检查。如果没有赘生物或恶性肿瘤的腹膜表现，术者可以进行卵巢囊肿切除术。

电凝卵巢皮质，并行切口（图 115-1）。用 Allis 钳抓持皮质边缘，分离囊肿。可以使用吸引器从卵巢皮质钝性分离囊肿（图 115-2）。将囊肿从卵巢剥离（图 115-3），并放置到膀胱子宫陷凹（图 115-4）。任何的血管出血都可以用双极电凝来止血。当准备从腹腔取出囊肿时，将其放入标本袋中（图 115-5）。然后将标本袋提至皮肤切口，将囊肿在其内减压（图 115-6）。然后将囊肿剪碎后取出标本袋。卵巢皮质通常不需要缝合，但是存在较深缺损时可以简单缝合。

二、输卵管卵巢切除术

输卵管卵巢切除术是围绝经期和绝经后妇女卵巢囊肿的首选治疗方法，因为该术式可以从最大程度上降低囊肿破裂的概率。输卵管卵巢切除术的术前和术中准备与卵巢囊肿切除术相同。建议采取腹膜后入路。

输卵管卵巢切除术的技术如下。在卵巢血管旁剪开腹膜，显露腹膜后间隙（图 115-7）。钝性分离，辨认贴附于阔韧带内侧叶的输尿管（图 115-8）。在输尿管上方的阔韧带上开窗。电凝和切断卵巢血管（图 115-9）。在进行任何的电凝之前常需辨认输尿管（图 115-10）。电凝并切断子宫卵巢韧带（图 115-11）。将标本放入标本袋内。切除后可以清晰地看到腹膜后间隙的解剖结构（图 115-12）。

三、异位妊娠

前瞻性随机临床试验表明，腹腔镜在治疗异位妊娠方面优于开腹手术。输卵管破裂会使挽救输卵管的手术变得更加困难；然而，没有术前可以预测输卵管破裂的指标，因此，术者应做好适当的准备。

使用稀释的血管升压素溶液有助于止血并减少对电凝的需求；但是，它不能用于高血压患者。壶腹部异位妊娠，可以进行输卵管造口术。不需要缝合输卵管。单纯的输卵管峡部妊娠，通常进行部分输卵管切除和吻合术。如果输卵管受损难以修复，或患者既往同侧输卵管手术史或异位妊娠病史，或不需要保留生育能力，可以进行全部或部分输卵管切除。

输卵管切除的技术如下：使用标准的三孔腹腔镜技术。如果腹腔内有大量积血，应采用大的穿刺孔（10 mm），以便插入 10 mm 吸管进行抽吸。

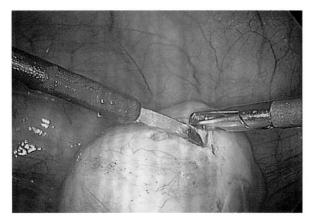

图 115-1　卵巢皮质电凝后切开

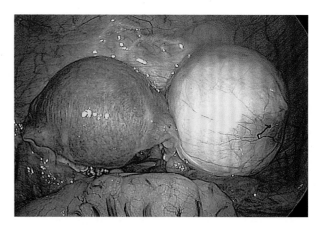

图 115-4　将囊肿放在膀胱子宫陷凹，以便检查卵巢是否有出血

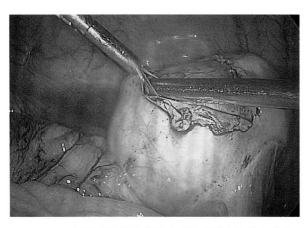

图 115-2　使用吸引器在卵巢皮质和囊肿之间进行分离

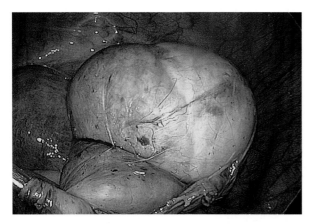

图 115-5　取出前，将囊肿放入标本袋中

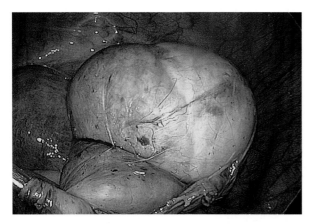

图 115-3　用牵拉 - 反牵引技术从卵巢剥离囊肿

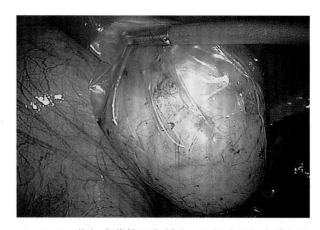

图 115-6　将标本袋提至穿刺孔。大部分的标本袋仍在腹腔内。在袋内剪破囊肿，抽吸内容物，取出固体成分

　　如果异位妊娠未破裂，则将稀释的血管升压素溶液（将 10 U 稀释到 100 ml 生理盐水中）注射到包块（也就是要切开部位）下方输卵管系膜的浆膜下（图 115-13）。电凝系膜对侧的浆膜。用剪刀切开输卵管壁（图 115-14）。应用水分离有利于去除妊娠产物（图 115-15）。冲洗妊娠部位并观察出血。用双极电凝止血。标本通过 10 mm 端口（通常为脐）取出，用 5 mm 腹腔镜从下腹端口进行观察。

　　对于输卵管切除术，使用标准的三端口腹腔镜技术。进行粘连松解，游离输卵管。电凝后切断输卵管近端（图 115-16 和图 115-17）。贴近输卵管逐渐电凝并切断输卵管系膜，以避免损伤卵巢的血液供应（图 115-18A 和 B）。标本从 10 mm 端口中取出。

　　应每周测定血清人绒毛膜促性腺激素（hGC）水平，直至水平低于实验室阈值。Rh 阴性患者应接受抗 Rh 免疫球蛋白。

四、输卵管结扎

　　输卵管结扎可以使用电凝或 Silastic、Hulka 和 Filshie 夹。在进行结扎之前，可以通过输卵管伞端进行辨认。

　　输卵管电凝技术。输卵管在距子宫连接 2 cm 处以 40 W 电切功率电凝输卵管。2~3 个电凝区域被电凝（图 115-19）。

　　输卵管套扎技术。在距子宫 2 cm 处钳夹输卵管，将输卵管拉入套内，用带子套住输卵管袢（图 115-20）。因输卵管被夹持，需要向前推送，否则输卵管会被横断。在手术结束时，需要检查输卵管袢，以确保两输卵管腔远离结扎的带子。

　　输卵管夹闭技术。用安装好钛夹的钛夹钳钳夹距子宫 2 cm 处的输卵管（图 115-21），一旦确认整个输卵管被夹持，用力钳夹以释放钛夹。每个输卵管一个钛夹就足够了。

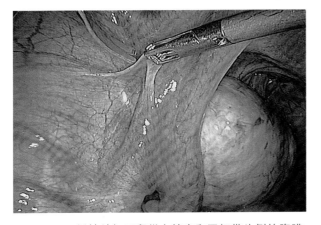

图 115-7　抓持并切开卵巢血管旁和圆韧带头侧的腹膜

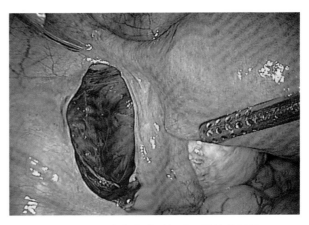

图 115-8　分离腹膜后间隙，辨认输尿管

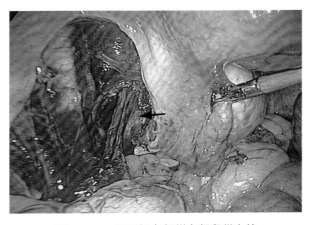

图 115-9　用双极电凝钳电凝卵巢血管

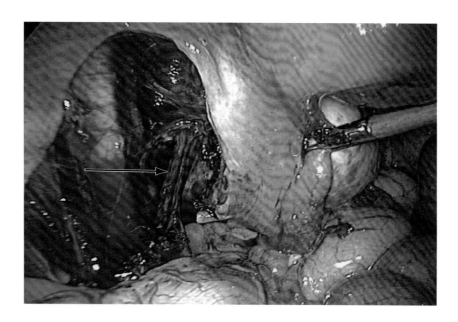

图 115-10 手术过程中经常可以见到输尿管（箭头）

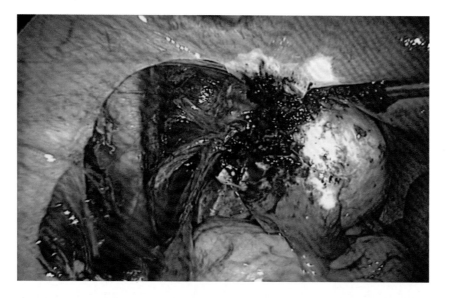

图 115-11 子宫卵巢韧带被电凝

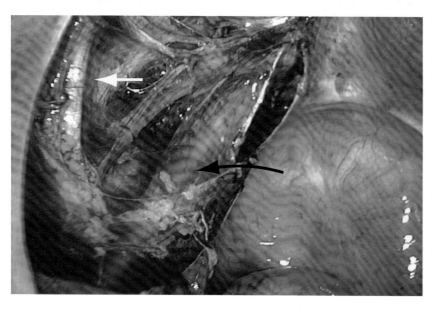

图 115-12 输尿管清晰可见（黑色箭头）。可见髂内动脉发出脐动脉（白色箭头）和子宫动脉。子宫动脉在穿过输尿管之前与输尿管平行

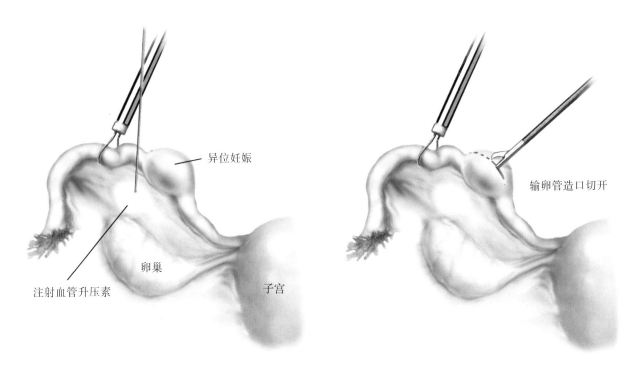

图 115-13 将稀释的血管升压素溶液注入输卵管系膜

图 115-14 用剪刀切开

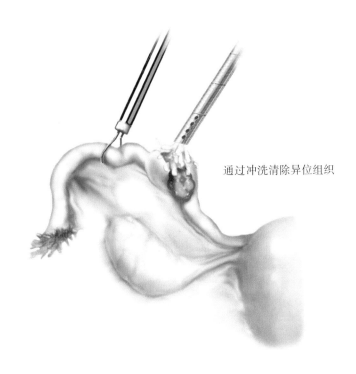

图 115-15 将冲洗器插入异位妊娠部位，通过水分离，妊娠组织从切口取出

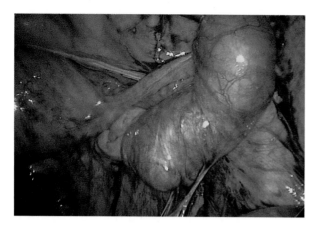

图 115-16　因异位妊娠扩张的输卵管

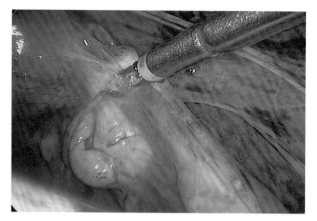

图 115-17　电凝输卵管近端

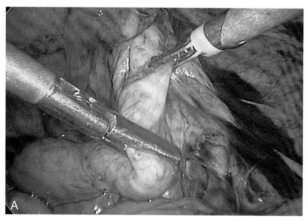

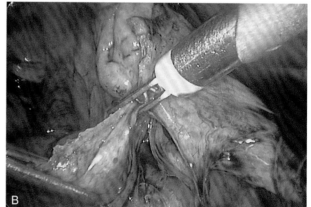

图 115-18　A 和 B. 逐渐电凝并切断输卵管系膜

五、输卵管成形术

　　根据美国生育协会分类，患有中到重度输卵管疾病的患者常选择体外受精，而不是手术治疗。适合进行输卵管手术的不孕症患者应在输卵管造影时或术中进行评估。应满足以下标准。

- 轻度扩张，管壁薄的输卵管积水。
- 很轻的输卵管周围粘连。
- 黏膜皱襞正常保留。

　　当存在伞端闭锁，即输卵管远端收缩，可采取输卵管伞端成形术。可以从输卵管远端腔中挤压出一丛伞端。如果输卵管远端完全堵塞，应进行输卵管伞端切开。

　　应使用不带能量的剪刀。应使用双极及微双极电凝钳。

　　输卵管伞端切开技术如下：首先分解粘连。用牵引和反向牵拉方法分出组织界线（图 115-22）。输卵管通液可以扩张远端输卵管。远端注射稀释的血管升压素溶液。这可以减少电凝的使用。用剪刀打开输卵管（图 115-23）。进行十字形切开。用4-0 或 5-0 可吸收缝线使边缘外翻。缝线由内向外穿过黏膜，然后再穿过远端浆膜（图 115-24）。体内打结。通常 2~3 针就足够了。

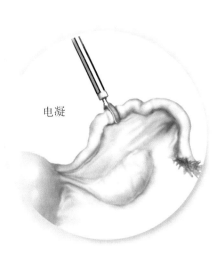

电凝

图 115-19 用双极电凝钳钳夹输卵管，连续电凝 2~3 段

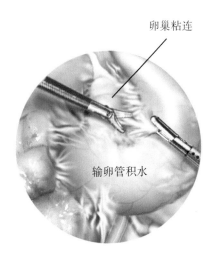

卵巢粘连

输卵管积水

图 115-22 利用牵引和反牵力原理，用精细剪刀分离粘连

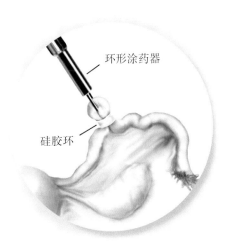

环形涂药器

硅胶环

图 115-20 套扎一段输卵管

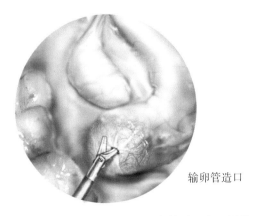

输卵管造口

图 115-23 用液体扩张输卵管，注射血管升压素，用剪刀做十字切口

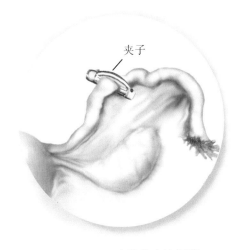

夹子

图 115-21 夹持整个输卵管

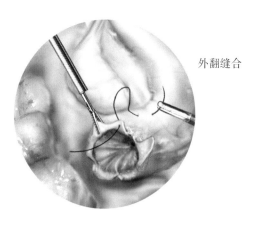

外翻缝合

图 115-24 从腔内向外缝合并穿过浆膜；然后将针穿过几毫米以外的输卵管浆膜

（王志启 译 王建六 校）

第 116 章

腹腔镜手术治疗压力性尿失禁（Burch 阴道悬吊术）

Mark D. Walters

腹腔镜 Burch 阴道悬吊术是压力性尿失禁的一种手术治疗方式。当术者或患者不希望用移植物或吊带进行治疗时，这种方法尤其有效。尽管还没有长期随访的研究，但在大多数研究中，阴道无张力尿道中段悬吊带术（TVT）与开放 Burch 阴道悬吊术的治愈率相似。许多关于腹腔镜 Burch 阴道悬吊术的文献的综述已经发表。

腹腔镜 Burch 阴道悬吊术可以通过腹膜外或腹膜内途径来完成。经腹腔内途径进行的 Burch 阴道悬吊术首先通过 5 mm 的脐内套管插入腹腔镜，然后进行腹腔内充气。检查腹腔，观察腹部下血管、腹盆腔器官和任何的腹盆腔病变。直视下置入两个辅助性套管针（5 mm 和 5/12 mm），两侧下腹各 1 个。

膀胱注入 200~300 ml 灭菌用水或生理盐水。可使用探针向上按压膀胱底部，可以很容易地定位膀胱上边界（图 116-1）。在膀胱反折上 2 cm 脐正中韧带间，使用电刀或超声刀锐性切开横切口（图 116-2）。朝向耻骨联合后侧 / 浅层钝锐性分离，以降低膀胱损伤的风险。辨认切口的结缔组织，证实正确的分离界线（图 116-3）。然后在两侧下钝性分离，显露耻骨联合、Cooper 韧带、闭孔内肌、盆筋膜腱弓和膀胱颈（图 116-4）。应避免在尿道中线切开。

显露 Retzius 间隙以后，术者将两根手指放入阴道中，并通过轻轻牵拉留置的 Foley 尿管辨认膀胱尿道交界部。使用阴道内的手指在膀胱颈旁抬举阴道壁，在尿道中段和膀胱颈水平缝合阴道壁，但不穿透阴道上皮（图 116-5）。用 0 号不可吸收缝线"8"字缝合，包括阴道前壁全部厚度。然后将针穿过同侧 Cooper 韧带（图 116-6）。如果双侧进行缝合，

缝合 Cooper 韧带 2 针，随后在韧带上打结。打结之前，我们在阴道壁和闭孔筋膜间放置明胶海绵，以促进纤维化。在抬举阴道壁的同时，用 6 个体外方结扎紧。用两个祖母半结和一个平方结来保证缝合（图 116-7）。

缝合后即打结，以免缝线缠绕。首先进行尿道中段的缝合，尽管这是一个习惯问题。从对侧下腹部穿刺孔容易缝合。尽管可以从任何一侧进行缝合，图 116-8 显示从右侧下腹穿刺孔进行左侧膀胱颈的缝合。然后将缝线的末端均缝入 Cooper 韧带（图 116-9）并扎紧。每侧均缝合 2 针来完成手术（图 116-10）。膀胱颈抬高的适当水平根据术者阴道内的手来进行估计。目标是将阴道壁抬高至双侧盆筋膜腱弓水平，所以膀胱颈可以由阴道壁支持和固定。在系缝线时，术者不应再使阴道壁靠近 Cooper 韧带或对阴道壁施加过大的张力。缝合桥一般为 1.5~2 cm。

如果患者阴道前壁脱垂更明显，应以阴道旁修补术结合 Burch 阴道悬吊术。完成后，笔者在膀胱两侧钝性分离阴道旁间隙。分离应该暴露两侧的膀胱下缘和尿道、阴道前壁和盆腔内筋膜、闭孔内肌和筋膜、盆筋膜腱弓（图 116-11）。盆筋膜腱弓是从耻骨到坐骨棘的闭孔筋膜的聚集。坐骨棘应尽可能地可触及或可见。应注意辨别闭孔和神经血管束，以避免损伤闭孔血管和闭孔神经。从阴道顶端开始，使用 2-0 不可吸收、36 英寸或 48 英寸长、具备 CT-2 或 SH 针的缝线来进行阴道全厚度的缝合，但要除外阴道黏膜上皮，然后缝入在闭孔窝下方 3~4 cm 的盆筋膜腱弓。将缝线在体外打结。另外

2~4 针缝线用来将阴道壁与盆筋膜腱弓或闭孔内肌筋膜缝合，缝合间距为 1 cm，直至缺损被关闭（图 116-12）。在相反方向进行相同的缝合过程。如果该手术过程与 Burch 阴道悬吊术同时进行，则应先进行阴道旁缺损修补，因为如果将 Bruch 缝线系紧，将不易显露阴道旁缺损。我们先在坐骨棘水平缝合，然后向耻骨方向进行缝合。

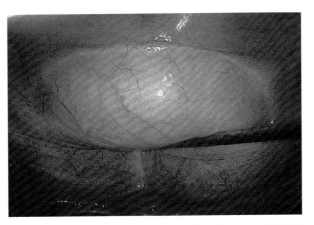

图 116-1 Burch 阴道悬吊术之前充盈膀胱。压迫膀胱底部以定位膀胱上界

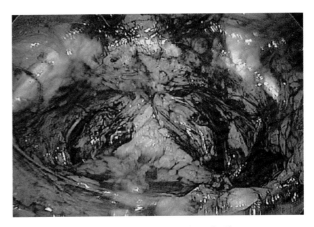

图 116-4 显露 Retzius 间隙

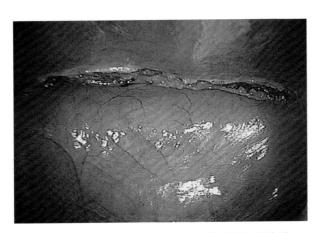

图 116-2 在膀胱反折上方 2 cm 处锐性切开腹膜

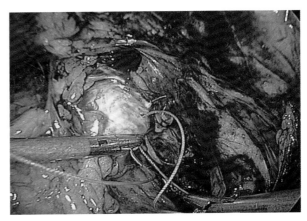

图 116-5 在尿道中段和膀胱颈水平或接近该水平，使用腹腔镜缝合技术缝合右侧阴道壁和盆腔内筋膜

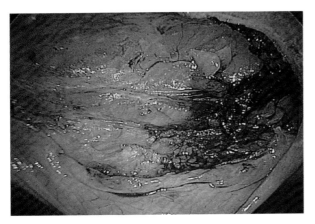

图 116-3 辨认切口的结缔组织，证实正确的分离界线

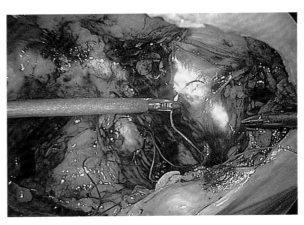

图 116-6 针穿过同侧的 Cooper 韧带

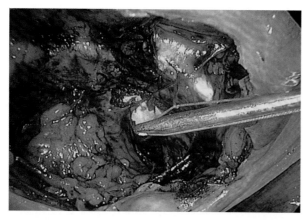

图 116-7　使用体外打结技术将右侧 Burch 阴道悬吊缝线打结

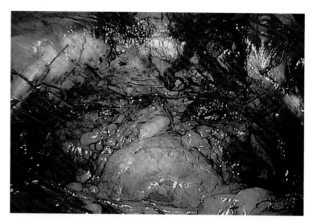

图 116-10　显示完成的 Burch 阴道悬吊术，在近端尿道和膀胱颈的每一侧均有 2 条缝线

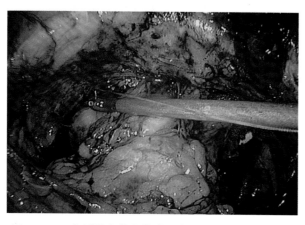

图 116-8　在尿道中段和膀胱颈水平缝合左侧尿道周围

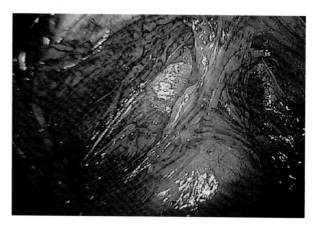

图 116-11　左侧阴道旁缺损的盆筋膜腱弓图像

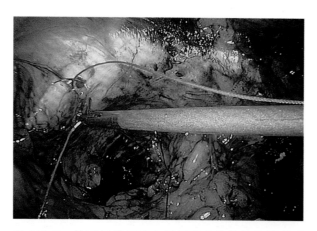

图 116-9　从对侧端口将左侧尿道旁缝线的末端穿过 Cooper 韧带

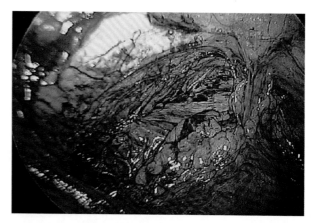

图 116-12　在 Burch 阴道悬吊术之前，用 3 针缝合来完成左侧阴道旁缺损的修补

（王志启　译　王建六　校）

第 117 章

腹腔镜手术治疗盆腔脏器脱垂

Mark D. Walters, Audra J. Hill

一、腹腔镜骶骨阴道固定术

除脐部端口外，还应将 10/12 mm 套管针放置于双侧下腹，以进行缝合。将 1 个或 2 个 5 mm 套管针放置在脐水平腹直肌外侧，用于牵拉。应在盆腔呈三角形，以利于腹腔镜缝合。显露盆腔深部，注意盆腔结构（图 117-1）。将充填装置放入阴道内以抬举阴道顶端（图 117-2）。首先，牵拉乙状结肠至左侧，检查骶岬上方的腹膜，可以见到主动脉分叉、髂动脉和髂静脉、右侧输尿管等关键结构。仔细地纵向切开骶岬表面腹膜，钝性分离以显露骶岬（图 117-3）。术者应辨认骶中动脉和骶中静脉，并尽可能在骶骨前切开显露 3~4 cm。向右侧直肠旁间隙打开腹膜，但应特别注意避开输尿管。从阴道顶端游离腹膜，观察阴道壁和盆腔内筋膜。按需要向前分离，注意不要损伤膀胱（图 117-4）。在阴道直肠间隙尽可能深地从阴道后壁分离腹膜。有时，在直肠和阴道内可以放置一个润滑的充填装置以帮助显示直肠阴道隔膜（图 117-5）。将一条聚丙烯网片由 10/12 mm 端口置入。用 3~4 对不可吸收缝线将网片固定于阴道顶端和阴道后壁（网片应尽可能紧贴会阴体）（图 117-6）。另一小条网片用 2-0 延迟吸收缝线固定在阴道前壁远端 2/3 处。然后可以在阴道顶端将前、后网片连接在一起，形成 Y 形或 T 形网片。另一种可选择的技术是在体外做好 Y 形网片，然后放入腹腔进行缝合。应注意避免网片折叠缠绕及缝线缠绕。图 117-7 显示完成了阴道网片缝合。如果需要的话，可以将 mesh 网片覆盖阴道周围的陷凹（图 117-8）。之后要注意将网片缝合到骶骨上。向骶岬方向抬高阴道。抬高阴道时应提供足够的顶端支撑，而不会对阴道施加明显的张力为宜。使用体外打结方法，以不可吸收缝线将网片缝合到骶岬 2~3 针（图 117-9）。也可以用钛钉将网片固定到骶骨的前纵韧带上。间断或连续缝合网片表面的腹膜（图 117-10）。

二、腹腔镜子宫骶韧带折叠短缩术

有时子宫轻度脱垂或子宫直肠陷凹很深，术者和患者不希望切除子宫。这可能发生在正在进行 Burch 手术的压力性尿失禁患者身上。建议在所有 Burch 手术过程中预防性地进行子宫骶韧带折叠，但尚未确定该手术预防未来肠疝或子宫脱垂的功效。在行腹腔镜或机器人全子宫切除术或子宫次全切除术时，可以采用同样的方法来支撑阴道口或子宫颈。

对于要进行的子宫骶韧带折叠短缩术，需要认清子宫颈后壁、子宫直肠陷凹和子宫骶韧带。向头侧或腹侧牵拉子宫，可以使子宫骶韧带处于伸展状态，以便于识别。子宫骶韧带双侧向骶骨方向延伸。手术过程中，双侧输尿管都应清晰可见并避开。一般使用不可吸收缝线或延迟可吸收缝线。第 1 针缝合接近子宫骶韧带并进入子宫颈处，体外打结折叠这些部位。这使得剩余的子宫骶韧带在更大的张力下更易辨认。根据需要再缝合 1~3 针缝线并将子宫骶韧带系在一起（图 117-11）。距骶骨 2~4 cm 缝合子宫骶韧带近端。应注意避开几厘米外的输尿管。在子宫骶韧带近子宫颈处缝合并牵拉，直至完成第 2 针缝合。完成第 2 针缝合后，将所有缝线进行体外打结以缩短韧带。此时子宫可以被抬起，以利于打结。

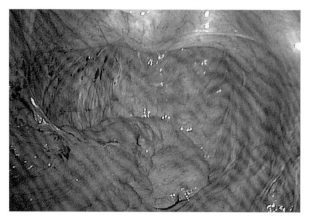

图 117-1　可以见到阴道脱垂患者盆腔深部和中部的肠疝

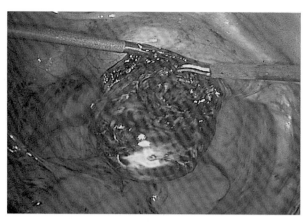

图 117-4　从阴道顶端游离腹膜，应注意避免损伤膀胱

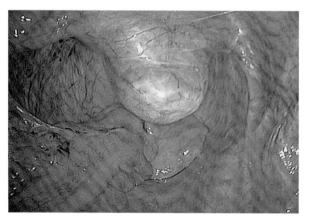

图 117-2　将充填装置放入阴道以抬高阴道顶端

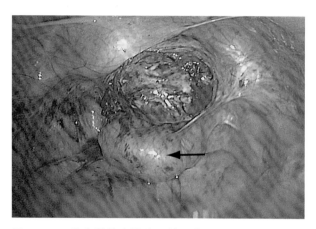

图 117-5　将润滑的充填装置放入直肠（箭头）和阴道，来显示这些结构

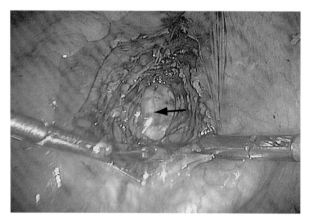

图 117-3　显露骶岬处的前纵韧带（箭头）

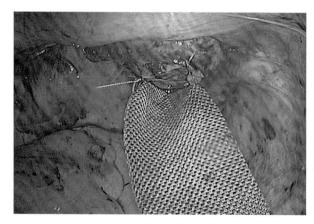

图 117-6　将骶岬处的网片缝到阴道后壁上

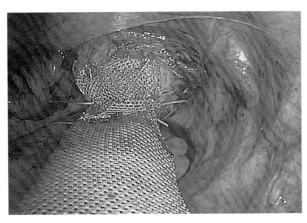

图 117-7　阴道补片已经完成，准备连接到骶岬

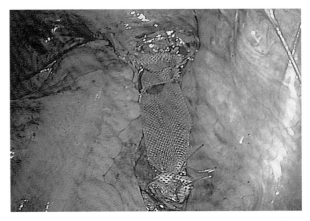

图 117-9　将网片缝合到骶岬，完成骶骨阴道固定术

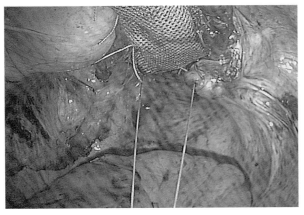

图 117-8　如果需要，用网片覆盖陷凹，子宫骶韧带折叠术完毕

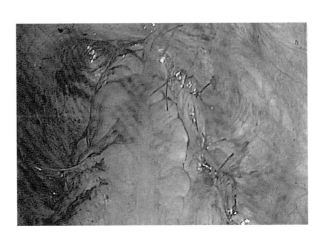

图 117-10　网片上的腹膜被关闭

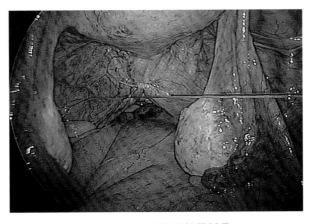

图 117-11　子宫骶韧带折叠

（王靖元　译　王志启　王建六　校）

第118章

妇科机器人手术

Javier F. Magrina

腹腔镜技术在妇科复杂手术中的应用使大量患者从中获益，与开腹手术相比，失血量减少，缩短住院时间，术后恢复快。然而，腹腔镜技术有其固有的缺陷，这使得大部分妇科医师在做一些复杂的、甚至是一些普通的手术时较少应用腹腔镜。二维成像、器械缺乏灵活性、运动不直观都限制了腹腔镜的广泛使用。

机器人技术旨在通过弥补腹腔镜技术的缺陷，尤其是提供三维成像、器械灵活性、直观的运动来改进腹腔镜技术，以及提高术者的腹腔镜技术。其他重要的改进包括：术者舒适度增加（术者可以坐在座位上完成手术，图118-1），减少震颤和减小动作的幅度，提高术者的精准度。由于机器人技术由腹腔镜技术发展而来，因此通常称之为"机器人辅助下腹腔镜技术"，而非机器人手术。笔者更倾向将全部由机器人完成的手术称之为"机器人手术"，而将由机器人和腹腔镜共同完成的手术称之为"混合型手术"。

一、腹腔镜和机器人技术的比较

现在有许多对比腹腔镜技术和机器人技术的研究，结果显示在机器人的辅助下，手术的精准性提高、体内打结速度加快、技术性错误减少、学习曲线缩短。机器人是腹腔镜技术的改进版。

二、达·芬奇手术机器人系统

2000年7月11日，美国食品药品管理局（FDA）批准了达·芬奇手术机器人系统应用于腹部和盆腔手术，在2005年FDA特别批准机器人系统应用于子宫切除术。最初的标准系统逐渐被达·芬奇-S外科手术辅助系统，以及如今的达·芬奇Si手术机器人系统所取代（图118-2）。

在标准系统上的改进包括：设备加长；手臂增加了屈曲和伸展、横向移动的功能且重量减轻，因此扩大了在术野的活动范围；还有高清晰度成像、远程图像、数字缩放、电力驱动机器人。新的器械包括链接式的血管封闭设备、冲洗吸引器、肠管手术吻合器。引进了一种带有教学操控台的新型教学方式。教学操控台与手术台相同，两者之间相互联系，从而使机器人仪器在术者和实习生之间来回转换。术者还控制着一个小箭头用来给实习生指示出需要分离、切开、防止组织损伤的位置，从而加强了手术学习。

三、在妇科的应用

达·芬奇手术机器人系统的初衷是用来在狭小区域进行精细操作。因此，在大标本上操作或需要较大操作空间的手术并不是该设备的最佳适应证。

从2004年3月16日开始，笔者在梅奥医学中心进行了2000多台达·芬奇手术来治疗良性和恶性疾病。不论是良性还是恶性疾病，在一些情况下，达·芬奇手术机器人系统都有优于腹腔镜之处。其中包括：晚期子宫内膜异位症、骶骨阴道固定术、阴道瘘、根治性子宫切除术、盆腔和主动脉淋巴结清扫术、膈肌和肝转移瘤切除术、节段性膀胱和输尿管切除术，直肠乙状结肠切除术，以及其他的在狭小空间里的精细操作，如骶前肿瘤、复发性盆壁病变。

在肥胖患者中，由于机器人器械缺乏触觉反馈，

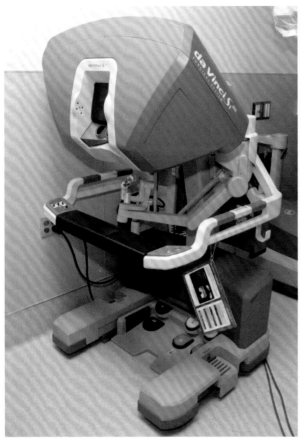

图 118-1　达·芬奇系统的术者控制台（© 2015 Intuitive Surgical, Inc. Reproduced with permission.）

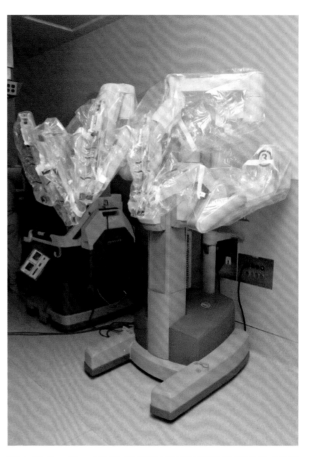

图 118-2　达·芬奇系统配有无菌塑料袋（© 2015 Intuitive Surgical, Inc. Reproduced with permission.）

术者通过厚的腹壁感受不到器械的附加阻力，使得术者的动作和精确度不受影响。笔者发现，机器人子宫切除术的操作时间并不会随着患者体质指数（BMI）的增加而延长。

　　在妇科肿瘤中，机器人根治性子宫切除术比腹腔镜手术的操作时间短，而其他围术期结局相似。在子宫内膜癌手术中，机器人手术的中转率为 3%，而腹腔镜手术的中转率为 9%，其他围术期结局相似。在早期卵巢癌中，机器人和腹腔镜手术的围术期结果相似。然而，在晚期卵巢癌中，更推荐使用机器人技术，尤其是切除肝和膈肌转移灶。

四、机器人全子宫切除术

　　机器人技术的引入致使开腹全子宫切除术迅速减少，这是腹腔镜手术尚未实现的，所以术者往往更青睐于机器人技术。对于一个大的子宫良性病变，从阴道切除时需要将子宫切开，笔者不建议使用机器人技术，推荐使用阴式子宫切除术。**不推荐使用**

子宫次全切除术，因为潜在的风险超过了短期收益。由于远期预后和术中损伤风险，不建议使用任何粉碎器来切除子宫或肌瘤组织。对于需要粉碎后切除的良性子宫疾病，推荐使用阴式全子宫切除术，只要前后径和横径都小于骨盆边缘的直径，这将确保子宫底能下降并进入骨盆，以完成阴道手术。

五、机器人的位置

　　机器人操作系统远离手术台放置，直到准备对接时才移近（图 118-3）。它可以放置在中央或左右两侧。患者取截石位，当将其放置于患者两腿中间、患者膝关节水平时，会妨碍经阴道操作，比如去除标本或举宫操作。当放置在患者的右侧或左侧的侧面位置（图 118-4 和图 118-5）时，就会弥补这个缺点，并且操作可以与放置在中央时一样容易。通常选择机器人侧面对接。笔者已经设计了一个侧面对接的平台（图 118-6），便于在每个盆腔手术的同一位置放置机器人。

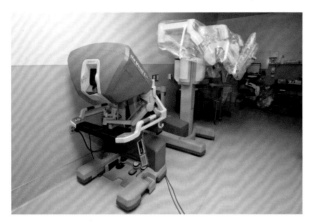

图 118-3　机器人系统远离手术台放置，直到套管置入准备对接时才移近。术者的控制台也远离手术台（© 2015 Intuitive Surgical, Inc. Reproduced with permission. ）

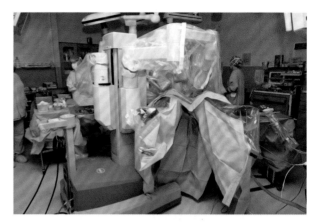

图 118-5　从侧面对接，给予阴道操作充足的空间（©2015 Intuitive Surgical, Inc. Reproduced with permission. ）

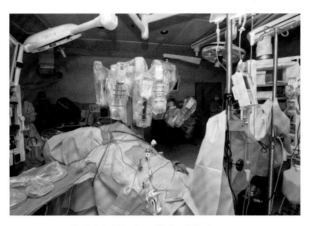

图 118-4　从右侧对接达·芬奇系统（© 2015 Intuitive Surgical, Inc. Reproduced with permission. ）

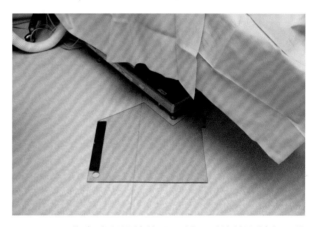

图 118-6　梅奥诊所设计的用于侧面对接的塑料台，使得所有手术的机器人都可放置在同一位置

六、套管针位置

为了避免严重的血管损伤，所有患者均采用经脐开放技术置入机器人腹腔镜。探查上腹部，将手术台的头端倾斜，直至将小肠和乙状结肠移出盆腔。

在所有的手术中，最少使用 4 个套管针，机器人手臂用 3 个（包括光学套管针），助手使用 1 个。每当术者需要辅助时，使用机器人的第 4 个套管（图 118-7）。在做盆腔手术时，笔者习惯于将两个机器人套管针放置在脐水平，在脐左右距脐 12 cm 处。在脐孔和左侧机器人套管针之间等距离地放置 10 mm 的辅助套管针，并向头侧上移 3 cm。第 4 个机器人手臂，无论何时使用，都与患者右侧的辅助套管针对称放置。然后将机器人机械臂连接到机器人套管针。手术结束后，不能移动手术台，注意防止患者从手术台上滑落（图 118-8）。

七、机器人手术器械

机器人机械臂对接后，通过机器人套管针引入机器人手术器械（图 118-9）。在可与达·芬奇手术系统一起使用的多种 EndoWrist 手术器械中，最常用于妇科手术的是双极 PK 解剖钳（图 118-10）、ProGrasp 钳（图 118-11）、单极电铲（图 118-12）、单极剪刀和大持针器（带有内置的缝合剪）（图 118-13）。单极电铲或剪刀（取决于外科医师的偏好）在右侧机械臂使用，左侧使用 PK 解剖钳。当需要缝合时，可以用大持针器代替电铲或剪刀。一旦插入第 4 根套管针，ProGrasp 钳子就被用作牵拉器械。机器人腹腔镜的直径为 12 mm（图 118-14），具有双光学系统，并多通过位于脐部的光学套管针进入腹腔。

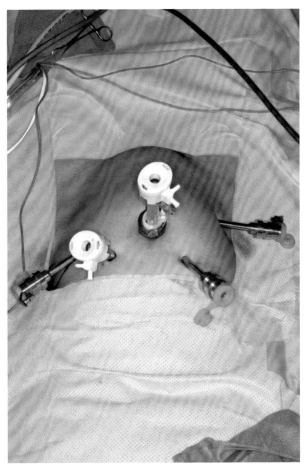

图 118-7　用于机器人盆腔手术的标准套管针放置。患者的头在图片的下方。 两个机器人套管针分别在脐水平、距脐左右 12 cm 处置入。在脐孔和左侧机器人套管针之间等距离地放置 10 mm 的辅助套管侧，并向头侧上移 3 cm。第 4 个机器人手臂，无论何时使用，都与患者右侧的辅助套管针对称放置（© 2015 Intuitive Surgical, Inc. Reproduced with permission.）

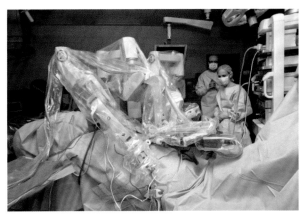

图 118-8　达·芬奇系统对接完成。机器人从右侧对接。一旦机器人机械臂与患者套管针对接，除非机器人机械臂与套管针分离，否则无法移动手术台（© 2015 Intuitive Surgical, Inc. Reproduced with permission.）

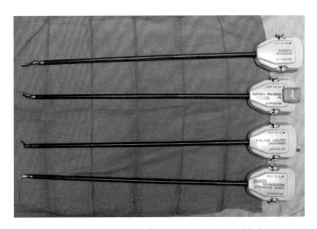

图 118-9　盆腔手术中常用的机器人器械（© 2015 Intuitive Surgical, Inc. Reproduced with permission.）

八、助手和器械护士的角色

该助手通过使用血管闭合器械、冲洗和吸引、牵引组织、标本取出、进出缝合线和针，以及纠正机器人器械或手臂的故障来提高手术的效率。

行膀胱分离和阴道切开术时，器械护士准备可重复使用的阴道探针（图 118-15）或宫颈杯（它类似于举宫器，但没有子宫的探针），以辅助膀胱分离和识别子宫颈阴道交界处。通过简单地将两侧大阴唇中间垫纱布垫，来维持阴道切开术中的气腹。用双齿钳取出子宫，同时保持大阴唇靠近中线。一旦取出标本，将一个充满水（60 ml）的塑料球囊置于阴道内，以维持手术状态下的气腹。

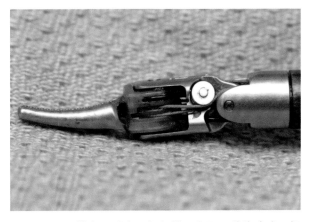

图 118-10　等离子动力双极抓钳。它是一种脉冲式双极抓钳和精密解剖器，也具有很好的抓取力

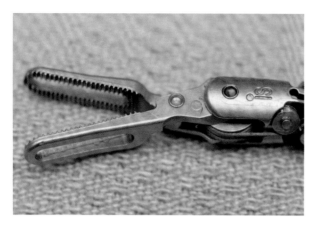

图 118-11　ProGrasp 钳。一旦需要，第 4 个机器人手臂上的 ProGrasp 钳子就被用作组织牵拉的器械（© 2015 Intuitive Surgical, Inc. Reproduced with permission.）

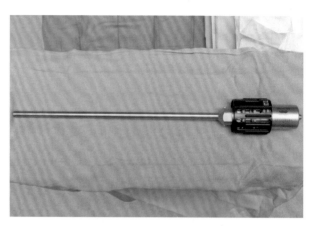

图 118-14　机器人腹腔镜。直径为 12 mm，包含 2 个可以向外科医师提供三维图像的光纤通道

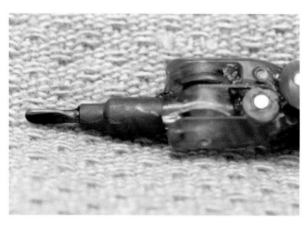

图 118-12　单极电铲。比单极剪刀更加精细的电凝器械

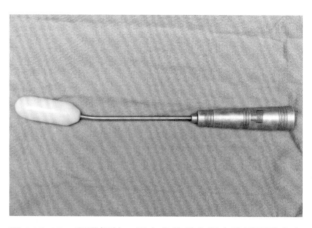

图 118-15　阴道探针。用来代替举宫器来识别阴道穹窿并协助膀胱切开

九、技术

推荐所有患者都采用相同的技术，除非盆腔检查结果有所不同。

骨盆漏斗韧带的切开

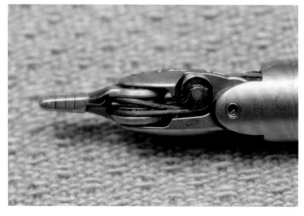

图 118-13　持针器。持针器尖端 5 mm，可用于术中测量

将子宫拉到患者的右侧，在侧方做一平行于骨盆漏斗韧带的腹膜切口（图 118-16）。显露骨盆漏斗韧带外侧的腹膜后空间，并确定输尿管（图 118-17）。在输尿管与骨盆漏斗韧带之间的腹膜上开窗（图 118-18），用血管闭合器械分离该韧带时防止输尿管损伤（图 118-19）。

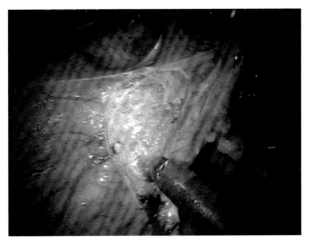

图 118-16　在侧方做一平行于左侧骨盆漏斗韧带的腹膜切口

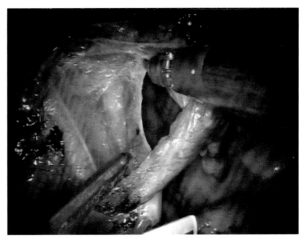

图 118-18　在输尿管与骨盆漏斗韧带之间的腹膜上开窗

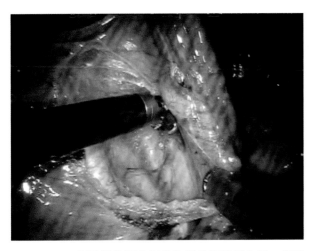

图 118-17　显露骨盆漏斗韧带外侧的腹膜后空间，并确定输尿管

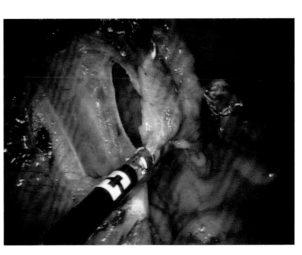

图 118-19　用血管闭合器械分离左侧骨盆漏斗韧带

十、盆腔腹膜与圆韧带的分离

切开髂外血管表面的腹膜到圆韧带的外侧（而不是内侧）。向子宫颈与子宫骶韧带连接处切开髂外血管下方的腹膜。一旦横向切开子宫圆韧带（图 118-20），将阔韧带的前腹膜向腹膜反折打开，打开阔韧带（图 118-21），沿子宫侧壁显露子宫血管。打开阔韧带并识别子宫血管，输尿管是从盆腔入口水平到与子宫动脉的交叉处，注意子宫颈和子宫血管的距离（图 118-22）。约90%的输尿管足以横向安全分离主韧带，而其余的10%位于子宫颈0.5 cm之内，并且有很高的受伤风险。

十一、子宫血管的分离

紧邻子宫侧壁的子宫血管被夹闭并分离（图118-22），但主韧带尚未分开。

在右侧重复相同的步骤，直到夹闭并切开右侧的子宫血管（图 118-23~图 118-28）。

十二、移开膀胱：分离膀胱阴道间隙

在阴道探针、子宫颈杯或举宫器的帮助下，从子宫颈前壁和阴道前壁分离膀胱，到达距离子宫颈阴道交界处1~2 cm处（图 118-29）。

确定子宫颈阴道交界处，并用电烙术标记，以反映主韧带的切除程度（图 118-30）。

十三、切开主韧带

一旦移开膀胱并且明确输尿管走行，子宫颈旁的左侧主韧带用血管闭合器械凝切 1~2 次（图 118-31），然后继续做右侧（图 118-32）。

十四、阴道切开

在先前确定的子宫颈阴道交界处（图 118-33）12 点的方向开始进行阴道前壁切开术，并向右侧和左侧的阴道穹窿延伸（图 118-34）。继续向左侧切开阴道穹窿（图 118-35）。从阴道前壁继续切开右侧阴道穹窿（图 118-36），继续切开后壁直至到达之前横切左侧阴道的位置（图 118-37）。

十五、切除子宫

术者经阴道置入双齿钳，并从阴道切除子宫（图 118-38），同时使大阴唇向中线靠拢，维持气腹。

十六、断端缝合

用延迟可吸收缝线（如 2-0 PDS）缝合阴道残端，包括任何角度的子宫骶韧带（图 118-39）。从阴道口 5 mm 处进针并保持 5 mm 的针距（图 118-40）。没有已被证明或是前瞻性随机试验证实的可以预防或减少断端裂开率的缝合方法。通常使用连续的非锁边缝合或用延迟可吸收缝线的间断"8"字形缝合。预防裂开的关键是：阴道前、后两层筋膜贴合（5 mm）完好（图 118-41）。

十七、结论

由于出血少、住院时间短、术后恢复快，机器人手术比腹腔镜手术更受青睐。

对于大多数手术，机器人手术提供与腹腔镜手术相似的围术期结局。然而，由于以上概括的几点，机器人手术更受青睐。毋庸置疑，机器人技术有助于腹腔镜手术，所以对于可用机器人系统的术者来说，首选机器人技术。但购买成本高、器械成本高（仅用 10 次）和年维护费高阻碍其广泛使用。

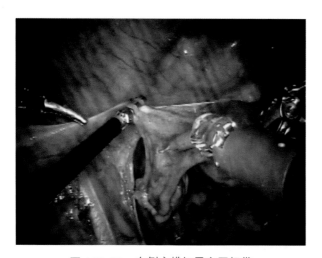

图 118-20　在侧方横切子宫圆韧带

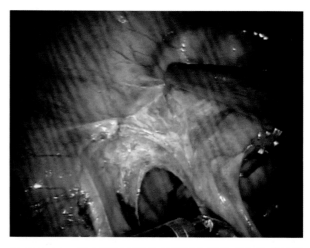

图 118-21　将左侧阔韧带的前腹膜向膀胱子宫腹膜反折打开，打开阔韧带

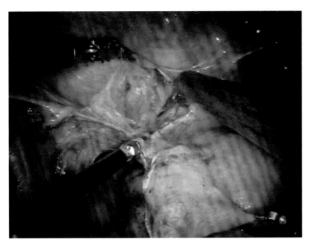

图 118-22　用血管钳钳夹并切开左侧子宫血管。远离子宫血管横切部位，在左侧盆腔壁可见左侧输尿管

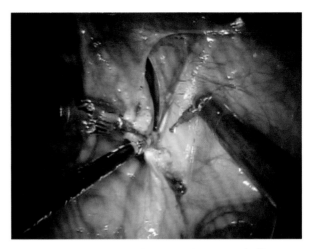

图 118-25　夹闭并切开右侧骨盆漏斗韧带

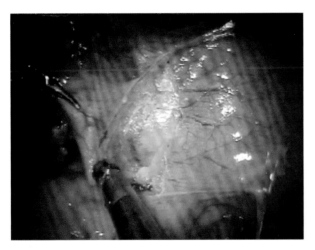

图 118-23　从侧方平行于右侧骨盆漏斗韧带方向切开腹膜

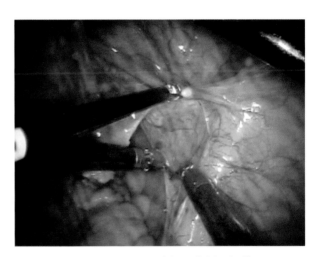

图 118-26　夹闭并切开右侧圆韧带

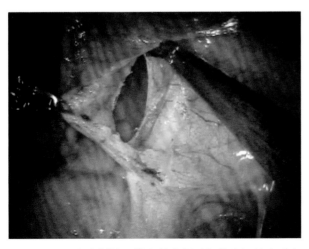

图 118-24　在右侧输尿管和骨盆漏斗韧带之间的腹膜上开窗

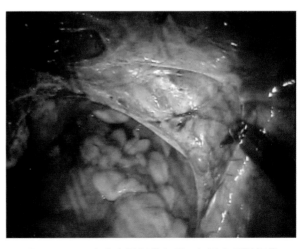

图 118-27　在分离圆韧带之后，打开右侧阔韧带

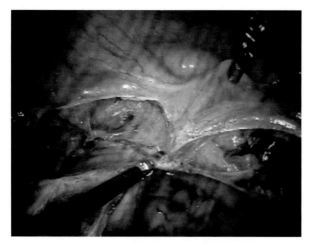

图 118-28　夹闭并切开右侧子宫血管

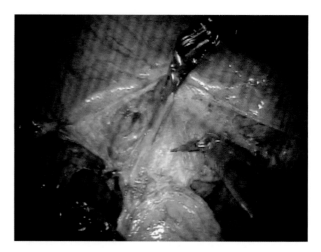

图 118-29　分离膀胱阴道间隙

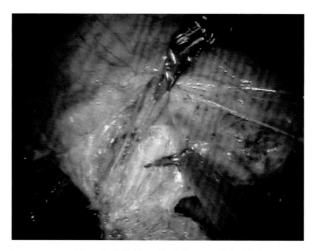

图 118-30　移开膀胱使其距离子宫颈阴道交界处 >1 cm，
如图单极电铲所示

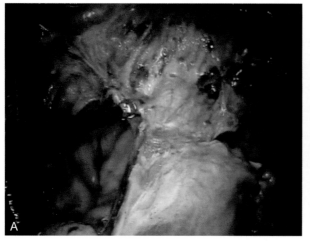

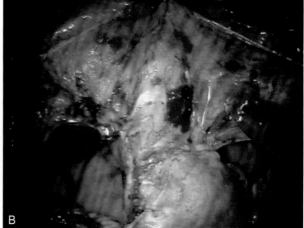

图 118-31　一旦膀胱移开适当距离，分 2 次用血管闭合器械夹闭并切断左主韧带

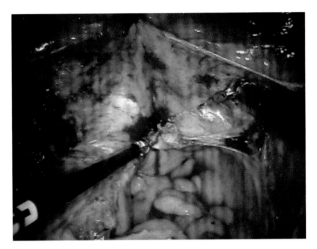

图 118-32　同样，用血管闭合器械夹闭并切断右侧主韧带 1~2 次

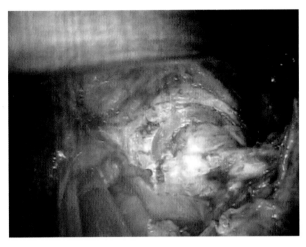

图 118-35　之后继续切开左侧阴道穹窿。注意子宫颈的边缘

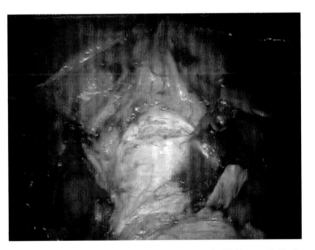

图 118-33　在先前确定的子宫颈阴道交界处 12 点的方向行阴道前壁切开术

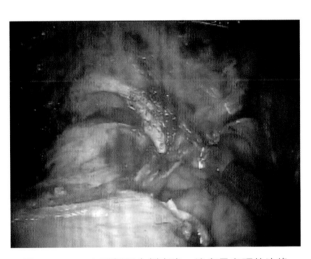

图 118-36　之后切开右侧穹窿，注意子宫颈的边缘

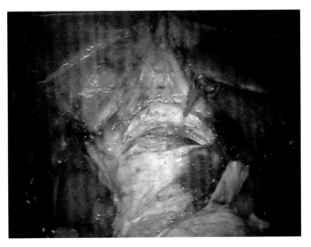

图 118-34　阴道前壁切开后向左右两侧阴道穹窿延伸。注意子宫颈的边缘

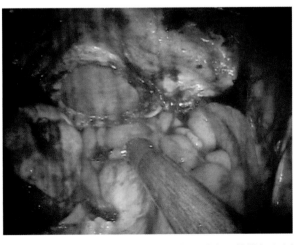

图 118-37　继续切开阴道后壁，直至到达之前横切左侧阴道的位置

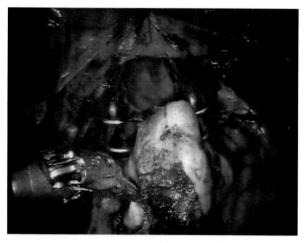

图 118-38　经阴道置入双齿钳，并从阴道切除子宫

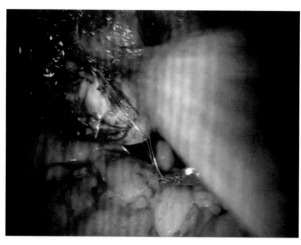

图 118-40　从阴道口 5 mm 处进针，并保持 5 mm 的针距

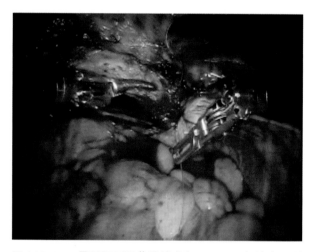

图 118-39　用延迟可吸收缝线（如 2-0 PDS）缝合阴道残端，包括任何角度的子宫骶韧带

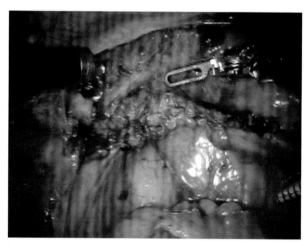

图 118-41　缝合阴道断端。预防裂开的关键是：阴道前、后两层筋膜贴合（5 mm）完好

（王靖元　译　王志启　王建六　校）

参考文献

1. Dakin GF, Gagner M: Comparison of laparoscopic skills performance between standard instruments and two surgical robotic systems. Surg Endosc 17: 574 – 579, 2003.

2. De Ugarte DA, Etzioni DA, Gracia C, Atkinson JB: Robotic surgery and resident training. Surg Endosc 17: 960 – 963, 2003.

3. Prasad SM, Prasad SM, Maniar HS, et al: Surgical robotics: Impact of motion scaling on task performance. J Am Coll Surg 199: 863 – 868, 2004.

4. Chang L, Satava RM, Pellegrini CA, Sinanan MN: Robotic surgery: Identifying the learning curve through objective measurement of skill. Surg Endosc 17: 1744 – 1748, 2003.

5. Moorthy K, Munz Y, Dosis A, et al: Dexterity enhancement with robotic surgery. Surg Endosc 18: 790 – 795, 2004.

6. Sarle R, Tewari A, Shrivastava A, et al: Surgical robotics and laparoscopic training drills. J Endourol 18: 63 – 66, 2004.

7. Yohannes P, Rotariu P, Pinto P, et al: Comparison of robotic versus laparoscopic skills: Is there a difference in the learning curve? Urology 60: 39 – 45, 2002.

8. Kho RM, Hilger WS, Hentz JG, et al: Robotic hysterectomy: Technique and initial outcomes. Am J Obstet Gynecol 197: 113.e1 – 4, 2007.

9. Magrina JF, Kho RM, Weaver AL, et al: Robotic radical hysterectomy: Comparison with laparoscopy and laparotomy. Gynecol Oncol 109: 86 – 91, 2008.

10. Magrina JF, Zanagnolo V, Giles D, et al: Robotic surgery for endometrial cancer: comparison of perioperative outcomes and recurrence with laparoscopy, vaginal/laparoscopy and laparotomy. Eur J Gynaecol Oncol 32: 476 – 480, 2011.

11. Magrina JF, Zanagnolo V, Noble BN, et al: Robotic approach for ovarian cancer: Perioperative and survival results and comparison with laparoscopy and laparotomy. Gynecol Oncol 121: 100 – 105, 2011.

12. Magrina JF, Kho R, Magtibay PM: Robotic radical hysterectomy: Technical aspects. Gynecol Oncol 113: 28 – 31, 2009.

第119章

与腹腔镜手术相关的常见并发症

Michael S. Baggish

腹腔镜手术有许多相关并发症。其中一些医源性损伤是腹腔镜手术本身所特有的（也就是与主要的手术目的无关）。例如，开腹全子宫切除与一些手术来源的风险相关，而腹腔镜子宫切除的风险与腹腔镜手术和子宫切除操作都有关。

一、血管和肠管损伤

两个最严重的腹腔镜手术并发症是大血管损伤和肠管损伤。前者导致大量腹腔内出血和低血容量休克。这种情况必须尽快给予适当处理；否则患者将会死去（图 119-1A~C）。第 2 例尸检照片说明了腹膜后大血管损伤的灾难性后果。在这个病例中，延迟的手术干预导致这个年轻女性的死亡（图 119-1D~H）。小的或大的肠管损伤不可避免地导致立即或延迟肠穿孔（图 119-2A 和 B）。图 119-2C 描述了不慎重的脐上套管针放置造成的复合伤。如图所示，套管针造成横结肠穿孔，再加上对肠系膜上动脉更为严重的伴随损伤。由于未能及时识别、治疗腹膜后大血管的损伤，导致患者因失血过多而死亡。在某些情况下，明显损伤肠系膜或直接血管供应的严重损害将会导致缺血，继发肠坏死（图 119-3A~D）。当肠内容物漏入腹腔，然后进入血液，则会发生感染和败血症。败血症症状显示为全身炎症反应综合征（systemic inflammatory response syndrome, SIRS）（表 119-1 和表 119-2）。由菌血症和细菌内毒素、外毒素引发的一系列事件，最终导致多器官衰竭。在这些病例中可能会并发坏死性筋膜炎。这种情况快速发展，标志为伤口极度疼痛伴蜂窝织炎样体征。影像学检查可能会显示腹壁内气体（图 119-3E 和 F）。最终导致败血症性休克（低血压性）和死亡。经常将这些并发症分为腹腔镜过程相关部分和手术过程相关部分（表 119-3）。电外科技术是腹腔镜手术主要的止血方法。该方法使用单极或双极电路。与前者相比，后者更为安全（见第 6 章对能量器械的讨论）。然而，两种电路都会对电接触目标点以外的组织热传导，从而对周围腹腔内结构造成损伤。图 119-4A~E 介绍了从轻微损伤到完全肠穿孔的过程。图 119-5A 和 B、图 119-6A 和 B 描述了结肠的热损伤，最终导致结肠 - 阴道瘘。

二、腹腔镜手术过程

为获得腹腔图像，腹腔镜必须通过一个合适的套管插入腹腔（图 119-7A~C）。套管的径线一般内径为 5~12 mm。切开前腹壁各层组织后，套管一般直接由切口放入（常为脐下缘）。当到达腹膜时，挑起腹膜，锐性或钝性穿过。这个技术被描述为开放式腹腔镜。另一个技术为通过气腹针穿刺腹腔后，注入惰性气体（如 CO_2）。当已经注入足够的气体，形成充分的气腹，特点为叩诊鼓音。套管随锐利的套管针穿刺进入腹腔。这实际上是一种盲穿技术。这些年，前述的各种技术都已被描述过，包括当穿刺套管进入腹部后，使术者可以直视腹壁各层进行穿刺的器械（图 119-8A 和 B）。

正如已经在前面章节叙述的那样，安全地进行套管针穿刺取决于两个规则。首先套管针必须在中线穿刺，不能偏在中线的左侧或右侧（图 119-9A 和 B）。其次，套管针的穿刺角度必须在 45°~60°（也就是朝向子宫的方向）（图 119-10）。以 90°或接近 90°置入脐下第 1 个套管针，将会使中线上的套管针向主动脉远端方向牵拉。轻微向左侧或右侧偏离会在主动脉分叉处对髂总血管造成损伤（图119-11）。对于特别肥胖的患者，套管针向尾端置入（也就是在主动脉分叉处下，直接插入左侧髂总静脉）。违反这些关键的规定将会最终导致患者和医师灾难性的后果，**尤其是套管针无意中进入腹腔深处**。具有极端体质指数（也就是非常瘦和非常胖）的个体，医源性损伤的风险非常高（表119-4和表119-5）。肥胖患者是危险性最高的，特别是既往有腹腔手术史，很可能有粘连时（表119-6）。这些患者的套管针进入可能非常困难（图119-12和图119-13）。

术者不应使用超长套管针装置（11英寸）（图119-14）；这些器械并非必需，因为标准长度（8英寸）足以进入腹腔（图119-15）。

如果标准长度的套管针不能进入腹腔，建议术者最好进行开腹手术。套管针穿刺时偏中线左侧或右侧，可能会损伤髂血管或腔静脉（图119-16）。套管针成90°垂直穿刺可能会损伤主动脉或左侧髂总静脉。任何第一套管针穿刺都有小肠穿孔的风险，偏离的穿刺可能会损伤大肠（图119-17A）。由于后续套管针穿刺在直视下完成，一般不会发生损伤（图119-17B）。

三、手术操作过程

与开腹手术相比，继发于切除的损伤更常发生于腹腔镜手术。视野，尤其是周围的视野，在腹腔镜操作过程中受限。尽管这个技术使腹腔镜更靠近术野，带来了结构的放大，但是缺乏广阔的、全景的、三维景象，深度估计和对周围结构观察的能力受限。最后，与开腹手术相比，腹腔镜手术缝合和打结更加困难、耗时更长；因此，能量设备（第6章）在腹腔镜手术中更常使用。高能双极电切和电凝器械，如PK钳（等离子动力钳）和LigaSure器械在止血过程中经常使用；它们确定会带来热损伤风险（图119-18A~D）。双极器械带来的损伤通过：①从接触点向周围的热量扩散；②直接钳夹和电凝错误的组织。单极电手术器械在高频泄漏、电容耦合、直接耦合和绝缘失效时特别危险。激光和超声刀也可能会产生目标外热损伤的风险（图119-18E，表119-7）。微创手术影响深远。术后恢复期的手术后临床路径是连续的临床改进过程。每一小

时和每一天都应表现为更少的症状和逐渐改善的体征。警惕有腹部手术史的患者，术者应比原先的计划更为保守。没有人可以准确地预测肠袢是否和脐下穿刺孔处的前腹壁相粘连。偏离路径应立即通知妇科医师，主动寻找与手术相关的并发症的证据（图119-19A和B）。早期诊断损伤可以减轻继发的损害。如果未能将可能的腹腔镜并发症放在鉴别诊断的首位，则会遇到最严重的继发事件（表119-8~表119-10）。

四、输尿管损伤

与腹腔镜相关的第3个并发症是输尿管损伤。为避免此类损伤的技术已在第38章讨论。尽管输尿管损伤有时继发于大血管或肠管损伤，但这些并发症很少由套管针引起。输尿管损伤一般不会威胁生命，除非损伤是双侧的并且被忽略。然而，未被发现的输尿管梗阻或撕裂可能会导致永久性的肾损害，从而导致随后的肾切除。

输尿管损伤与手术过程和止血中使用的各种器械相关（图119-20A）。另一个主要的原因是术者缺乏盆腔解剖的知识。如果没有这些准确的知识，术者在腹膜后间隙探查和分离输尿管时会非常困难。正如前几章所述，输尿管在3个部位容易受到损伤（图119-20B）：①输尿管跨越髂总血管处，邻近卵巢的血供；②子宫血管跨越输尿管处；③输尿管进入膀胱处，包括其膀胱壁内部分（图119-20C）。与输尿管损伤有关的辅助器械包括吻合器、激光、超声刀和高能双极设备（LigaSure、等离子动力钳）（图119-20D）。输尿管损伤较少出现在套扎、缝合和钝性分离。腹腔镜吻合器既宽又长，产生较多的输尿管损伤。该器械通常会阻断、闭合输尿管（图119-20E）。LigaSure设备可用于腹腔镜或开腹手术的止血。该设备非常大，能量很容易扩散到附近的结构，如输尿管。这种类型的热损伤容易产生较大的瘢痕和广泛的狭窄，或使输尿管完全闭合。对输尿管壁的损伤，还可能会造成尿液外渗（图119-20F）。

当输尿管或膀胱裂伤或被切开时，尿液会漏入腹腔（图119-20G）。部分尿液被腹膜吸收，可能会引起血液的生化紊乱。这种由液体积聚导致的腹胀可能会非常严重。应进行腹腔穿刺放出液体，标本也应送到检验室进行肌酐检测。腹水肌酐值的升高有助于尿性囊肿的诊断。

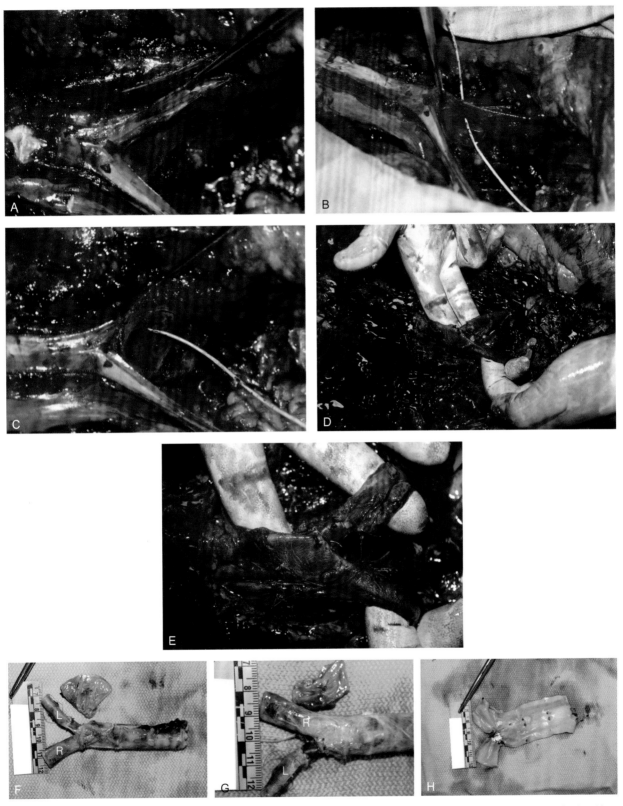

图 119-1 A. 一名年轻女子左侧髂总动脉受到套管针穿透损伤，并死于大量失血患者的尸体解剖。钳子下方的区域显示动脉后壁的撕裂伤。B. 探针由动脉后壁进入，从前壁穿出。可以见到左髂总静脉的血管夹。C. 探针指示左髂总静脉的裂伤，这是致命性损伤。D. 尸检显示 Gore-Tex 网片造成的左侧髂总动脉的损伤。E. 图 D 的放大观。F. 切除的主动脉和髂总动脉干，注意移植物插入主动脉分叉处和左髂动脉之间。G. 主动脉和髂血管的放大观。打开腔静脉的一段，可见两个穿刺口和缝线。H. 打开主动脉；后壁上的双孔是血管的穿刺口

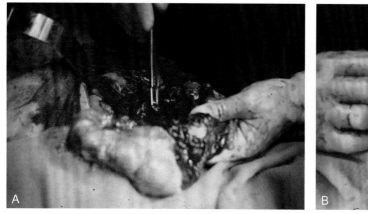
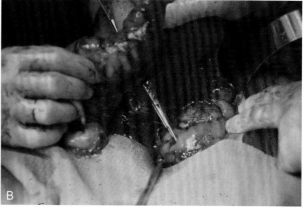
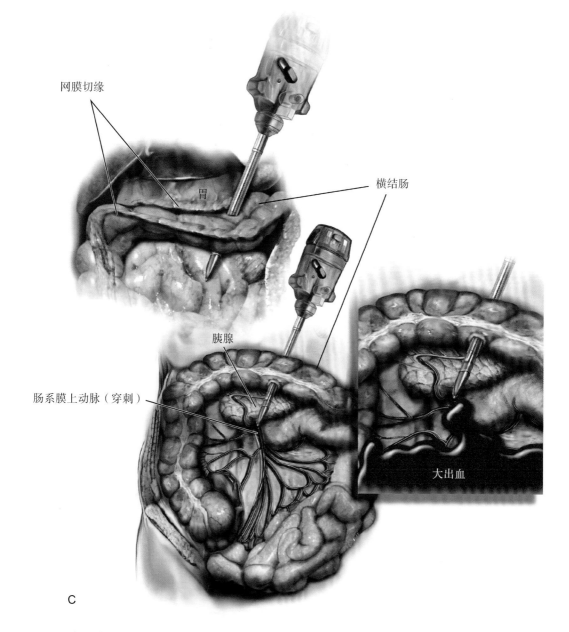

网膜切缘

胃

横结肠

胰腺

肠系膜上动脉（穿刺）

大出血

C

图 119-2　A. 镊子指示网膜的套管针伤口；B. 提起横结肠，剪刀指示套管针造成十二指肠穿孔的破裂口；C. 在机器人手术之前，第一穿刺孔位于脐上 4~5 cm。套管以 90° 插入。锋利的套管针穿透横结肠，继续延伸至肠系膜上动脉。由于没有发现动脉损伤，以及没有采取措施修复损伤，患者死于大出血

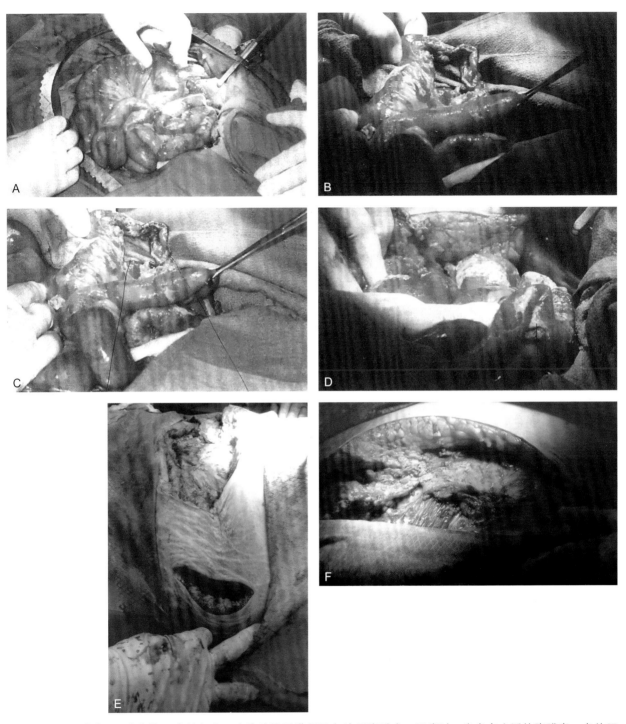

图 119-3　A. 这位 28 岁分娩 3 次的妇女，在腹腔镜后进行了急诊开腹手术。开腹时，患者有广泛的腹膜炎、多处肠
袢脓肿形成。注意肿胀、水肿的肠管。患者还表现出感染性休克的临床症状。B. 在尝试进行粘连松解时，肠系膜被等
离子动力钳凝固，并钝性从肠管分开。注意：肠管广泛缺血、坏死。C. B 图所示的坏死肠段的特写。D. 肠管被弥漫
性腹膜炎继发的纤维蛋白覆盖。E. 坏死性筋膜炎是肠管穿孔坏死的继发情况，特别是在肥胖患者。A 组链球菌或耐甲
氧西林葡萄球菌沿组织界线快速扩散，其毒素分解脂肪和筋膜。这在照片中清晰显示。脂肪变为浅灰色，组织细胞坏死。
F. 治疗包括彻底清创所有坏死组织。在感染得到治愈之前，有可能需要多次重返手术室进行上述处理。图片显示前腹
壁的大部分脂肪缺失，包括腹直肌鞘

表 119-1	败血症的定义

感染 以存在微生物或这些微生物侵犯无菌宿主组织的炎症反应为特征的现象

菌血症 血液中存在各种细菌

全身炎症反应综合征 对各种严重临床情况的全身炎症反应。反应以 2 个或 2 个以上下列情况为特征

  体温：>38℃或<36℃

  心率：>90 次 / 分

  呼吸：>20 次 / 分或 $PaCO_2$<32 mmHg（4.3 kPa）

  白细胞计数：>12 000 个细胞 /mm^3，<4000 个细胞 /mm^3，或>10% 不成熟细胞

败血症 对感染的全身反应。反应以 2 个或 2 个以上下列情况为特征

  体温：>38℃或<36℃

  心率：>90 次 / 分

  呼吸：>20 次 / 分或 $PaCO_2$<32 mmHg（4.3 kPa）

  白细胞计数：>12 000 个细胞 /mm^3，<4000 个细胞 /mm^3，或>10% 不成熟细胞

严重败血症 败血症伴随有器官功能障碍、低灌注或低血压。低血压和灌注异常，可能包括但只不限于乳酸酸中毒、少尿或精神状态的急性改变。在测量到灌注异常时，服用正性肌力药或血管加压药的患者可能不会出现低血压

低血压 在没有其他低血压原因的情况下，收缩压<90 mmHg 或较基线降低>40 mmHg

多器官系统衰竭 急性病患者的器官功能发生改变，在不干预的情况下内环境稳态难以维持

引自：Goldman L, Ausiello D: Cecil Textbook of Medicine, 22nd ed. Philadelphia, Saunders, 2004. With permission.

表 119-2	肠穿孔的结果：感染、水电解质失衡、败血症综合征

肠穿孔的继发结果包括感染、水电解质失衡及其转归。肠液和粪便中包含有多种细菌，如大肠埃希菌、肠球菌、克雷伯杆菌、变形杆菌、假单胞菌、梭状芽孢杆菌等。这些细菌产生的毒素，有助于细菌进入血液循环，并导致一系列恶性循环，称为败血症综合征，又称腹内脓肿：

1. 腹腔污染导致腹膜炎症
2. 导致腹膜下血管通透性增加，引起肠液向第 3 间隙漏出
3. 麻痹性肠梗阻和腹腔液体积聚向上挤压横膈，降低胸腔内肺扩张的能力，引起部分肺塌陷
4. 炎性液体产生和集聚在胸腔，称为胸腔积液

一些渐进的并发症可以预计，在初始穿孔后不同时间出现。与结肠损伤相关的最常见并发症包括：
- 腹膜炎（98% 的病例）
- 肠梗阻（92%）
- 胸腔积液（84%）
- 结肠造口（80%）
- 腹腔脓肿（78%）

小肠穿孔后最常见的并发症包括：
- 腹膜炎（100%）
- 腹腔脓肿（63%）
- 肠梗阻（89%）
- 胸腔积液（59%）

引自：Baggish MS: Ob-Gyn Management 20:47-60, 2008. With permission.

表 119-3	130 例与腹腔镜手术相关的肠损伤			
过程	百分比	小肠	百分比	结肠
穿刺相关	77	62	41	20
第 1 套管针穿刺		（57）		（18）
第 2 套管针穿刺		（3）		（1）
其他		（2）		（1）
手术相关	23	19	59	29
能量器械		（10）		（11）
无能量		（9）		（18）
总计	100	81	100	49

引自：Baggish MS: J Gynecol Surg 23:83-95, 2007. With permission.

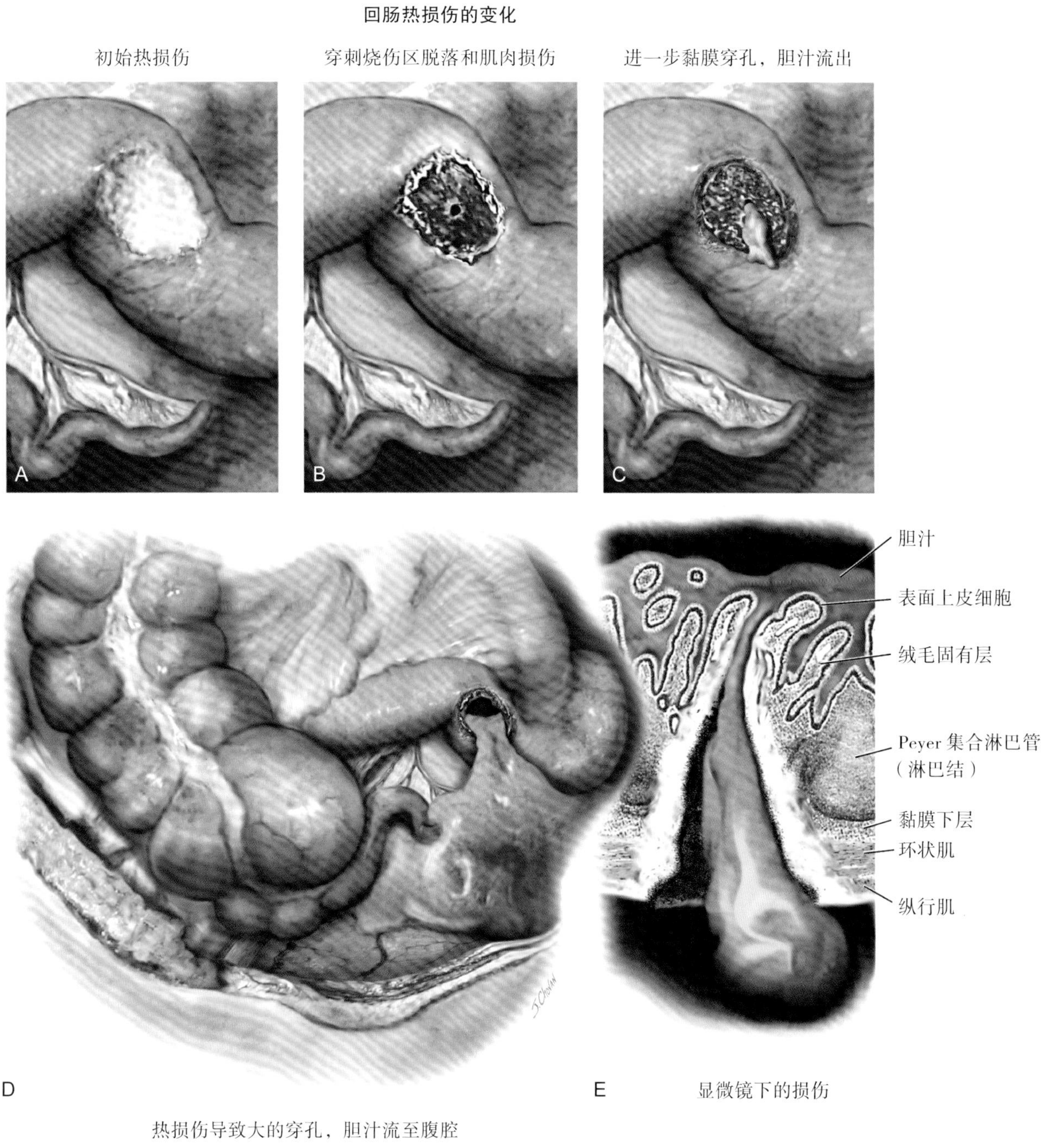

回肠热损伤的变化

初始热损伤 穿刺烧伤区脱落和肌肉损伤 进一步黏膜穿孔，胆汁流出

D

热损伤导致大的穿孔，胆汁流至腹腔

E 显微镜下的损伤

胆汁
表面上皮细胞
绒毛固有层
Peyer 集合淋巴管
（淋巴结）
黏膜下层
环状肌
纵行肌

图 119-4 A. 热损伤在回肠上呈现白色的伤口；B. 在 24~36 小时，焦痂脱落，露出透壁损伤和一个微小的穿孔；C. 随时间推移，胆汁污染的液体从穿孔处渗出；D. 继发于烧伤引起的坏死的最初伤口糜烂；E. 显微切片显示成熟的透壁穿孔

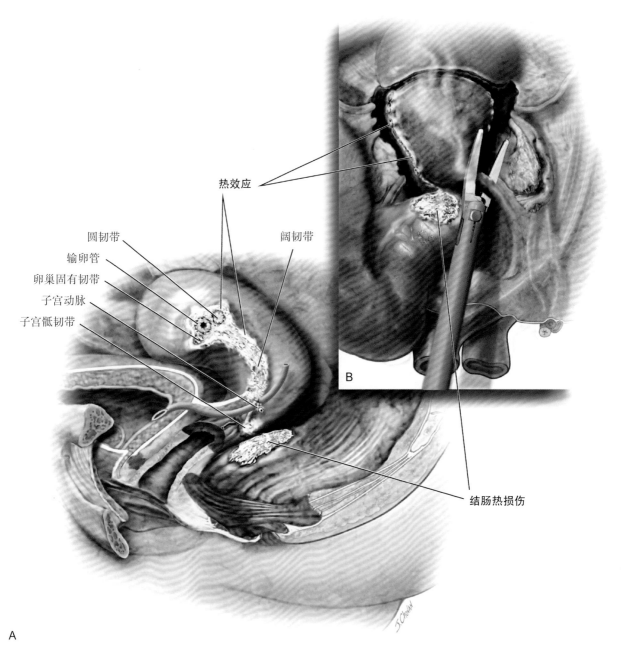

热效应

圆韧带

输卵管

卵巢固有韧带

子宫动脉

子宫骶韧带

阔韧带

结肠热损伤

A

B

图 119-5　在使用双极钳进行腹腔镜下全子宫切除术过程中，发生了对乙状结肠的热损伤，并且没有被识别出来。A. 组织凝固后，血供停止，导致局部缺血。变性的蛋白质变白并产生焦痂。B. 用 LigaSure 双极钳（Medtronic-Covidien,
Dublin, Ireland）钳夹和电凝子宫骶韧带（插图）。热量通过相邻的组织传递，并对直肠乙状结肠造成热损伤

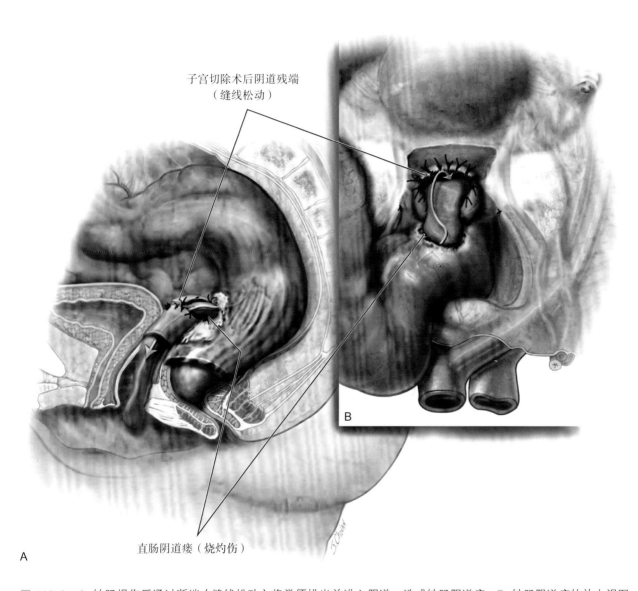

子宫切除术后阴道残端
（缝线松动）

直肠阴道瘘（烧灼伤）

A

B

图 119-6　A. 结肠损伤后通过断端（缝线松动）将粪便排出并进入阴道，造成结肠阴道瘘；B. 结肠阴道瘘的放大视图

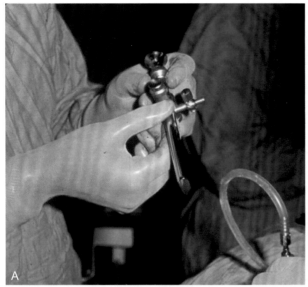

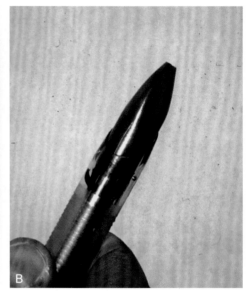

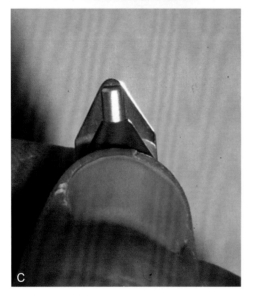

图 119-7　A. 10 mm 的可重复使用的套管针，包括一个安装在套管内的锥形套管针。当足够锋利时，它可以穿透肠管或腹膜后的大血管。通常，套管针在多次使用后变钝，不太可能造成严重的血管损伤。B. 这张图片显示了收回刀尖的一次性套管针的尖端（也就是未装好的）。C. 与图 A 中所示套管针相比，这种一次性套管针（安装好的）的尖端非常锋利。这个器械一旦方向偏离，很容易损伤大血管的管壁

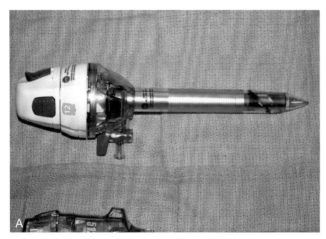

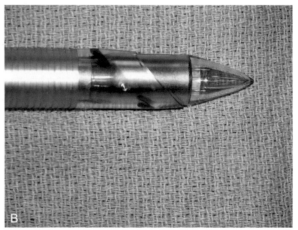

图 119-8　A. 当套管针穿刺腹腔时，这个特殊的套管针理论上可以使术者观察到腹壁的层次；B. 套管针的锥形尖端尖，但不锋利。透明的外观可显示出腹壁组织景象

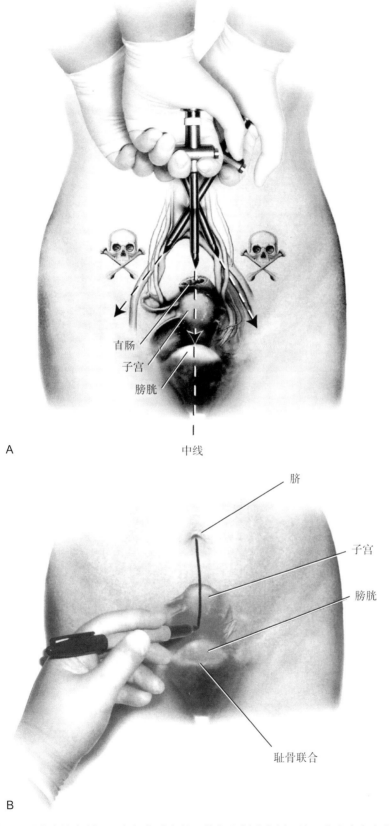

图 119-9　A. 套管针必须对准中线穿刺，以免损伤髂血管。偏向左侧或右侧，均可使患者有大血管损伤的风险。B. 这里描述了在中线进行套管针穿刺的简便方法。已经用记号笔从脐到耻骨联合画一条直线（Baggish MS: J Gynecol Surg 19: 63-73, 2003. By permission.）

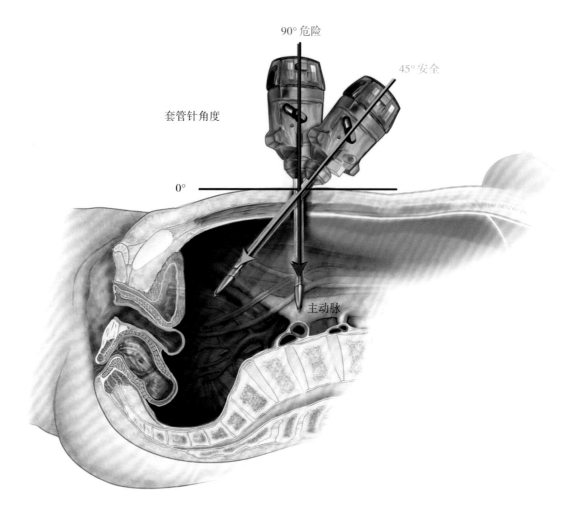

图 119-10　套管针进入角度对于患者安全和穿刺深度至关重要。由于套管针朝向子宫（膀胱），即使在深部套管针穿刺的情况下，以 45° 穿刺也是安全的。虽然深部穿刺可能会造成子宫或膀胱损伤，但只要及时发现，这些伤口则相对容易修复，不会造成严重伤害。另一方面，当套管针以 90° 的角度刺向深部时，将会发生严重的腹膜后血管损伤，并且患者将受到严重或致命的伤害

表 119-4　大血管损伤患者（n=31）体重指数情况		
体重指数 *	分组	例数
＜20	瘦	6
＜25	非肥胖	3
25~30	超重	9[†]
＞30	肥胖	13[†]

* 体重（kg）/［身高（m）］^{2}

[†] 22 例超重或肥胖病例

引自：Baggish MS: J Gynecol Surg 19:63-73, 2003. With permission.

髂总动脉和髂总静脉

套管针

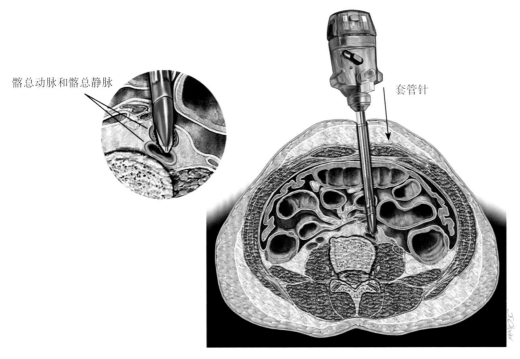

CT 扫描——患者右侧

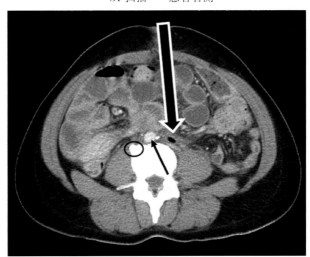

图 119-11　下面的计算机断层扫描是在右侧髂总动脉和髂总静脉穿刺后几天进行的。先前的套管针推力的矢量可以通过附加的箭头来追踪。小孔不是髂动脉，而是在血管修复部位由血管外科医师造成的一小部分残余空气。上图是详细描述套管针进入右髂总动脉和右髂总静脉的路径的解剖横截面

表 119-5   第一套管针穿刺指向腹膜后大血管的临界测量

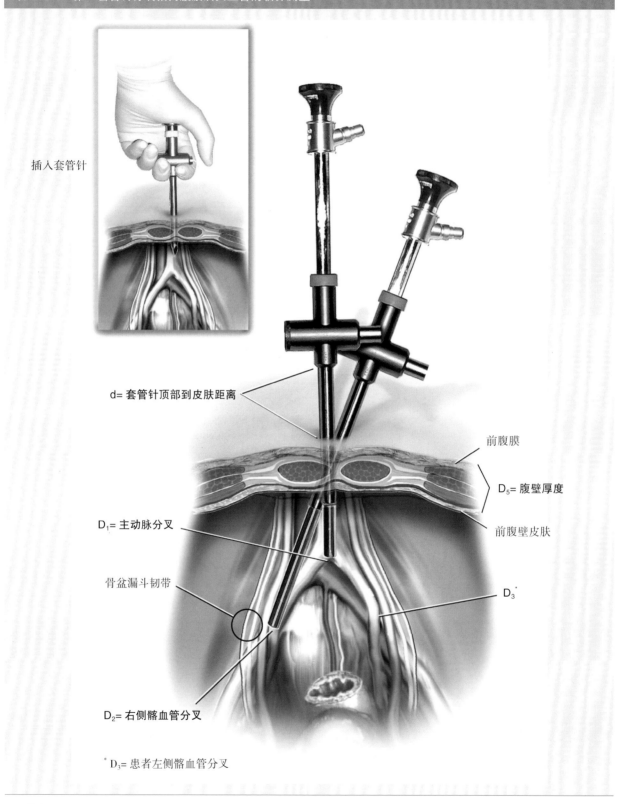

插入套管针

d= 套管针顶部到皮肤距离

前腹膜

D_5= 腹壁厚度

前腹壁皮肤

D_1= 主动脉分叉

骨盆漏斗韧带

D_3^*

D_2= 右侧髂血管分叉

$^*D_3$= 患者左侧髂血管分叉

引自：Narendran M, Baggish MS: J Gynecol Surg 18:121-127, 2002. By permission.

表 119-6　脐部套管针入口和腹膜后大血管之间的平均距离（cm）

距　离	体重指数			P 值	身高（m）			P 值
	<25 (n=49)	25~30 (n=29)	>30 (n=21)		1.5~1.65 (n=22)	1.66~1.77 (n=43)	1.76~1.8 (n=34)	
到主动脉分叉的垂直距离	11.21	14.14	15.14	0.0006	12.60	12.56	13.78	NS
到右侧髂总血管的倾斜距离	16.33	17.27	18.39	NS	16.49	16.24	18.41	0.02
到左侧髂总血管的倾斜距离	16.49	17.36	18.53	NS	16.35	16.43	18.66	0.01
到膀胱上缘的倾斜距离	17.43	17.56	18.75	NS	16.18	17.41	19.13	0.04
脐部腹膜到皮肤的垂直距离（腹壁厚度）	3.48	3.85	5.05	0.001	-	-	-	-
从脐下腹膜切口到右侧髂总血管的倾斜距离	12.69	12.96	13.12	NS	-	-	-	-
从脐下腹膜切口到左侧髂总血管的倾斜距离	12.93	12.91	13.39	NS	-	-	-	-

NS. 无显著性差异

改编自：Narendran M, Baggish MS: J Gynecol Surg 18:121-127, 2002.

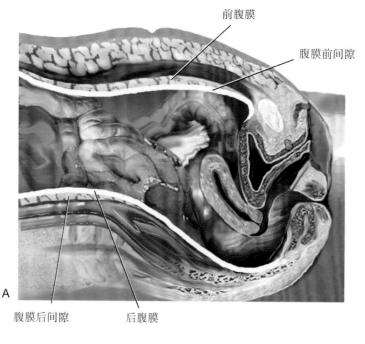

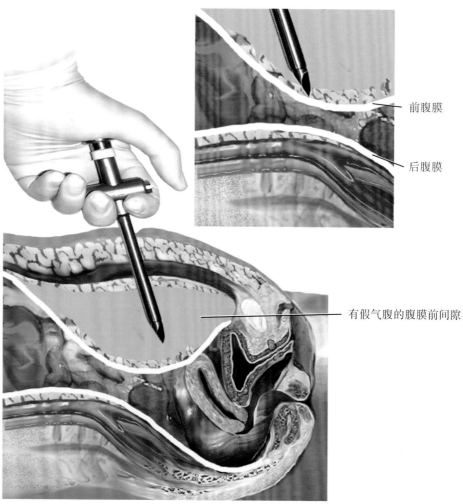

图 119-12 A. 给肥胖妇女创造气腹可能很困难。通常把气腹针置入肥胖患者前腹壁腹膜外脂肪中。B. 气体注入腹腔外会产生假气腹。可重复使用的套管针，如果尖端钝，朝向腹后壁穿刺，将不会穿透前腹壁。钝的套管针通常不会损伤大的腹膜后大血管

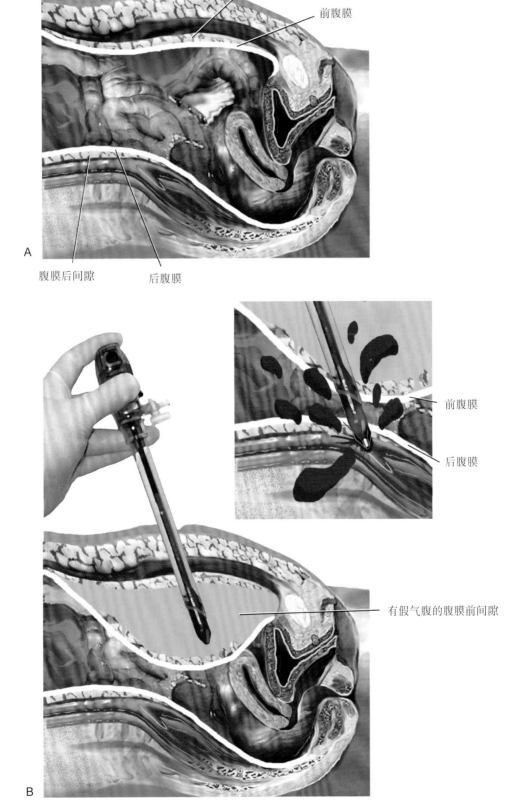

图 119-13　A. 同图 121-8；B. 显示 Troca 穿刺，因假气腹空间并无真正气腹视野效果好，锐利的尖端穿刺腹膜，引起腹膜后血管损伤

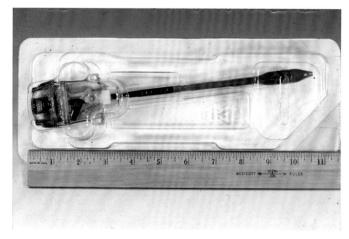

图 119-14　长的一次性套管针的长度为 11 英寸，是一个非常危险的器械。因其增加大血管损伤的概率，故不建议使用

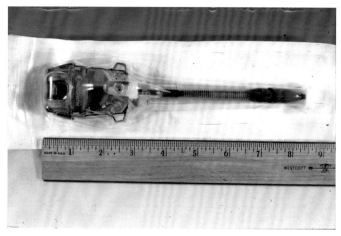

图 119-15　标准的一次性套管针的长度为 8 英寸，即便是肥胖患者，也能进入腹腔

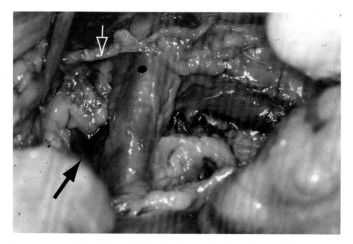

图 119-16　近距离观察中部和右侧后腹膜。点标记右侧髂总动脉，右侧髂总静脉在 L$_5$ 椎体水平跨过中线从左侧到右侧。箭头指示右侧髂总静脉，其与左侧髂总静脉在右侧髂总动脉近端旁汇合后，形成下腔静脉（空心箭头）

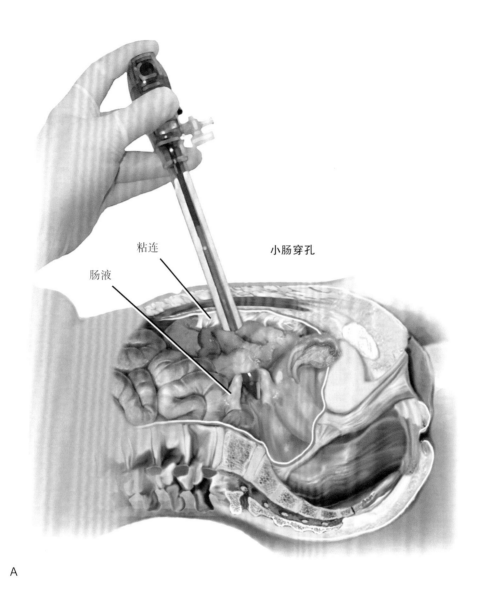

粘连

肠液

小肠穿孔

A

图 119-17　A. 小肠段粘连固定于前腹壁的少见情形。套管针穿透肠襻。除非术者在手术结束撤镜的同时仔细观察套鞘，否则难以发现损伤

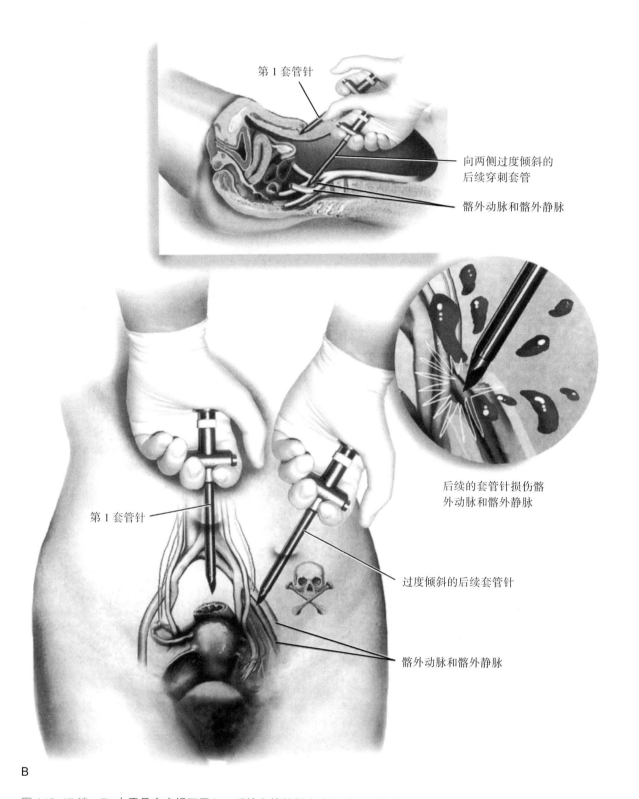

第1套管针

向两侧过度倾斜的
后续穿刺套管

髂外动脉和髂外静脉

后续的套管针损伤髂
外动脉和髂外静脉

第1套管针

过度倾斜的后续套管针

髂外动脉和髂外静脉

B

图 119-17 续　B. 由于是在直视下置入，后续套管针很少会导致严重的腹腔镜损伤。但是向两侧过度倾斜穿刺可能会造成髂外静脉或髂外动脉损伤（Baggish MS: J Gynecol Surg 19:63–73, 2003.）

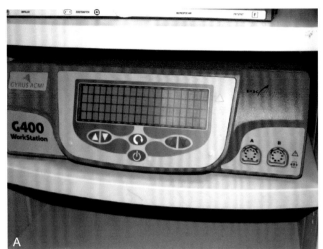

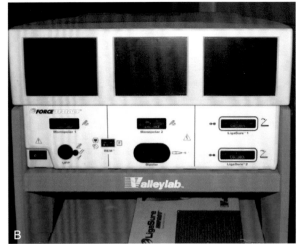

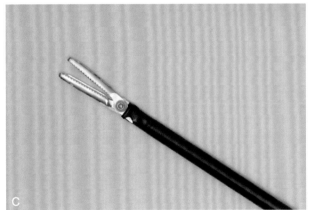

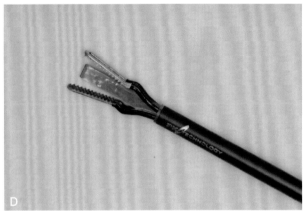

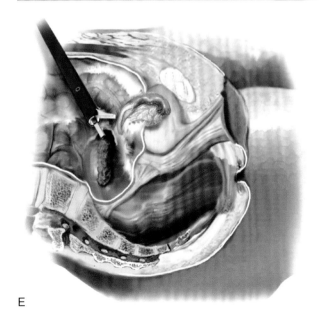

图 119-18　A. 高能双极发生器可以进行有效的双极电凝和电切；B. 这个现代的多功能电手术单元有单极、双极和高输出电极电凝和电切能力；C. 这种鳄式等离子动力钳用于机器人手术和主要腹腔镜手术中的止血；D. 这种双极器械（三极）电凝组织，通过伸出锋利刀片立即切断热凝后的组织；E. 超声切割剪刀样器械切入乙状结肠，形成穿孔，粪便漏入腹腔

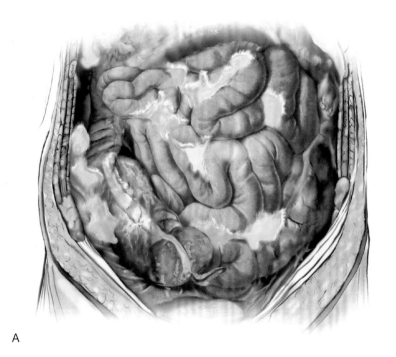

A

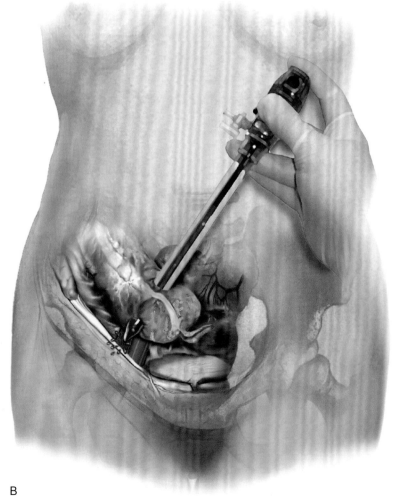

B

图 119-19　A. 肠穿孔的结局包括腹膜炎和多灶脓肿形成。B. 这里描绘了复合损伤。偏离的套管针不仅穿透空肠，还刺破右侧髂总动脉

表 119-7 与肠管损伤相关的能量器械

器械	病例数	百分比
单极	9	43
双极	6	29
激光	1	5
超声刀	5	23
合计	21	

源自：J Gynecol Surg 23:83-95, 2007. Ob-Gyn Management 16:70-87, 2004. With permission.

表 119-8 减少肠损伤的 10 种方法

- 预计有严重粘连时应避免进行腹腔镜手术。如患者有多次开腹手术史或已经发现有明显的粘连
- 要清楚，除手术过程的风险外，腹腔镜检查还会带来来源于腹腔镜技术和器械的附加风险
- 当患者有开腹手术史时，考虑开放置入腹腔镜或将主要套管针插入其他位置，如左上腹
- 除轻度粘连外（致密粘连），避免钝性分离。结合水分离的锐性分离是粘连松解的最安全方法。手术部位清晰的视野是精细分离的必要条件
- 应尽量避免使用单极电手术器械进行腹腔镜手术。双极和超声刀除直接损伤外，还可以通过热传导导致热损伤。除非采取措施吸收多余能量的准备，否则激光应始终离开肠管
- 在任何腹腔镜手术结束时，尤其是在粘连松解或肠管分离后，观察并记录肠管和细节情况
- 任何腹腔镜手术后，如果患者病情不稳定，首先要除外继发于手术或器械的损伤
- 肠穿孔的主要症状是腹痛，且随着镇痛药物剂量的增加腹痛并不减轻
- 彻底观察任何肠损伤来决定损伤部位的处理。尽可能在术中修复所有损伤
- 肠穿孔后，败血症的风险很高。观察早期的体征，如心动过速、体温异常、白细胞计数下降，以及出现未成熟白细胞

源自：J Gynecol Surg 2007;23:83-95. Ob-Gyn Management 16:70-87, 2004. With permission.

表 119-9 给妇科医师的处理建议

1. 给血管科医师打电话，并告诉他这是急症
2. 不要观察腹膜后血肿
3. 纵切口开腹
4. 不要试图钳夹出血的血管，但可以用海绵棒直接施压
5. 急查血型，交叉配血至少 6 U（最好是全血）
6. 获取基线血红蛋白、血细胞比容、血小板、纤维蛋白原和纤维蛋白降解产物数据
7. 获取累积失血量的估计，麻醉医师仔细记录入液量
8. 建议麻醉医师获取帮助
9. 使用循环器来维持血流动力学稳定

源自：J Gynecol Surg 19:63-73, 2003. With permission.

表 119-10 死亡总是与静脉损伤有关（7/31, 23%）

右侧髂总静脉	3
腔静脉和左侧髂总静脉	1
左侧髂总静脉	1
右侧腹壁下静脉	1
右侧髂外静脉和右侧腹壁下静脉	3

注意：3 例死亡与使用长的、一次性套管针有关
源自：J Gynecol Surg 19:63-73, 2003. With permission.

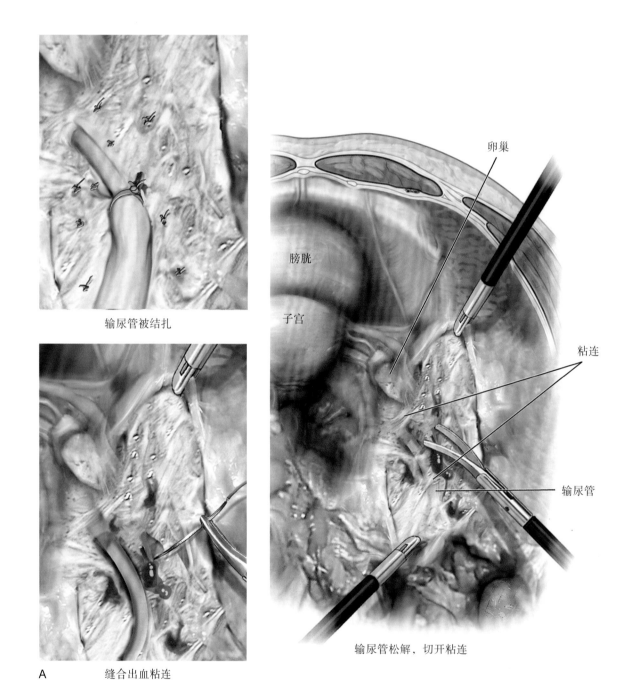

图 119-20　A. 在分解粘连过程中，输尿管容易受到裂伤或电凝。当粘连被松解后，可能会发生出血。如果外侧没有保护，缝合止血可能会直接损伤或结扎输尿管

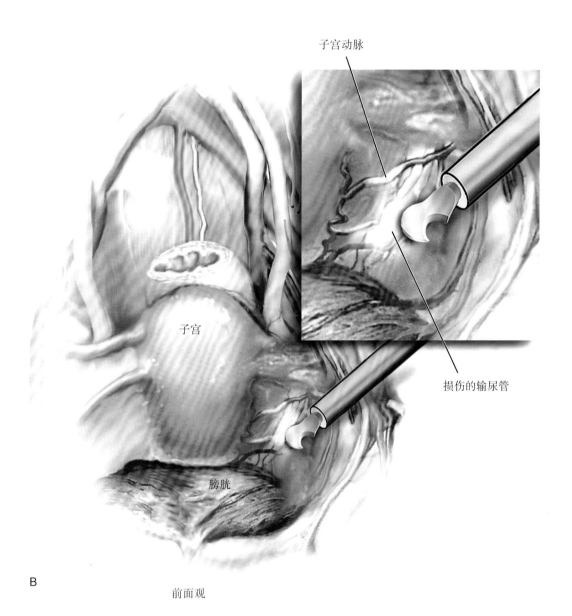

B

前面观

图 119-20 续　B. 用超声刀止血和切开组织。超声通过包括摩擦在内的各种机制产生热能。在止血和阻断子宫血供时，输尿管可能会受到热损伤

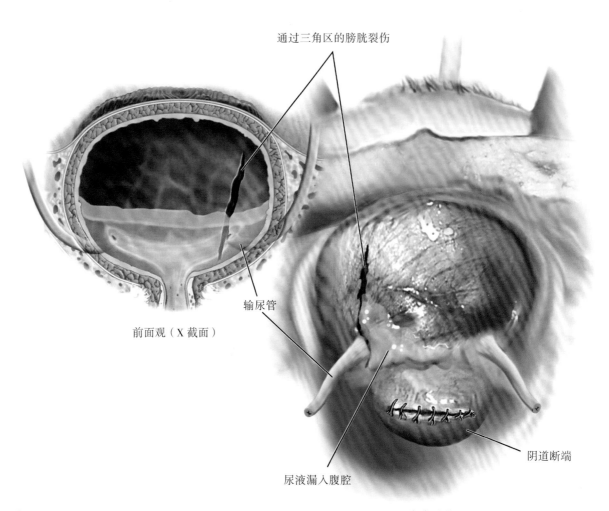

通过三角区的膀胱裂伤

输尿管

前面观（X 截面）

尿液漏入腹腔

阴道断端

C

腹腔面观

图 119-20 续　C. 延伸达到膀胱三角区的膀胱裂伤是一种非常严重的损伤，需要特殊处理。必须除外损伤膀胱壁内输尿管或输尿管膀胱交界处的输尿管。这需要膀胱镜检查和逆行肾盂造影。在修补过程中，即使输尿管没有受到损伤，也建议留置输尿管支架

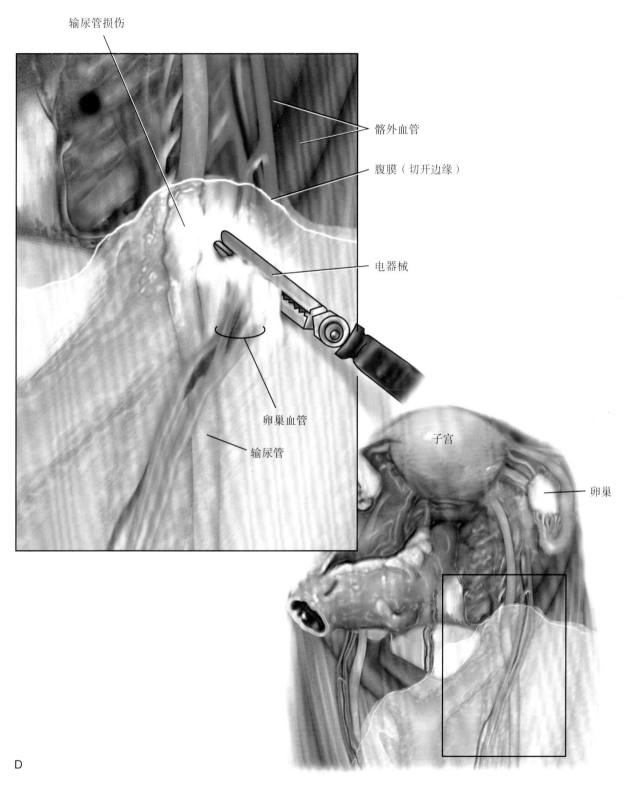

输尿管损伤

髂外血管

腹膜（切开边缘）

电器械

卵巢血管

输尿管

子宫

卵巢

D

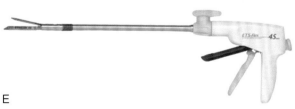

E

图 119-20 续　D. 高能双极电凝会通过对周围组织的热传导造成输尿管损伤。在这里描述的病例中，用双极钳电凝卵巢血管，但是热能会扩散到附近的输尿管，对其产生明显的损伤。E. 当在没有保护输尿管的情况下，腹腔镜吻合器械横跨血管，可能会导致输尿管损伤。长而宽的吻合器夹不允许单独应用

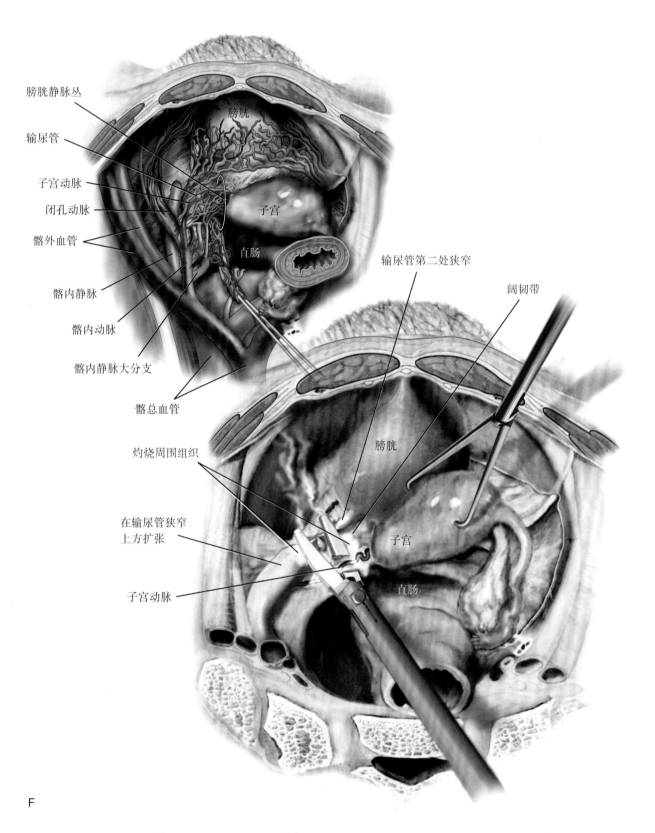

膀胱静脉丛

输尿管

子宫动脉

闭孔动脉

髂外血管

髂内静脉

髂内动脉

髂内静脉大分支

髂总血管

灼烧周围组织

在输尿管狭窄
上方扩张

子宫动脉

膀胱

子宫

直肠

输尿管第二处狭窄

阔韧带

膀胱

子宫

直肠

F

图 119-20 续 F. 子宫血管用 LigaSure 装置抓住并电凝。然而，热扩散导致左输尿管被烧伤。输尿管热损伤造成严重的瘢痕形成和狭窄。腹腔镜子宫切除术中最常见的输尿管损伤部位是子宫动脉交叉处和输尿管膀胱交界处。尿液外渗通常是由于热损伤导致的输尿管壁坏死所致

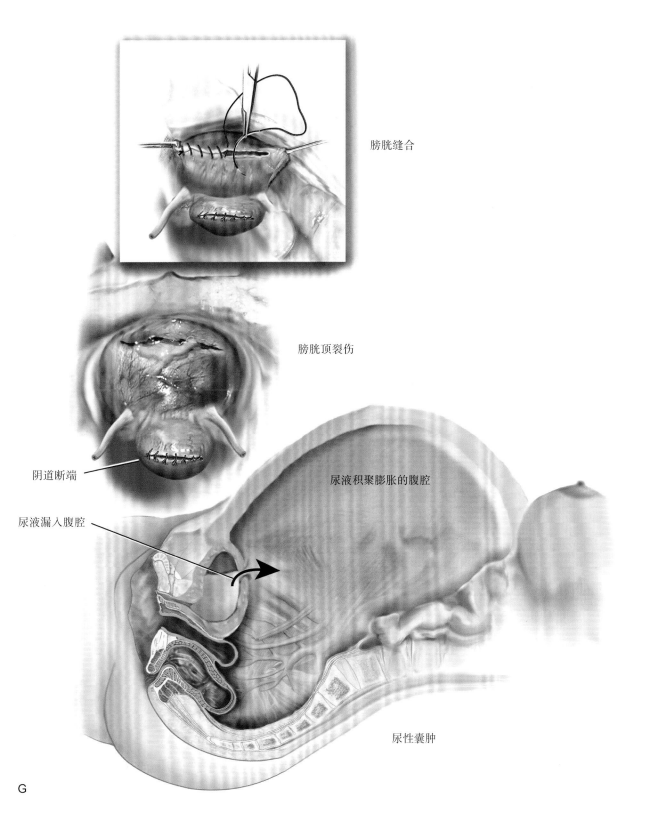

膀胱缝合

膀胱顶裂伤

尿液积聚膨胀的腹腔

阴道断端

尿液漏入腹腔

尿性囊肿

G

图 119-20 续　G. 膀胱前壁上部裂伤。子宫切除时没有发现裂伤，患者发展为一个大的尿性囊肿。随后用 2-0 铬线连续缝合修补裂伤

早期发现输尿管梗阻或裂伤对于避免永久性肾损伤至关重要（图 119-21 和图 119-22）。输尿管梗阻的症状可能从严重的腹部和腰部疼痛到轻微的不适。尽管许多检查可以协助诊断，但逆行肾盂造影是最直接、最重要的检查（图 119-23A~C）。一旦诊断明确，根据具体情况进行治疗，治疗包括放置支架或肾造口术。随后的膀胱输尿管吻合将会减轻并发症。

最近认识到腹腔镜手术的并发症与辅助设备（电动粉碎机）有关。粉碎机原本是用于研磨标本，后来发展为便于从腹腔中提取标本的工具。与大多数设备一样，时间和使用逐渐将以前的可选设备发展为必备品。粉碎的副产品与从研磨器械上脱落入腹腔的组织有关。在图 119-24 中可以看到上述现象的一个特殊而重要的结果。子宫肌瘤及子宫肉瘤的粉碎已被广泛报道。平滑肌瘤起源于小的脱落物，然而在腹膜表面种植和生长。

随后的结果是在良性肌瘤的情况下，平滑肌瘤病在腹腔内播散，若是平滑肌肉瘤，则是恶性肿瘤的扩散。

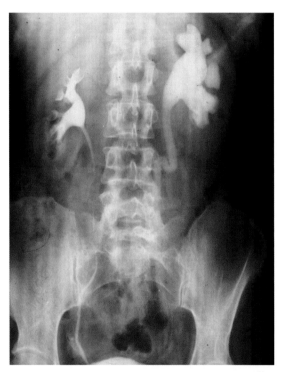

图 119-21　静脉肾盂造影显示的输尿管损伤，左侧输尿管扩张。左肾积水

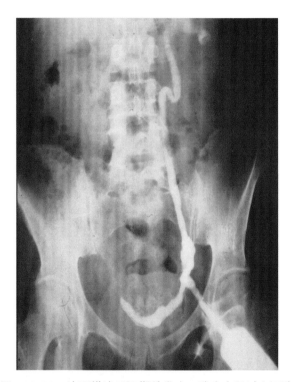

图 119-22　该图描述了远期并发症。该患者通过左下腹的引流部位缓慢流出尿液。当通过引流部位注入造影剂，输尿管皮肤瘘被诊断

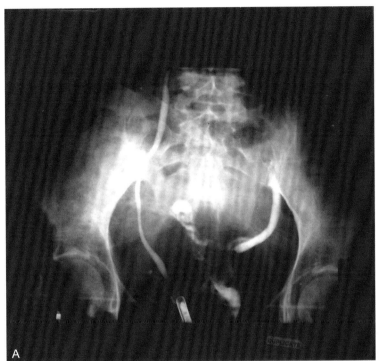

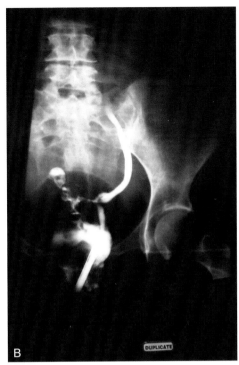

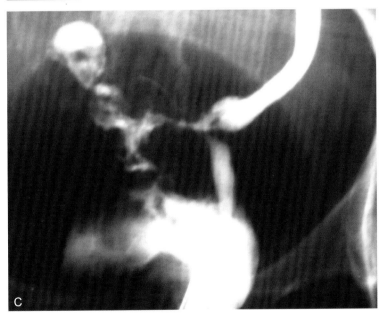

图 119-23　A. 该患者进行逆行尿路造影和静脉肾盂造影检查。注意：右侧输尿管正常。左侧输尿管损伤，漏出造影剂。输尿管被切断。B. 左侧输尿管逆行造影显示，左侧输尿管断裂和移位，造影剂漏出。C. 近距离观察图 119-23A 和 B 显示的左侧输尿管影像

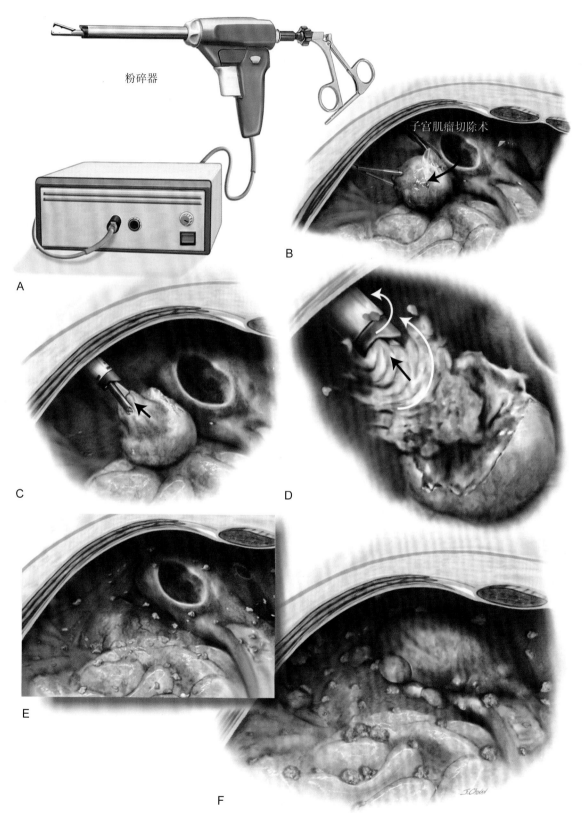

图 119-24 A. 电动粉碎器。抓取钳将标本吸入粉碎器鞘内并研磨。B. 抓住取出的肌瘤。C. 肌瘤被吸入粉碎器。D. 在粉碎过程中，少量的肌瘤组织落入腹腔。E. 脱落的部分组织种植于腹膜表面，类似于皮片，可适应新的环境。F. 简而言之，最终的结果是多发性肌瘤生长在整个腹部或平滑肌瘤腹腔内播散，简称播散性肌瘤病

最近报道的另一种并发症与腹腔镜 / 机器人子宫切除术的最后一步切开阴道有关。使用能量装置，如电外科单极或双极剪刀或超声刀，切开阴道和形成阴道断端。这些装置的作用是止血，但与此同时热能烧伤阴道边缘，形成一个失去活力的区域。失活的组织随后会发生坏死和脱落。如果在失活区进行关闭缝合，缝线将穿过烧伤的边缘，从而在阴道断端形成一个很大的间隙。小肠现在很容易从开口的阴道中滑过并脱出（图 119-25~ 图 119-27）。

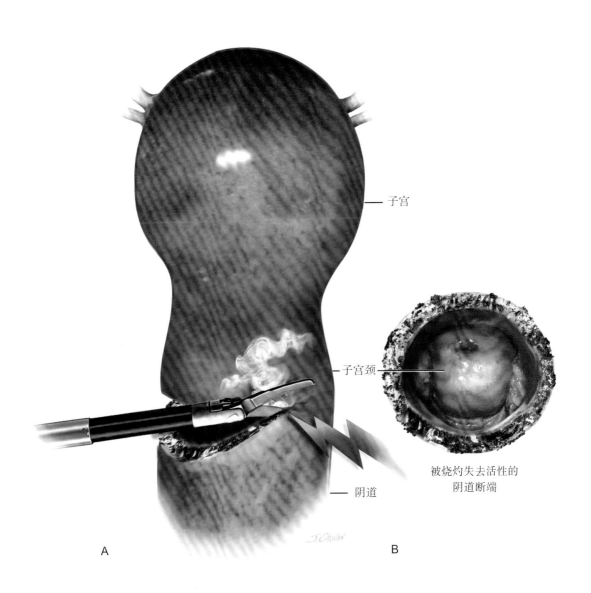

图 119-25 A. 在腹腔镜下凝切子宫骶韧带和主韧带后，在子宫颈尾侧用通电的单极或双极剪刀打开阴道。B. 切除子宫和子宫颈后烧焦的阴道断端

穿过坏死组织缝合阴道断端

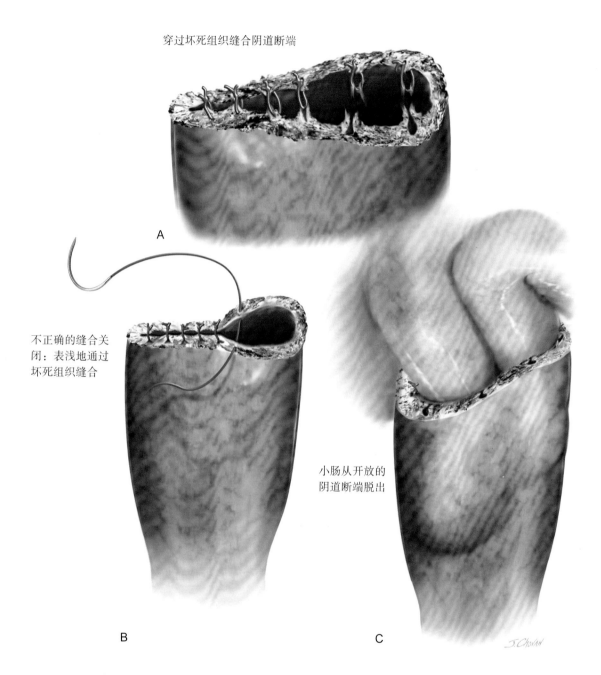

不正确的缝合关
闭：表浅地通过
坏死组织缝合

小肠从开放的
阴道断端脱出

A

B

C

图 119-26　A. 电凝后的阴道切口边缘用薇乔线通过烧过的、凝固的、失活的部位浅层缝合。B. 当失活的电凝后阴道组织脱落时，缝线穿过组织边缘，阴道重新裂开。C. 接下来就是灾难性的肠管膨出

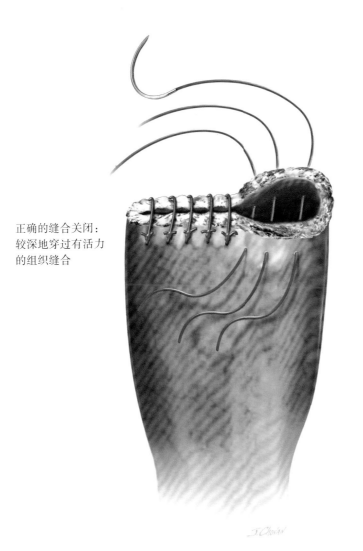

正确的缝合关闭：
较深地穿过有活力
的组织缝合

图 119-27　这里描述的热能烧伤阴道断端组织的正确闭合：缝线较深地穿过没有损伤、有良好的血液供应和活力的组织

（王靖元　译　王志启　王建六　校）

第十九部分

膀胱尿道镜检查

第120章

膀胱尿道镜检查

Geoffrey W. Cundiff, Alfred E. Bent

一、器械

硬性尿道镜是为检查尿道而由膀胱镜改制而成（图120-1）。由于仅限于诊断目的，尿道镜没有镜桥，而且镜身较短。尿道镜为0°视角，灌注介质会使镜前的尿道黏膜扩张，使得尿道管腔得以清晰地呈现，因此0°镜对于尿道镜是最适合的。尿道镜鞘会使尿道管腔最大程度地扩张，管径有15 F和24 F可以选择。尽可能选用大口径的镜鞘以取得较好的视野和较大灌注流量，从而更容易发现，如尿道憩室之类的病变。

硬性膀胱镜由3部分构成：镜芯、镜桥和镜鞘（图120-2A~C）。每一部分都有不同的功能，并可以有多种型号选择以适应不同的情况。镜芯将光线传输到膀胱腔，同时将图像传输给观察者。膀胱镜的视角包括0°（直镜）、30°（前斜镜）、70°（仰角镜）和120°（后视镜）。不同视角可以完成对整个膀胱内壁的观察。0°镜对于膀胱镜检查是远远不够的，30°镜可以较好地观察膀胱底部和后壁，而70°镜适于观察前壁和侧壁，120°的后视镜一般不用于女性膀胱镜检查，但它可以观察突入膀胱的尿道内口情况。对于诊断性膀胱镜检查，30°镜通常可以满足要求，70°镜用于观察尿道和膀胱交界处的情况，如阴道悬吊术后的患者。斜角镜视野外缘中会有黑色V形标志，与镜面的反射角相对，用以辨别方位。镜鞘是镜芯和灌注液进入膀胱的通道，有多种口径（17~28 F）供成人选择。当置入15 F的镜芯，其与镜鞘之间的空间，即为灌注液的通道。在膀胱镜检查中较小的镜鞘口径更易使患者耐受。镜鞘近端有两个通道：一个为灌注介质的进入通道，另一个为流出道。远端设计开窗结构便于在斜角视野中操作，并同样形成与窗孔对应的斜面，以便膀胱镜进入尿道。镜芯和镜鞘以镜桥相连，并形成密闭的防水结构。镜桥有1个或2个操作孔经灌注介质通道进出器械。Albarran镜桥是在内鞘末端设计了导向机制，装置位于内鞘的远端，恰好在外鞘开窗的位置。使用导向装置有助于将操作器械控制在视野范围内。

与硬性膀胱镜不同，软性膀胱镜将光学系统和灌注通道融为一体（图120-2D）。尖端的外径为15~18 F，长度为6~7 cm，工作单元约为长度的一半。软性光纤配合位于目镜端的手柄以控制镜体远端发生反折，使软性膀胱镜末端可在同一平面反折290°。

任何可以通过光纤并有足够亮度的光源均能使用。监视器和摄像头常使用高能氙灯，但随着技术的进步，新型摄像头仅需较少的光线。摄录系统和静态照相系统对于资料记录和教学都很重要。可选择的灌注介质包括非导电液体、导电液体和气体。虽然膀胱尿道镜检查可以使用CO_2作为灌注介质，但绝大多数临床工作者使用无菌用水或生理盐水灌注尿道和膀胱。液态介质可以避免使用CO_2时形成的气泡，而且可以冲走影响视野的血液和组织碎片。另外，使用液态介质充盈膀胱更符合生理状态下的膀胱。

器械保养要求用后立即清除设备中的血迹和组织碎片，以防止沉积在金属表面的凹槽或缝隙内。最常用的消毒方法是浸泡在2%活化的戊二醛溶液（Cidex或Surgifix公司，Arlington，Texas）中。膀胱尿道镜应浸泡20分钟，然后浸泡在无菌用水中备用。

手术器械应根据镜鞘的口径选择。最常用的器械包括异物钳、活检钳和电凝电极（图120-3A~C）。

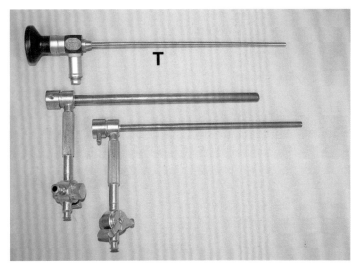

图 120-1 尿道镜组件：顶端为 0° 镜（T），下面是 15 F 和 24 F 的两个镜鞘

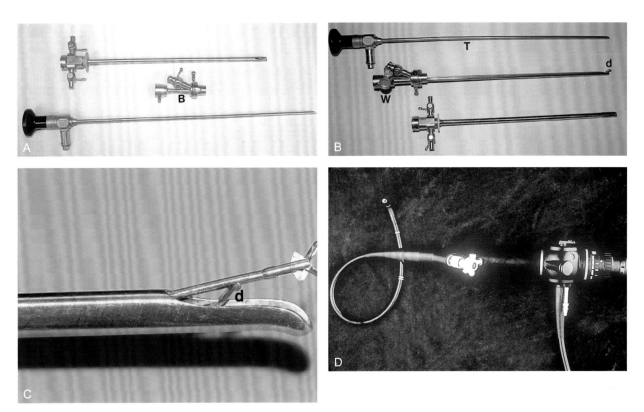

图 120-2 硬性膀胱镜组件。A. 最上是 17F 的镜鞘，左、右两侧有进水阀，中间的镜桥是连接镜鞘并提供操作通道，最下面是 70° 的镜芯，视角可以有 30° ~70° 的选择。B. 硬性膀胱镜包括镜芯（T）、带镜桥的镜鞘和末端的导向器（d），以及不带导向器的外鞘。导向器（d）由装配在镜鞘近端的操作轮（W）控制。C. 抬起导向器（d），注意导向器如何使活检钳完成操作的。D. 与硬性膀胱镜不同，软性膀胱镜将光学、冲洗和操作系统通道融为一体

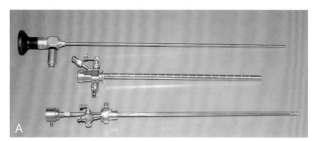

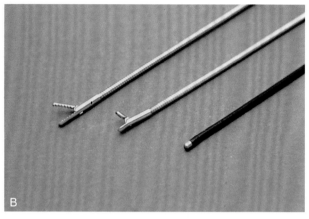

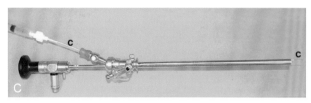

图 120-3 宫腔镜手术鞘的组成部分。A. 镜芯视角通常为 0° 或 30°，示例为 12°；B. 通过操作通道进入膀胱的器械（由左至右）：鳄嘴钳、活检钳和电凝电极；C. 注射针通过操作通道注射胶原蛋白（c）（图 B 引自：Cundiff GW, Bent AE: In Endoscopic Diagnosis of the Female Lower Urinary Tract. London, WB Saunders, 1999, with permission.)

二、适应证和技术

需要观察女性尿道和膀胱解剖变化的疾病均需要膀胱尿道镜检查：反复泌尿道感染、下尿路刺激症状、血尿、泌尿生殖道瘘、尿道或膀胱憩室、复杂的压力性尿失禁、治疗无效的膀胱过度活动症、间质性膀胱炎、结石、可疑尿道或膀胱肿瘤、排尿梗阻、异物、尿道功能评估和宫颈癌的分期。检查可以在门诊进行，患者取截石位，通常不需要麻醉。通常将麻醉药物涂在膀胱镜外鞘上，使其作用于所经过的组织。使用 0° 镜缓慢推进并快速灌注无菌用水或生理盐水，可以观察自尿道远端至膀胱颈口整个尿道的情况。观察膀胱可以通过镜桥换用 30° 或 70° 的镜芯，轻柔地将 17 F 的镜鞘置入尿道并向脐部方向推进。如同时针扫过表盘一样系统地观察膀胱的每一个区域，然后观察三角区和双侧输尿管开口（图 120-4）。腹腔镜 / 机器人子宫切除后，采用膀胱镜检查膀胱和输尿管口被提倡作为一种具有成本效益的安全措施，被越来越多的妇科医生支持。另一方面，也有观点认为，只有在特定指征时才进行术后膀胱镜检查（如盆腔粘连、子宫内膜异位瘢痕、输尿管解剖等）。迄今为止，已有证据支持染料注射便于膀胱镜检查，可更好地观察输尿管孔和膀胱（图 119-4A 和 B）。

三、尿道镜检查（正常和异常表现）

在尿道镜经过尿道时观察尿道黏膜（图 120-5～图 120-7）。在做屏气、咳嗽动作时观察膀胱颈口，尿道膀胱交界处通常是关闭的（图 120-8）。排尿或逼尿肌收缩时会使尿道充分开放（图 120-9）。在患者逼尿肌不稳定的膀胱颈口就会出现类似图片上的情况（图 120-10）。膀胱充盈或加压时，镜体边冲水边缓慢后撤。可以观察到尿道周围腺体（图 120-11A～C）和腺体分泌物（图 120-12）。良性病变包括囊肿（图 120-13A 和 B）、尿道黏膜突起和息肉（图 120-14A～C）。

病理性改变包括尿道脱垂（图 120-15A 和 B）、肉阜（图 120-16）、炎症（图 120-17A～C）、憩室（图 120-18A～C）、瘘（图 120-19）和膀胱颈处的输尿管异位开口（图 120-20）。

膀胱穹窿顶处的气泡　　　　　　　　　　　靛蓝染色的尿液从未堵塞的输尿管喷出

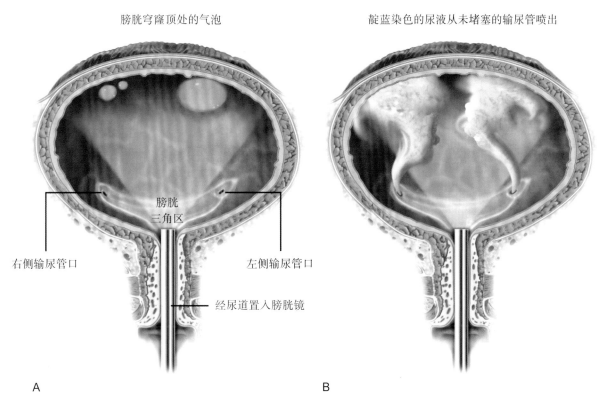

A　　　　　　　　　　　　　　　　　　B

图 120-4　A. 膀胱被切开，底部可见三角区，其中包含输尿管开口和穹窿顶的气泡；B. 静脉注射染料后的三角区特写，在输尿管开口处可见靛蓝色尿液喷射，这为输尿管未阻塞提供了良好、客观的证据

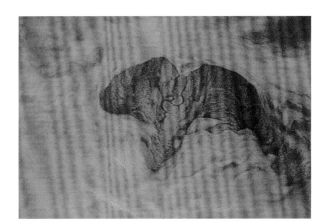

图 120-5　正常尿道（引自：Cundiff GW, Bent AE: In Endoscopic Diagnosis of the Female Lower Urinary Tract. London, WB Saunders, 1999, with permission.）

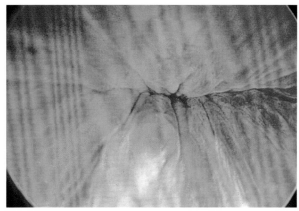

图 120-6　闭合的尿道（引自：Cundiff GW, Bent AE: In Endoscopic Diagnosis of the Female Lower Urinary Tract. London, WB Saunders, 1999, with permission.）

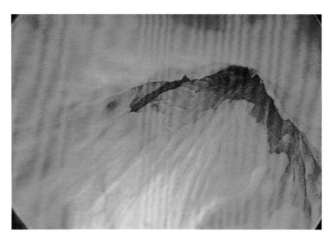

图 120-7 尿道黏膜化生（引自：Cundiff GW, Bent AE: Endoscopic Diagnosis of the Female Lower Urinary Tract. London, WB Saunders, 1999, with permission.）

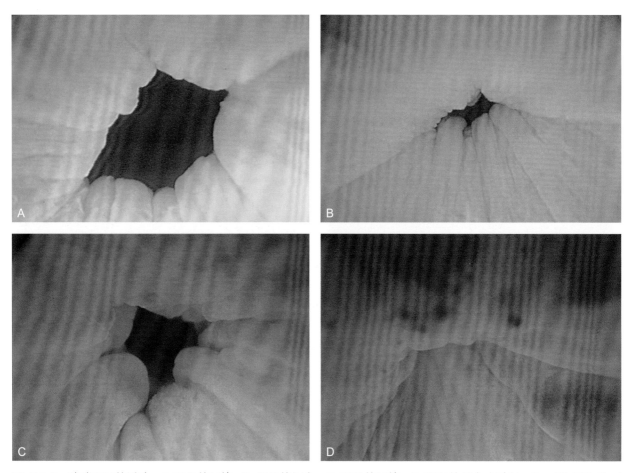

图 120-8 膀胱颈口的活动。A. 颈口的开放；B. 颈口的闭合；C. 颈口的开放；D. 颈口的闭合（引自：Cundiff GW, Bent AE: In Endoscopic Diagnosis of the Female Lower Urinary Tract. London, WB Saunders, 1999, with permission.）

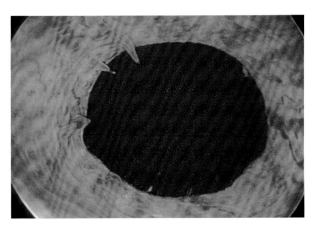

图 120-9 排尿时的尿道（引自：Cundiff GW, Bent AE: In Endoscopic Diagnosis of the Female Lower Urinary Tract. London, WB Saunders, 1999, with permission.）

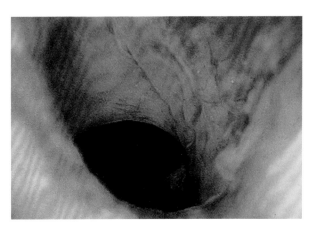

图 120-10 逼尿肌不稳定患者的尿道

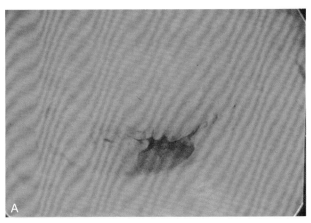

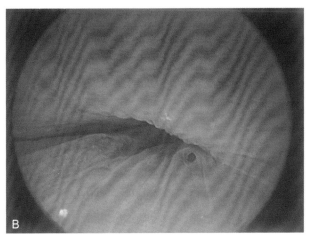

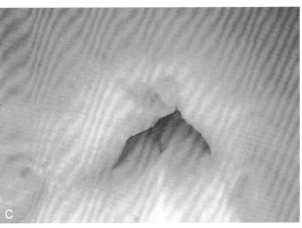

图 120-11 A. 尿道周围腺体的多个呈环形排列的开口；B. 3 点处较大的开口；C. 12 点、4 点和 8 点方向的开口

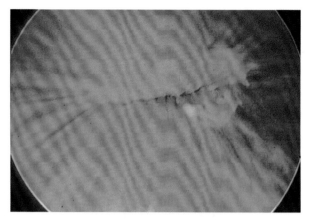

图 120-12　尿道周围腺体分泌物（引自：Cundiff GW, Bent AE: In Endoscopic Diagnosis of the Female Lower Urinary Tract. London, WB Saunders, 1999, with permission. ）

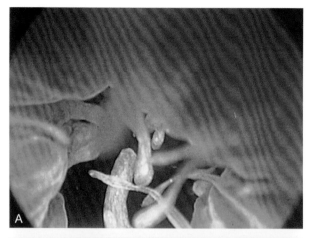

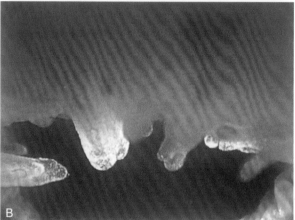

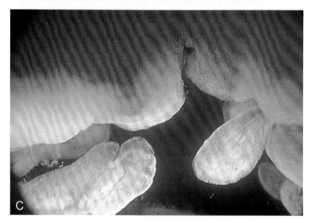

图 120-14　A. 尿道黏膜的突起和息肉；B. 尿道膀胱交界处的息肉；C. 尿道息肉放大图

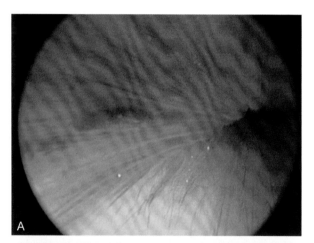

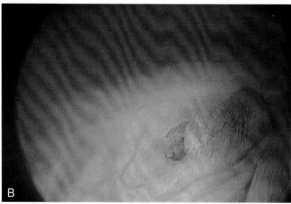

图 120-13　A. 尿道包涵囊肿；B. 位于 7 点方向的尿道包涵囊肿

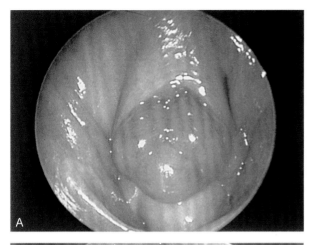

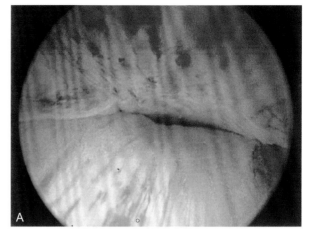

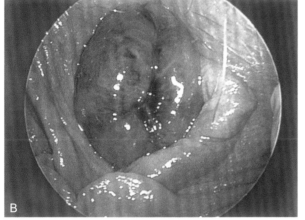

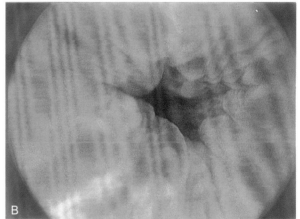

图 120-15　A. 尿道脱垂；B. 尿道脱垂

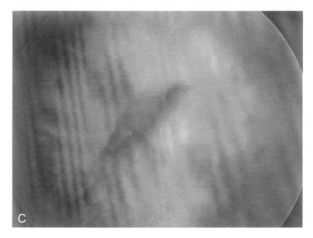

图 120-17　A. 尿道炎症；B. 尿道炎症；C. 多发性尿道炎症

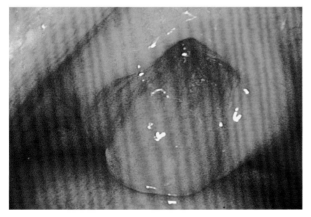

图 120-16　尿道肉阜（引自：Cundiff GW, Bent AE: In Endoscopic Diagnosis of the Female Lower Urinary Tract. London, WB Saunders, 1999, with permission.）

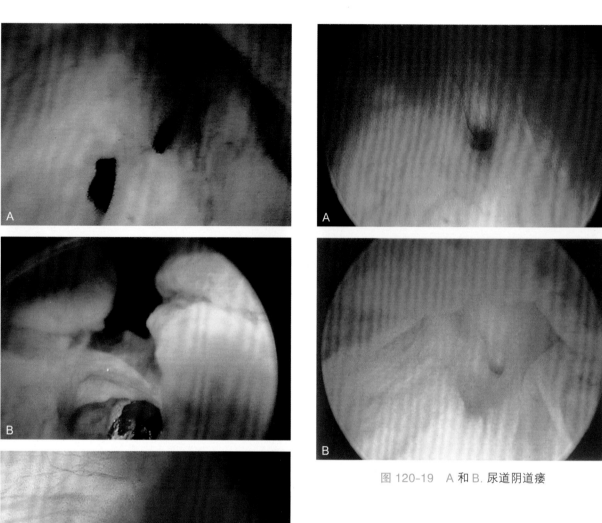

图 120-19 A 和 B. 尿道阴道瘘

图 120-18 尿道憩室。A. 枝形憩室开口；B. 尿道管腔及 6 点处含气的憩室；C. 较大的中段尿道憩室（引自：Cundiff GW, Bent AE: In Endoscopic Diagnosis of the Female Lower Urinary Tract. London, WB Saunders, 1999, with permission.）

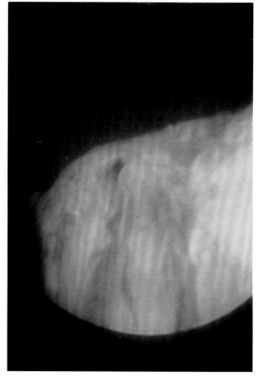

图 120-20 异位输尿管。输尿管口开口于尿道膀胱交界处

四、膀胱镜检查（正常和异常表现）

视野与光源线的位置成 180° 的反向。有时需要阴道指检以协助观察膀胱底部的情况，尤其是在严重的膀胱膨出伴脱垂的患者。膀胱容量应为 350~500 ml。应首先观察位于 12 点处的气泡（图 120-21），然后是 1~5 点的区域，而后逆时针观察 11~7 点的区域，最好是三角区和输尿管口（图 120-22A~D）。摄入非那吡啶（pyridium）的患者可以观察输尿管的功能（图 120-23）。良性病变包括子宫造成的膀胱隆起（图 120-24）、阴道旁缺损（图 120-25）、双输尿管（图 120-26）、输尿管口脱垂（图 120-27）、囊性膀胱炎（图 120-28A~C）、膀胱壁囊肿（图 120-29）、膀胱色素沉着（图 120-30）、突起的膀胱静脉通路（图 120-31）、小梁形成（图 120-32）和陈旧性瘢痕（图 120-33A~C）。

病理性改变包括三角区炎（图 120-34）、炎症（图 120-35A~E）、腺性膀胱炎（图 120-36）、间质性膀胱炎（图 120-37）、异物（图 120-38A~F）、瘘（图 120-39）和肿瘤（图 120-40A~D）。

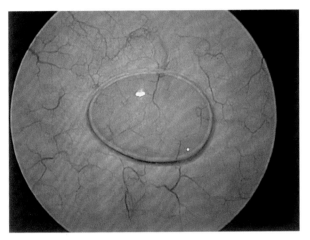

图 120-21　膀胱顶部的气泡

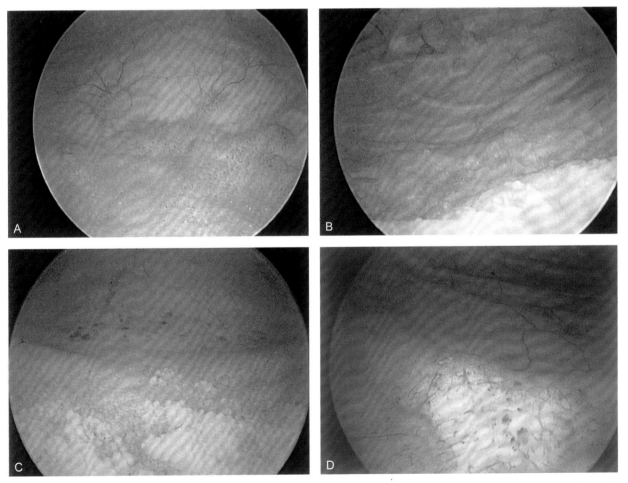

图 120-22　膀胱三角区和输尿管口。A. 正常三角区；B. 布满滤泡的三角区和位于两侧边缘的输尿管；C. 布满滤泡的三角区；D. 三角区的色素沉着

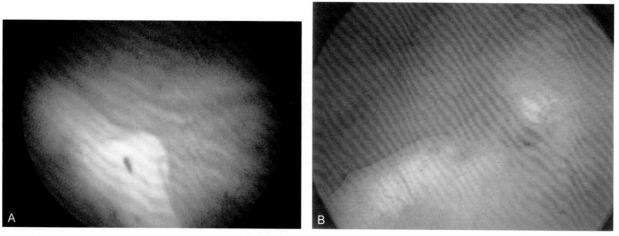

图 120-23　输尿管的功能。A. 右侧输尿管口；B. 经非那吡啶染色的左侧输尿管口（引自：Cundiff GW, Bent AE: In Endoscopic Diagnosis of the Female Lower Urinary Tract. London, WB Saunders, 1999, with permission.）

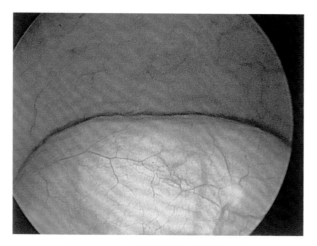

图 120-24　压迫膀胱下后壁的子宫

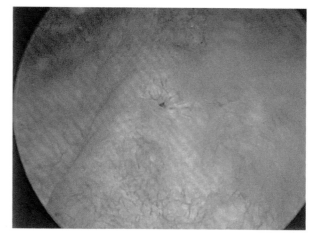

图 120-26　双输尿管开口

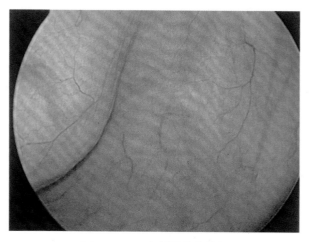

图 120-25　右侧阴道旁缺损

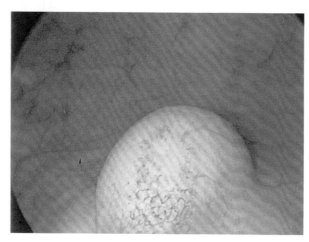

图 120-27　输尿管口脱垂

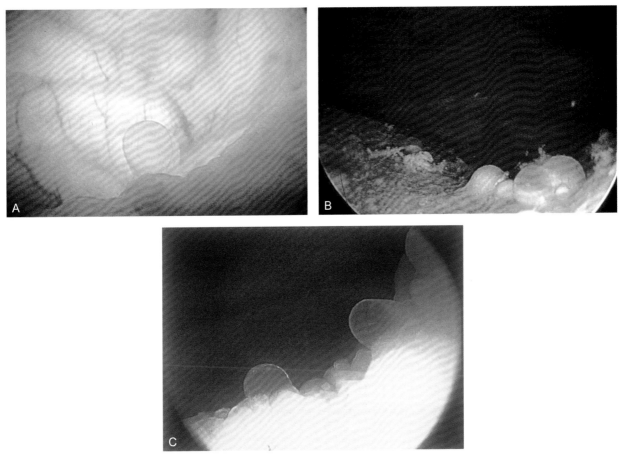

图 120-28　囊性膀胱炎。A. 三角区的单发囊肿；B. 三角区的黄色透明囊肿；C. 清除尿道膀胱交界处的囊肿

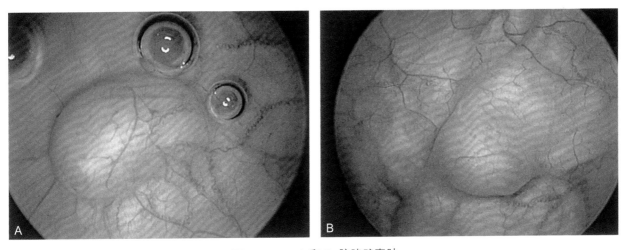

图 120-29　A 和 B. 膀胱壁囊肿

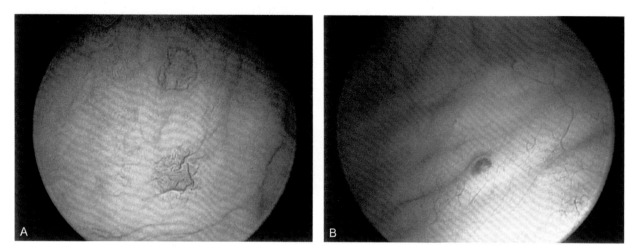

图 120-30 A 和 B. 膀胱壁色素沉着

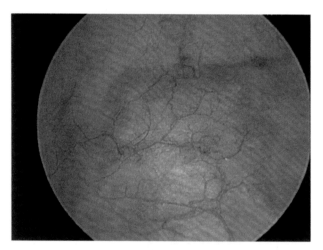

图 120-31 膀胱壁的静脉通道

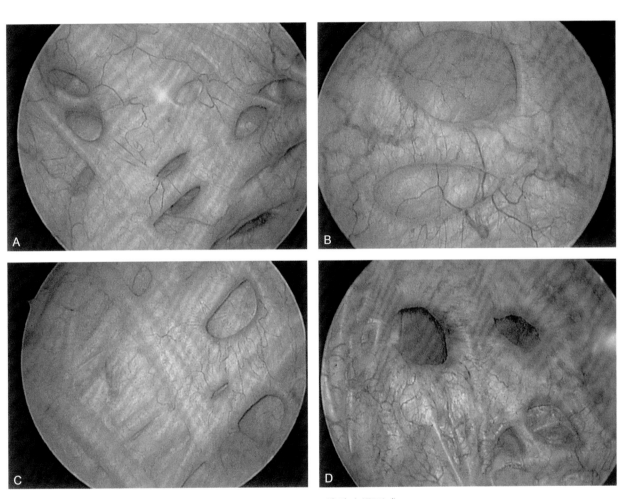

图 120-32　A~D. 膀胱小梁形成

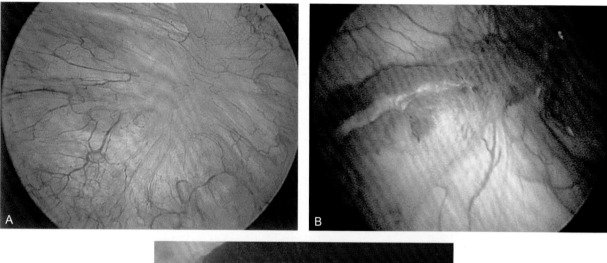

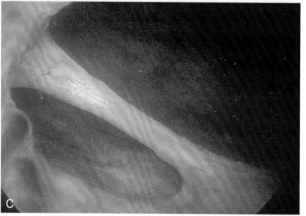

图 120-33　A 和 B.膀胱壁的瘢痕；C.膀胱壁显著的粘连

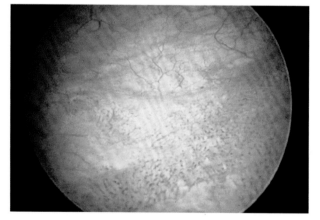

图 120-34　膀胱三角区炎（引自：Cundiff GW, Bent AE: In Endoscopic Diagnosis of the Female Lower Urinary Tract. London, WB Saunders, 1999, with permission.）

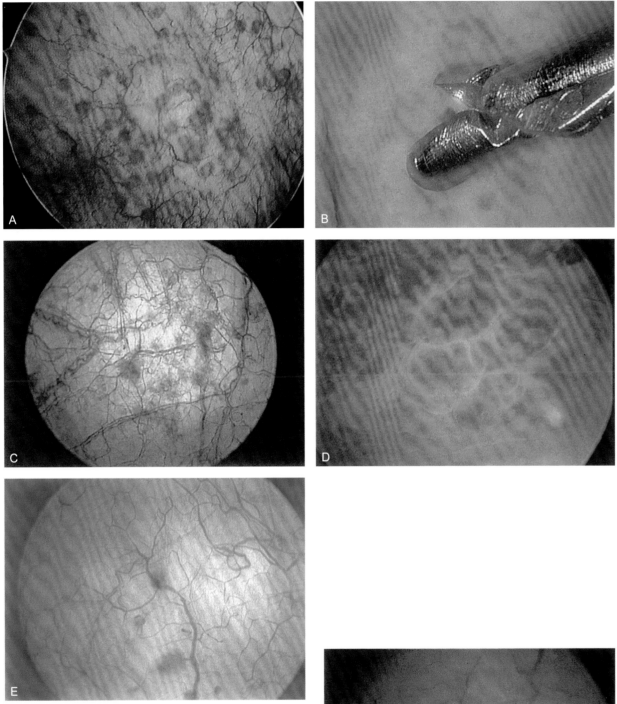

图 120-35　炎症。A. 炎性斑块；B. 斑块活检；C. 炎症伴出血点；D. 严重的出血区域；E. 炎症伴局灶性出血

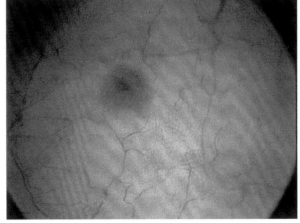

图 120-36　腺性膀胱炎

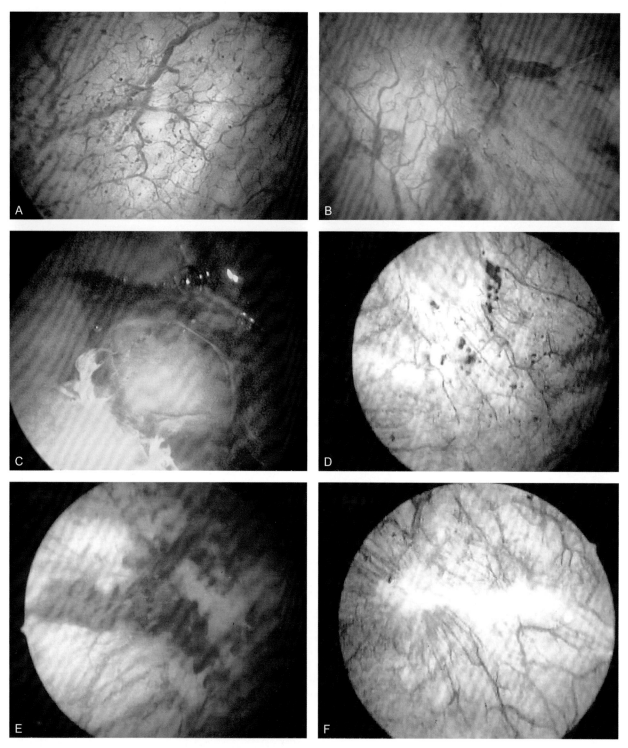

图 120-37　间质性膀胱炎。A. 瘀斑和簇状出血；B. 膀胱扩张后的出血区域；C. 扩张后膀胱黏膜破裂；D. 膀胱黏膜明显的瘀斑和簇状出血；E. 线性出血；F. 间质性膀胱炎 Hunner 溃疡（图片中心的白色瘢痕）

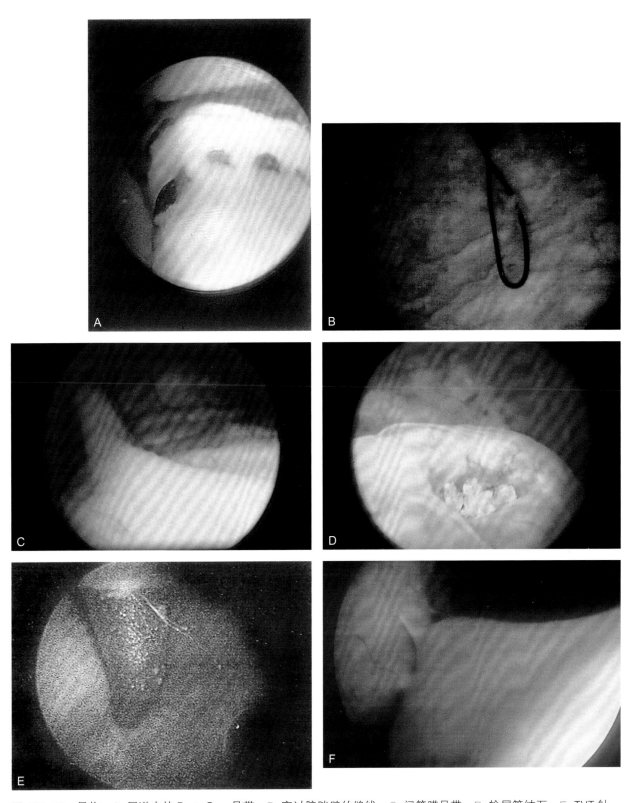

图 120-38　异物。A. 尿道内的 ProteGen 吊带；B. 穿过膀胱壁的缝线；C. 阔筋膜吊带；D. 输尿管结石；E. TVT 针；F. 表皮的缝线

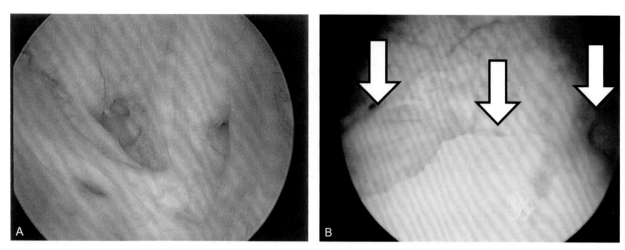

图 120-39 膀胱阴道瘘。A. 膀胱一侧的瘘口；B. 膀胱三角区中部的膀胱阴道瘘（中间的箭头）和双侧的输尿管开口（两侧的箭头）

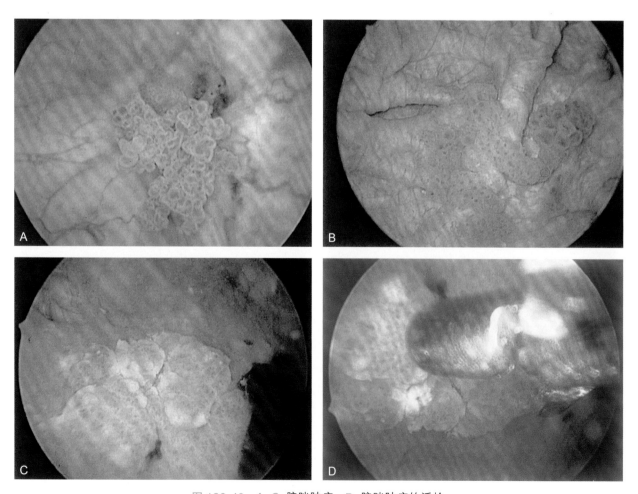

图 120-40 A~C. 膀胱肿瘤；D. 膀胱肿瘤的活检

五、膀胱镜下的操作

（一）膀胱活检

膀胱活检可以在门诊或诊室内进行，膀胱内注入 4% 利多卡因溶液 50 ml 并保留 5 分钟作为麻醉。也可以在膀胱柱黏膜下 3 mm 的深度注射 1% 利多卡因溶液 5 ml 进行局部阻滞（图 120-41）。膀胱活检可能需要一个 22 F 的镜鞘以便活检钳通过。活检钳前伸直到头端出现在视野内，需要较大的动作时移动膀胱镜，细微动作时调整活检钳。

（二）输尿管插管

操作时静脉注射靛蓝 2.5~5.0 ml 可以更好地观察输尿管，在注射 5 分钟后可以观察到染色的尿液自输尿管口溢出（图 120-42）。在膀胱镜下观察到输尿管口喷尿提示输尿管的功能正常。操作时，医师必须确定输尿管和膀胱是完整的。如果一侧输尿管口无染色尿液溢出，则需要输尿管插管并采取适当措施以缓解梗阻。导管经 Albarran 桥进入膀胱镜的操作通道插入输尿管（图 120-43）。发现输尿管口后，将导管前端推进至视野中，然后旋转镜体使导管与输尿管的走行方向一致。膀胱镜靠近管口，轻柔地将导管插入到位（图 120-44A 和 B）。

（三）注射硬化剂

胶原蛋白注射治疗可以在门诊进行。所需的器械包括 20~22 F 无斜面的镜鞘和 12°~25° 的镜芯。一般经尿道注射。注射胶原蛋白的针内充满 1% 利多卡因溶液 0.4 ml，在距膀胱颈口 2 cm 处 3 点的位置进针 1 cm（图 120-45），然后注射胶原蛋白达膀胱颈口 1 cm 处。注射完毕用 1% 利多卡因溶液冲洗针腔并自尿道内取出。再次于膀胱颈口 9 点处注射胶原蛋白 2.5 ml。一般来说，5~7.5 ml 的胶原蛋白可取得膀胱颈口满意的闭合效果（图 120-46）。目前已经有专门为经尿道注射硬化剂而设计的内镜系统。也可以在尿道周围注射胶原蛋白，沿尿道外侧注射 1% 利多卡因和靛蓝局部麻醉。将 22 G 胶原蛋白注射短针经尿道周围组织抵达膀胱颈口远端，在注射利多卡因和靛蓝的混合溶液后可以看到黏膜下的隆起和蓝染（图 120-47A~G）。后续的操作与经尿道注射相似，在注射过程中注意观察膀胱颈口，随着硬化剂的堆积，膀胱颈口会渐渐闭合。随诊时内镜检查往往会发现陈旧性胶原组织。

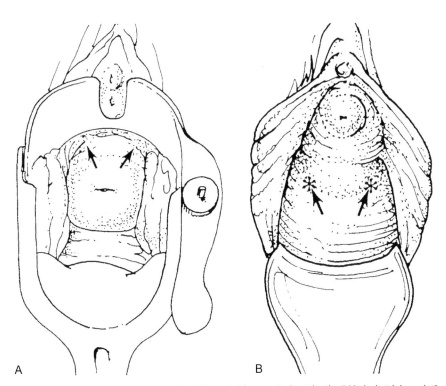

A   B

图 120-41 膀胱柱阻滞。A. 在子宫颈 2 点和 10 点的位置注射；B. 子宫颈切除后的患者则在 4 点和 8 点的位置注射（引自：Ostergard DR: Bladder pillar block anesthesia for urethral dilatation in women. Am J Obstet Gynecol 136: 187–188, 1980, with permission.）

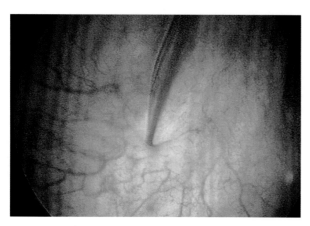

图 120-42 输尿管通畅，靛蓝染色的尿液自输尿管口喷出（引自：Cundiff GW, Bent AE: In Endoscopic Diagnosis of the Female Lower Urinary Tract. London, WB Saunders, 1999, with permission.）

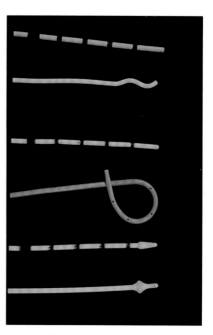

图 120-43 输尿管导管，自上而下：普通导管、哨形端导管、纤维导管、双J管、矛头导管和Rutner导管（引自：Cundiff GW, Bent AE: In Endoscopic Diagnosis of the Female Lower Urinary Tract. London, WB Saunders, 1999, with permission.）

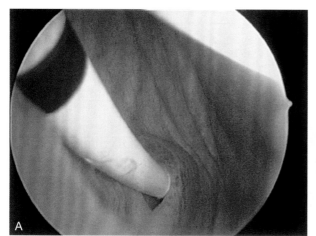

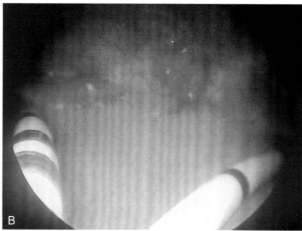

图 120-44 A. 一侧的输尿管插管；B. 双侧输尿管插管

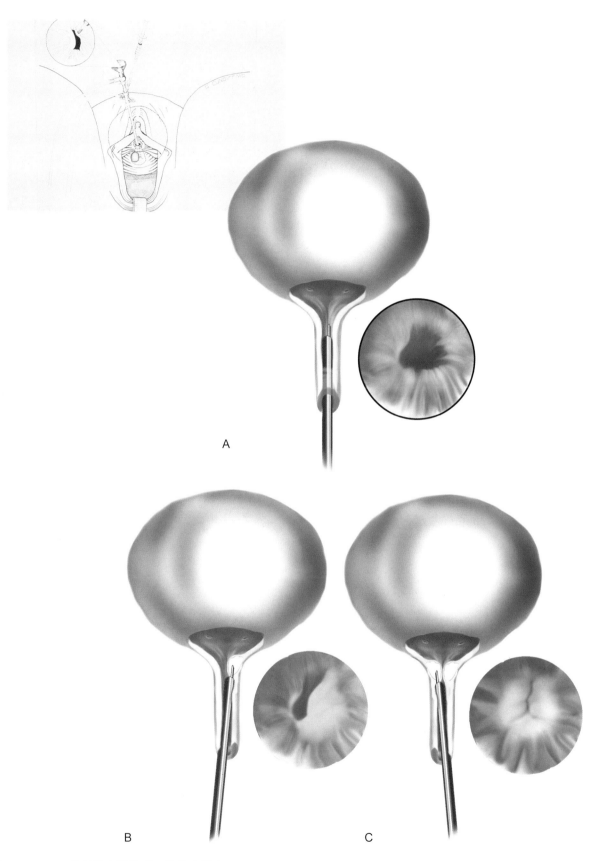

图 120-45　A. 注射针在膀胱颈口就位（引自：Cundiff GW, Bent AE: In Endoscopic Diagnosis of the Female Lower Urinary Tract. London, WB Saunders, 1999, with permission. ）；B. 针穿透左侧的膀胱颈口黏膜并注射胶原蛋白；C. 针穿透右侧的膀胱颈口黏膜并注射胶原蛋白。插图显示尿道黏膜隆起以使膀胱颈口闭合

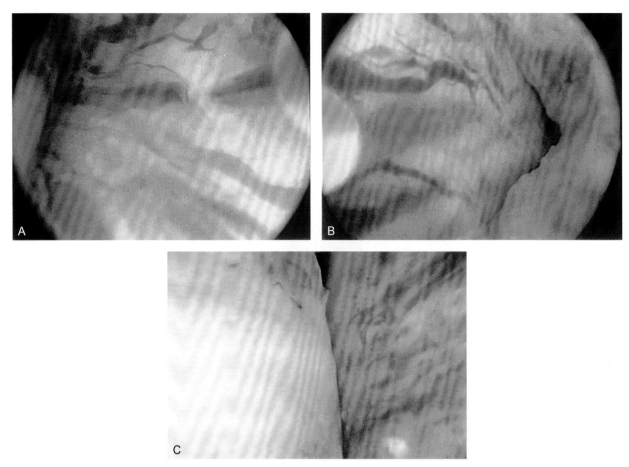

图 120-46　经尿道注射胶原蛋白。A. 在 3 点的位置注射；B. 在 9 点的位置注射；C. 闭合的膀胱颈口（引自：Cundiff GW, Bent AE: In Endoscopic Diagnosis of the Female Lower Urinary Tract. London, WB Saunders, 1999, with permission.）

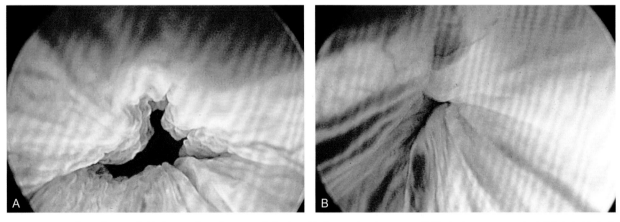

图 120-47　在尿道周围注射胶原蛋白，将 0° 尿道镜置于膀胱颈口远端。A. 开放的膀胱颈口；B. 在左侧壁注射胶原蛋白

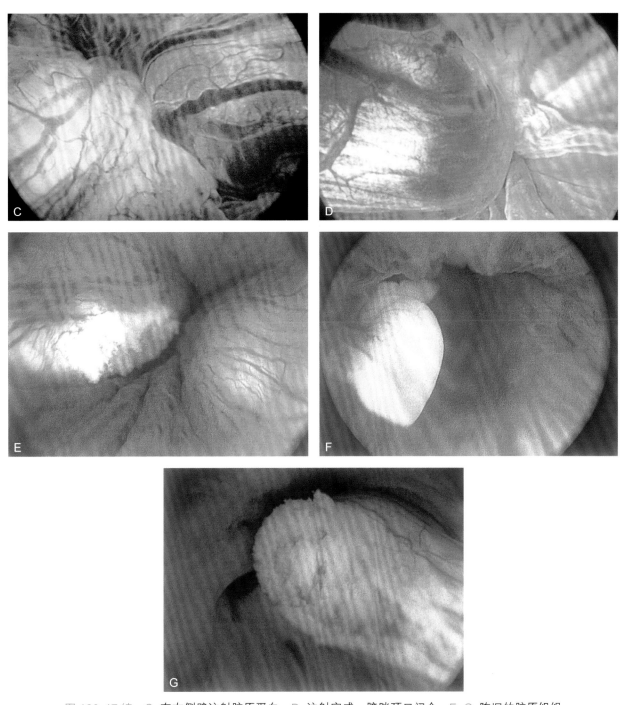

图 120-47 续　C. 在右侧壁注射胶原蛋白；D. 注射完成，膀胱颈口闭合；E~G. 陈旧的胶原组织

六、耻骨上镜

不同于经尿道的膀胱镜检查，耻骨上镜是在开放的腹腔或盆腔手术中检查下尿路的一种途径。镜检应在前腹膜关闭后进行，以免尿液污染腹腔。静脉注射靛蓝 5 ml 有助于辨别输尿管口，通过三腔 Foley 尿管注入至少 400 ml 的生理盐水来充盈膀胱。用 3-0 的可吸收线在腹膜外膀胱顶部进行荷包缝合，缝合深度应穿透膀胱肌层。在荷包缝线的中央用刀戳透膀胱，然后插入 30° 观察镜。适当收紧缝线以免尿液外溢而不会限制观察镜的活动（图 120-48）。由于是通过导尿管进行膀胱灌注，因此检查不需要外鞘和镜桥。30° 镜可以很好地观察膀胱全貌，并呈现三角区和双侧输尿管开口的最佳视野。Foley 尿管的球囊可以作为标志物指示方位，三角区则位于球囊下方（图 120-49）。如果需要耻骨上膀胱造口，则可以在检查完毕后通过镜检的通道留置导管（图 120-50）。

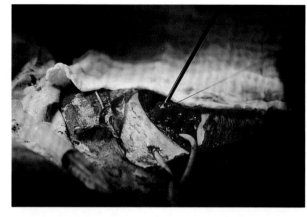

图 120-48 耻骨上镜检查。注意：收紧荷包缝线可以防止渗漏

图 120-49 耻骨上镜检查：通过三腔 Foley 尿管逆行注入 400 ml 的生理盐水来充盈膀胱，用 3-0 的可吸收线在膀胱顶部进行荷包缝合，缝合深度达膀胱肌层。在荷包缝线的中央戳透膀胱并进镜观察。适当收紧缝线以免尿液外溢而不会限制观察镜的活动。通过 Foley 尿管的球囊可以辨别方位，三角区位于球囊下方，输尿管开口于三角区两侧的尖部（引自：Cundiff GW, Bent AE: In Endoscopic Diagnosis of the Female Lower Urinary Tract. London, WB Saunders, 1999, with permission.）

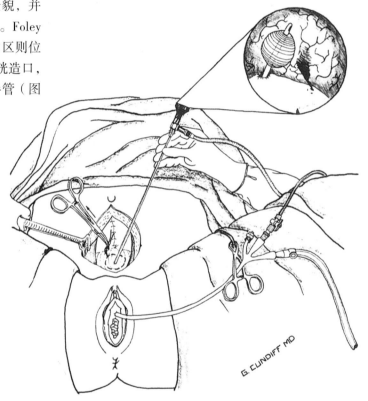

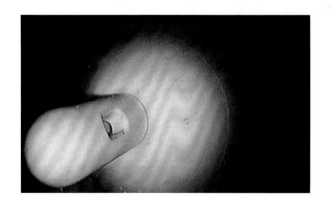

图 120-50 耻骨上镜下的 Foley 尿管

（杨　波　译　王晓峰　校）

变性手术

变性手术

第 121 章

变性手术

Michael S. Baggish

  易性癖是一个与生俱来的性别心理障碍，是个体对自我社会性别和生理性别身份的心理认识错乱。在过去的 50 年里，临床医师试图通过纠正思想认知异常来治疗易性癖的尝试均告失败。最终，外科医师不得不通过外科手术来改变患者的生理性别以纠正这种倒错。变性手术一般在专门治疗性别异常的医学中心开展，并在严格的监督评估下进行，包括一系列相关心理、精神、社会学测试和医学评估（图 121-1）。除此之外，非常重要的一点是，每一位要求进行变性手术的患者在术前都必须尝试至少一年的异性生活，来确定理想的性别。在以异性的方式穿着、生活满一年后，患者需再次进行全面的评估，以确定其在各方面均适合接受变性手术。最后，须对患者进行非常详尽而全面的知情同意，并使其非常清楚地了解变性手术一旦进行再不可逆。其他进行变性手术的患者还包括双性人等情况。与易性癖患者的术前评估类似，术前也须进行严格的筛选和评估。在进行手术之前，易性癖患者需签署本人申请书、直系亲属亲笔签名的知情同意书、户口所在地提供的无犯罪记录、无精神疾病证明等，应在知情的情况下决定是否进行变性手术。在男性变女性的病例中，妇产科医师也须参与评估来决定手术方案的选择。所有拟手术的患者均须通过注射雌激素进行至少 12 个月的女性化准备（图 121-2），术前进行肠道准备。

  术中患者取膀胱截石位（图 121-3）。然而，在摆好体位前，须用鼓式植皮刀取刃厚皮片（图 121-4）。全厚皮片供皮区域一般选择臀部或大腿（图 121-5）。再以聚氨酯敷料覆盖供皮区域。会阴区进行充分备皮，Foley 尿管通过阴茎的尿道插入膀胱。在阴阜部位、阴阜和阴茎的交界处取一半弧形切口，至阴囊外上方（图 121-6）。切口也可选择在中线处垂直切开阴囊再至阴茎侧方（图 121-7），到达 Colles 筋膜。需无损伤锐性分离或钝性分离阴茎皮肤至龟头处（图 121-8A 和 B），并将睾丸与阴囊皮肤完全分离（图 121-9）。钝性钳夹、切断精索并以 0 号薇乔线结扎，切除睾丸（图 121-10A 和 B）。用 Zeppelin 钳钳夹龟头与阴茎近龟头端，与阴茎周围皮肤一起，从阴茎近端切开（图 121-11A 和 B）。在尿道重新留置尿管后分离尿道（图 121-12A～C）。将双侧的阴茎海绵体分离，用两把 Zeppelin 钳钳夹、切断并以 0 号薇乔线或 PDS 缝扎（图 121-13A 和 B）。将阴茎海绵体与尿道球部分离后完整切除（图 121-14A 和 B）。接下来，在尿道球底部和直肠间做一横切口（图 121-15）。在前列腺和直肠间小心钝性分离出两者间的间隙。该间隙必须可轻松容纳术者两指，深度达 7 cm。在操作过程中需多次肛诊以指示分离的方向。将全厚阴茎皮肤带蒂倒插入此间隙，再造一个全厚的新阴道（图 121-16A 和 B）。龟头将位于穹窿的顶端，成为再造的假子宫颈（图 121-16C）。将尿道缩短至 3～4 cm，并重新留置尿管（图 121-17A 和 B）。新建阴道以纱布填塞（图 121-18）。将阴囊皮肤向上方覆盖交界区并缝合至新建的阴道边缘（图 121-19A 和 B）。二期手术时切开阴囊皮肤，自中央向下分离其下端以形成两侧大阴唇。二期手术间隔 2 个月后进行，以使阴囊皮瓣在第一次术后可以形成充足的血供（图 121-19C）。将术前取下的刃厚皮片覆盖会阴部的皮肤缺损，并缝合至下腹、阴茎及阴囊的皮肤边缘（图 121-20）。在新建的阴道口上缘皮肤上做一小切口，将尿道牵拉至此处，以 4-0 薇乔线将尿道末端边缘与周围组织边缘缝合（图 121-21）。手术过程结束。

术后将压力敷料放在植皮手术区并用胶带固定到位（图 121-22）。

　　术后给予患者无渣饮食，长期留置尿管，术后 2 周内每天 2 次给予环丙沙星 500 mg 抗感染治疗。变性手术是患者性别转换，即从男性转变为女性的开始。术后 4 周，患者需每天以模具填塞新建阴道进行压迫塑形，直至其开始真正的性生活（图 121-23A~C）。术后完全恢复需 6~8 周。这一变性手术的术后外观良好（图 121-24A~C）。类似的手术也可应用于两性畸形患者，然而，患者原有的阴蒂太小，不足以进行全厚皮片移植（图 121-25）。

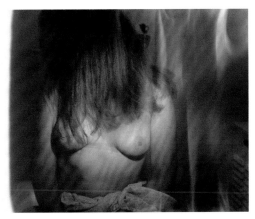

图 121-1　通过注射雌激素，可使男性 - 女性的变性患者的乳房获得满意的增大效果。一般在使用雌激素 3~6 个月后效果最为明显

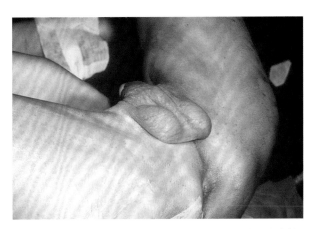

图 121-3　术中患者取膀胱截石位，手术团队需包括妇科医师、整形外科医师及泌尿外科医师

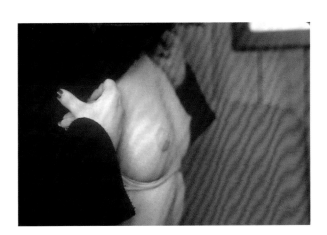

图 121-2　拟手术患者在以女性的穿着及方式生活 1 年，并进行 1 年的激素治疗后，需进行一系列的评估。图中患者穿着与正常女性无异

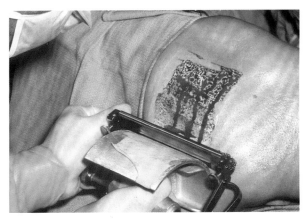

图 121-4　在患者摆好膀胱截石位之前，需用鼓式植皮刀取下刃厚皮片

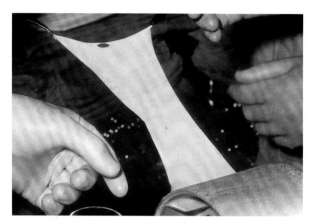

图 121-5 从鼓式取皮机上取下大张刃厚皮片，将其小心地保存于湿纱布中，并存放于护士的器械车上，以备后续手术使用

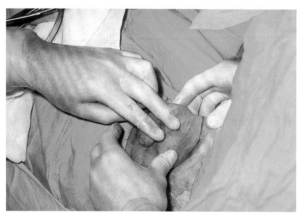

图 121-6 在阴阜部位、阴茎根部、阴阜和阴茎的交界处做一弧形切口，至阴囊外下缘，切口到达 Colles 筋膜水平

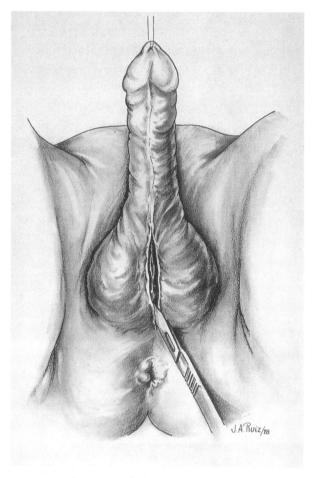

图 121-7 也可以于阴囊中线取切口达阴茎腹侧下方皮肤

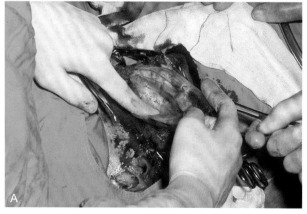
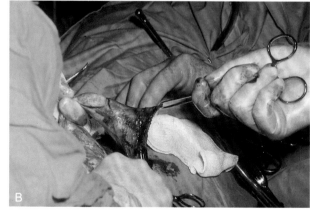

图 121-8 A. 钝性分离阴茎皮肤与覆盖阴茎鞘的筋膜和阴囊；B. 这部分皮肤被向下拉至与龟头紧密连接处

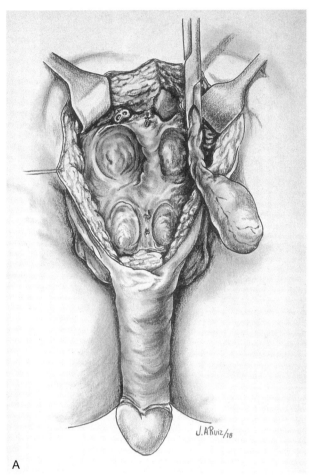

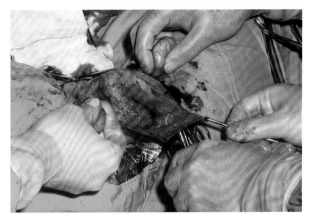

图 121-9　将阴囊皮肤钝性向下推，将睾丸与阴囊皮肤完全分离

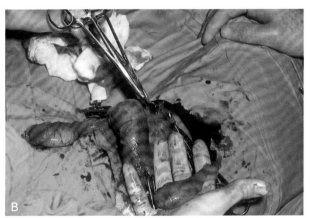

图 121-10　A. 分离后钝性钳夹、切断精索；B. 以 0 号薇乔线结扎精索，切除睾丸

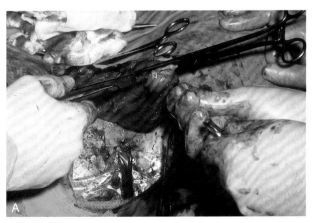

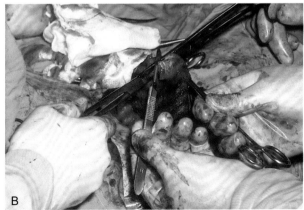

图 121-11　A. 用 Zeppelin 钳钳夹龟头与阴茎近龟头端，拉起阴茎周围皮肤；B. 切除龟头、阴茎近龟头端及周围皮肤

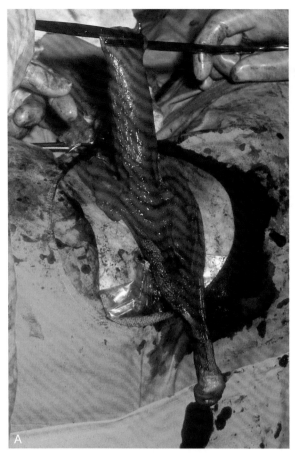

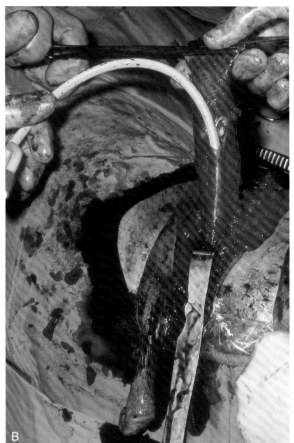

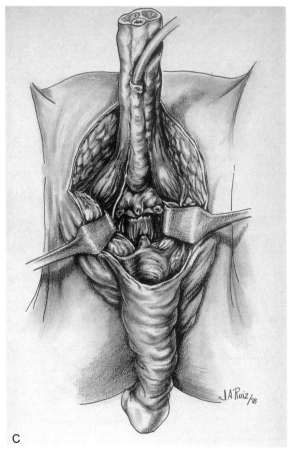

图 121-12 A. 阴茎鞘已被分离，显露尿道；B. 用 Metzenbaum 剪刀锐性分离尿道后，重新留置尿管；C. 图中下半部所示为分离后的阴茎皮肤及与其相连的龟头，图中上半部为阴茎海绵体和插入尿管的尿道和球部

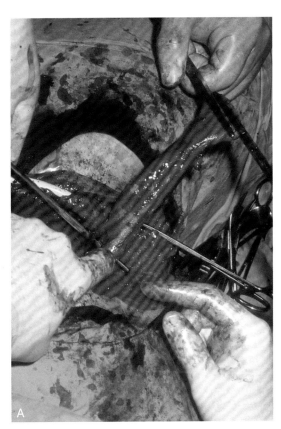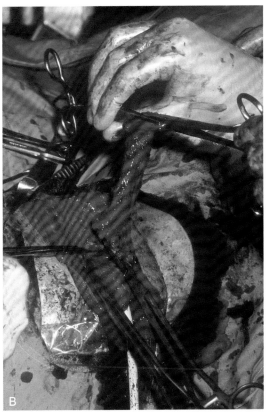

图 121-13　A.将双侧的阴茎海绵体分离出一个隧道，以直角钳钳夹；B.将双侧的阴茎海绵体在钳夹处切断

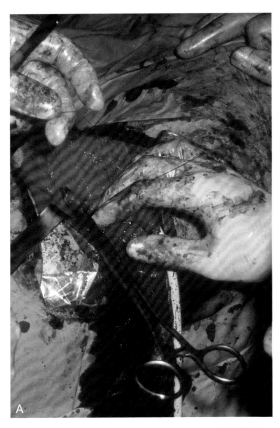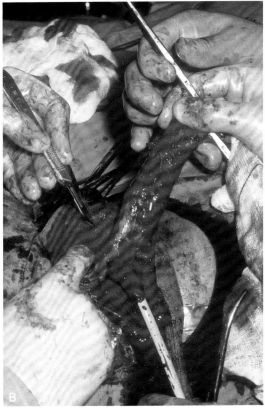

图 121-14　A.将图中右侧的阴茎海绵体钳夹，以 0 号薇乔线双重缝扎；B.缩短尿道至尿道球部

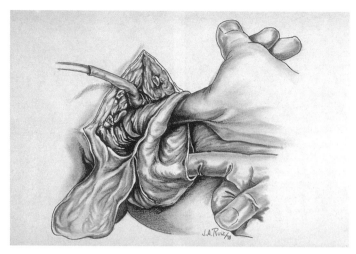

图 121-15　在尿道球底部和直肠间的肛提肌做一横切口，于前列腺后方钝性分离出再造阴道的间隙

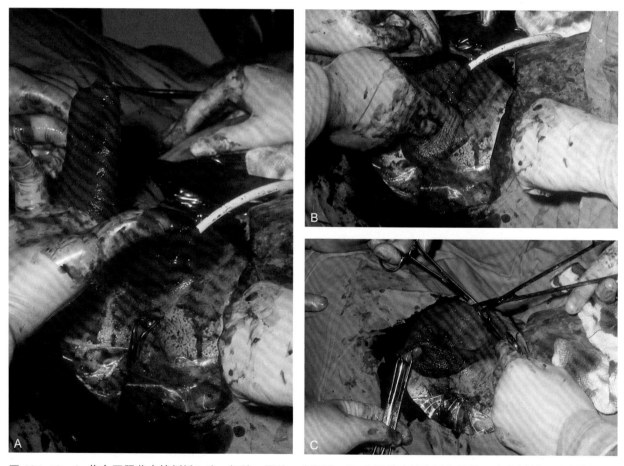

图 121-16　A. 将全厚阴茎皮管倒插入这一间隙，再造一个阴道。B. 将阴茎皮管穿过肛提肌，完全倒插入分离的间隙，形成阴道。C. 龟头将位于带蒂皮管的顶端，成为再造的子宫颈。在窥器检查中，其视觉与触觉效果均类似子宫颈

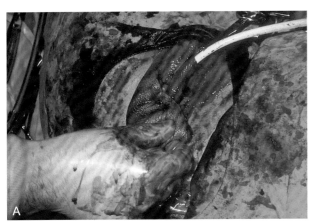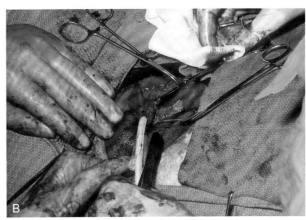

图 121-17　A. 将尿道进一步缩短并修整；B. 将尿道与周围结缔组织固定，随后表面刃厚植皮

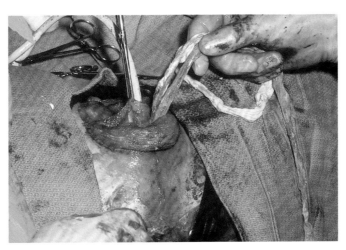

图 121-18　将新造的阴道以凡士林纱布填塞

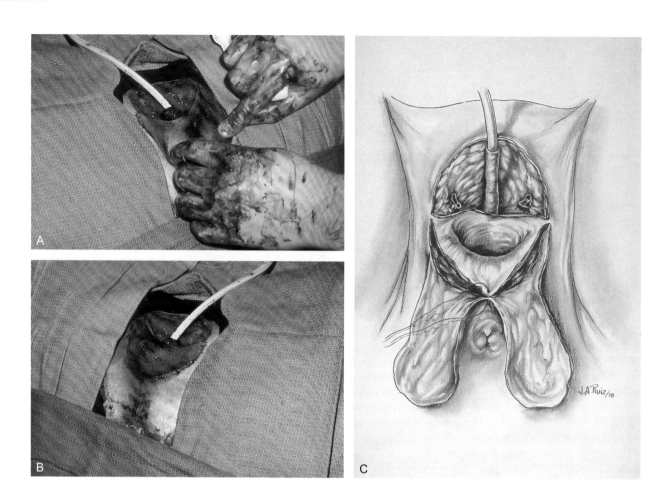

图 121-19　A. 将空虚的阴囊皮肤向上方缝合至新建的阴道入口边缘和 Colles 筋膜，并固定在周围结缔组织上；B. 如果阴囊皮肤没有分开，可将其完整保留 2 个月，在二期手术中切开、再缝合，以形成两侧阴唇，这种延迟有利于阴囊皮肤形成充足的血供；C. 如果阴囊已经从中线切开（图 121-7），两侧组织可以分别缝合形成双侧的大阴唇

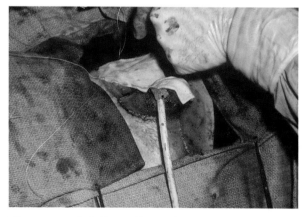

图 121-20　将术前取下的刃厚皮片移植覆盖在新阴道上方的皮肤缺损处。在新建的阴道口上缘皮肤做一小切口，将尿道牵拉至此处，以 3-0 或 4-0 薇乔线将尿道边缘与周围组织边缘缝合。注意：需保证皮肤开口足够大，以防止尿道口狭窄

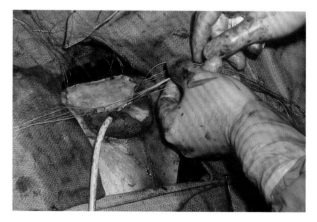

图 121-21　用 3-0 薇乔线将术前取下的皮片间断缝合至周围的皮肤边缘，修剪去多余的皮片

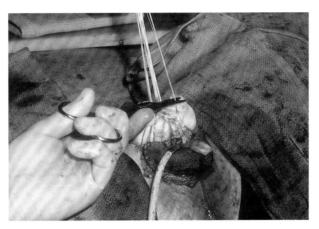

图 121-22　将 Xeroform 纱布打包以适当压力压迫植皮区

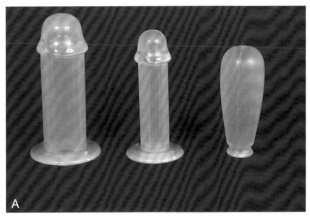

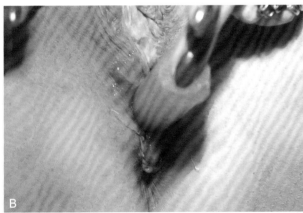

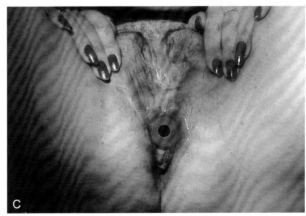

图 121-23　A. 一般在术后 6 周左右，待患者新建的阴道术后切口愈合后，患者需以不同型号的硅胶阴道模具填塞阴道进行压迫塑形；B. 教患者如何润滑并放置阴道模具；C. 患者须持续在阴道内放置模具直至其开始规律的性生活，阴道模具需每日 1 次或每日 2 次取出并清洗

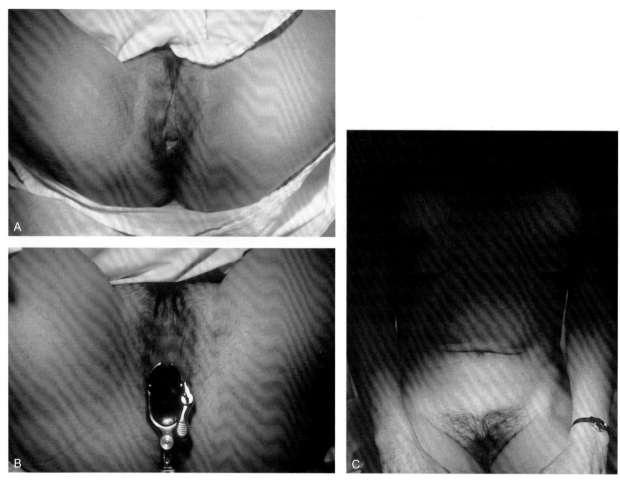

图 121-24 A. 术后 12 周，会阴和阴道外观接近正常；B. 标准窥器可自如地放置入新造的阴道；C. 原始性别为男性的患者在变形术后呈现正常女性外观

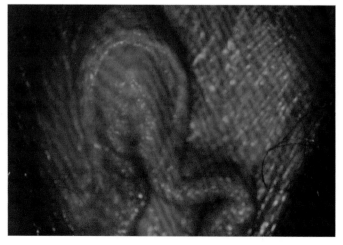

图 121-25 一名两性畸形患者，其染色体核型为 XY。其阴茎过小，尿道开口于阴茎底部

（毕 晔 译 穆 簡 校）